Albrecht Zells
Juni 10.N.90
von Else

Müller
Die Farbe als Mittel zur Simillimumfindung
in der Homöopathie

Die Farbe als Mittel zur Simillimumfindung in der Homöopathie

Band I

Von Dr. med. Hugbald Volker Müller

Mit 2 Abbildungen und 15 Fotos

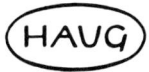

Karl F. Haug Verlag · Heidelberg

CIP-Titelaufnahme der Deutschen Bibliothek
Müller, Hugbald V.:
Die Farbe als Mittel zur Simillimumfindung in der Homöopathie / von Hugbald Volker Müller. – Heidelberg: Haug.
Bd. 1 (1990)
ISBN 3-7760-1101-7

© 1990 Karl F. Haug Verlag GmbH & Co., Heidelberg
Alle Rechte, insbesondere die der Übersetzung in fremde Sprachen, vorbehalten. Kein Teil dieses Buches darf ohne schriftliche Genehmigung des Verlages in irgendeiner Form – durch Photokopie, Mikrofilm oder irgendein anderes Verfahren – reproduziert oder in eine von Maschinen, insbesondere von Datenverarbeitungsmaschinen, verwendbare Sprache übertragen oder übersetzt werden.
All rights reserved (including those of translation into foreign languages). No part of this book may be reproduced in any form – by photoprint, microfilm or any other means – nor transmitted or translated into a machine language without written permission from the publishers.
Titel-Nr. 2101 · ISBN 3-7760-1101-7
Gesamtherstellung: Druckerei Heinrich Schreck KG, 6735 Maikammer

Inhalt*

			Farbe	Seite
Fall	1	Agaricus muscarius	2A7	21
Fall	2	Anacardium orientale	3A8	32
Fall	3	Anantherum muricatum	2A8	42
Fall	4	Anhalonium levinii (=Peyotl)	Gold	53
Fall	5	Argentum nitricum	Schwarz	68
Fall	6	Badiaga	Schwarz	76
Fall	7	Belladonna	3A8	84
Fall	8	Cannabis indica	2A8	94
Fall	9	Clematis erecta	8A8	100
Fall	10	Conium maculatum	Schwarz	115
Fall	11	Hura brasiliensis (=Assaku)	3A2	127
Fall	12	Ipecacuanha	3/4A8	140
Fall	13	Jodium purum	10A8	153
Fall	14	Lycopodium clavatum	21F6	158
Fall	15	Lyssinum (= Hydrophobinum)	20A8	169

---

* Eine genaue Einteilung der Farben ist nicht mit der Farbenbezeichnung möglich, sondern nur anhand der Rubriken, die jeder dann nachschlagen kann. Als Beispiel möchte ich Lila und Violett angeben. Beide sind nicht dasselbe, denn Violett hat in dem von mir benutzten Farbenbuch die Rubrik 17A8, während Lila ein helles Violett ist, wobei aber wieder eine andere Farbnuance auftritt. Es hat nämlich die Rubrik 15B4. Sicherer ist also auf jeden Fall die Angabe der Rubrik in dem Farbenbuch.
Wenn ich dabei aber für ein bestimmtes Mittel eine bestimmte Farbe (= Rubrik) angebe, so besagt das nicht, daß diese Rubrik in jedem Falle übereinstimmt. Als Beispiel möchte ich Hyoscyamus nennen. Der eine Patient sagt heute 1A8, beim nächsten Mal 1A6, ein anderer Patient sagt 2A8. Sicher, es ist jedes Mal ein „giftiges" Zitronengelb, bei der feinen Graduierung der Rubriken aber jedes Mal eine andere. Seien Sie hier also variabel, aber nicht zu variabel. 10A8 ist nicht gleich 10C8. Man muß Feingefühl dafür bekommen. Die Farbeneinteilung ist eben kompliziert, aber es lohnt sich, sich damit zu befassen.

Fall 16	Mercurius solubilis Hahnemanni (= M. vivus)	25/26F7	177
Fall 17	Nux moschata	2A8	186
Fall 18	Opium	3A7	197
Fall 19	Phytolacca decandra	10C8	212
Fall 20	Platinum metallicum	8A8	223
Fall 21	Pulsatilla pratensis	3A7	233
Fall 22	Sanicula aqua	9A8	242
Fall 23	Staphysagria	9A8	250
Fall 24	Stramonium	11E8	259
Fall 25	Thea chinensis	12C8	269
Fall 26	Veratrum album	4A4	278

Anhang: Ausgewählte Patientenfotos   289

Anmerkung

Die bei der Farbenwahl angegebenen Rubriken beziehen sich auf das „Taschenlexikon der Farben" von *A. Kornerup* und *J. H. Wanscher*, 3. Auflage, Muster-Schmidt-Verlag, Göttingen 1981.
Bei der Repertorisation wird das „Synthetische Repertorium" von *H. Barthel* und *W. Klunker*, 1. Auflage, Karl F. Haug Verlag, Heidelberg 1974 (hier abgekürzt mit SR) und Kents Repertorium, 1. Auflage, Karl F. Haug Verlag, Heidelberg 1960 (abgekürzt mit K) verwendet.

Vorwort

Als mein 1981 erschienenes Buch „Die Psychoanamnese" vergriffen war, konnte ich mich zu einer Neuauflage nicht entschließen, weil ich inzwischen die Bedeutung der Farbe für die Mittelwahl erkannt hatte. Nachdem ich nun über einen Zeitraum von fünf Jahren die Farben zur Mittelfindung hinzugenommen habe, erscheint mir diese Erfahrung so wichtig, daß ich sie weitergeben möchte. Anhand des Buches wird erkenntlich, daß die Farbenvorliebe das wichtigste Symptom und ohne deren Benützung nach meiner Überzeugung die sichere Findung des Simillimum nicht gewährleistet ist.

Die Bedeutung der Psychoanamnese

Die Einsicht in die Persönlichkeit des Patienten ist die erste Voraussetzung für die erfolgreiche homöopathische Therapie. Der Arzt muß in einem ausführlichen Gespräch mit dem Patienten eine Anamnese besonderer Art durchführen.

Anamnese – Vorgeschichte einer Krankheit

Die Erhebung einer Anamnese beinhaltet demnach die Wiedergabe von allem für die Erkrankung Bedeutsamen. Nun hängt es aber weitgehend von unserer schulischen Ausbildung oder der homöopathischen Weiterbildung ab, was wir als bedeutsam werten. Der Kliniker sieht beispielsweise keinen Sinn darin, bei einem Patienten mit einer Leberzirrhose oder einem Morbus Crohn Einblick in das Gemütsverhalten des Patienten zu gewinnen und Begebnisse aufzunehmen, die viele Jahre zurückliegen, ja gleichsam bis zur Geburt reichen. Wir aber müssen uns bei jedem Patienten damit auseinandersetzen, denn die Erfassung der Gesamtheit einer Persönlichkeit beinhaltet vor allem dessen Gemütsleben und ist die Voraussetzung für eine erfolgreiche Therapie und zwar bei jeder Erkrankung.

Schon *Hahnemann* hat in seiner Genialität die Psyche als oberste Stufe der Symptomatik gewertet, und wir handeln nicht nur als seine Schüler, sondern auch nach eigener Erfahrung, wenn wir die Psyche als wichtigstes Symptom klassifizieren.

Wir betrachten also die Anamnese anders als die Schulmedizin: Wir legen bei ihrer Aufnahme besonderen Wert auf die Wiedergabe der Gemütssymptome und zwar aller, also nicht nur derer, die auf Störungen im Gemütsleben schließen lassen.

Da weder der Patient noch wir eindeutig zwischen dem Bedeutsamen und dem Unwichtigen unterscheiden können, hat die Psychoanamnese die Aufnahme sämtlicher Gemütssymptome zur Folge.

Warum ist die Aufnahme der Gemütssymptome nun so wichtig für die Mittelfindung?

Weil wir nur durch die Gemütssymptome einen Einblick in die tiefste Ebene einer jeden Persönlichkeit bekommen und nur aus den hier vorliegenden Symptomen auf das einzige in diese Tiefe wirkende Mittel, auf das Simillimum, schließen können.

Man kann auch aus den organischen Symptomen heraus passende Mittel finden, so, wie es vielfach bei der Repertorisation geschieht. Jedoch sind dies Mittel, die sich auf die Behandlung von an der Oberfläche liegenden Beschwerden, von in den obersten Schichten vor-

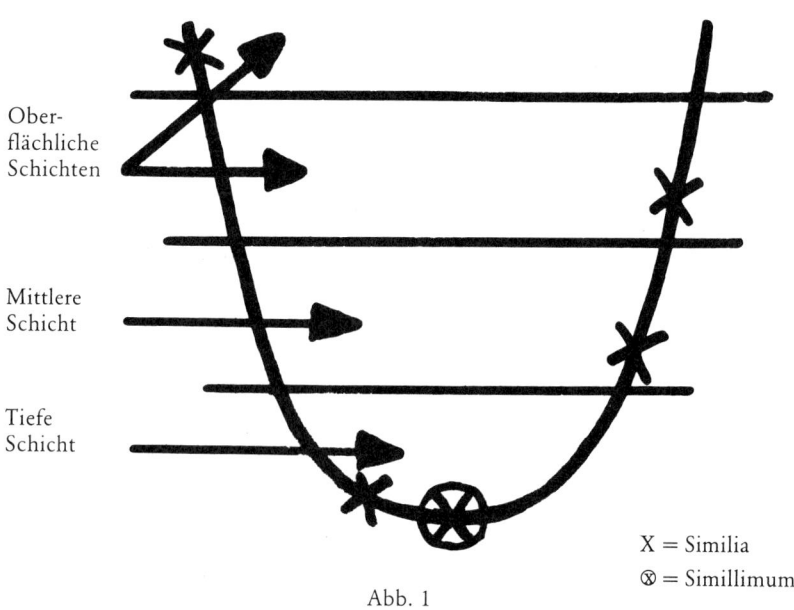

Abb. 1

handenen Krankheitszeichen beschränken. Man hat dann eines der für den Patienten in Frage kommenden S i m i l i a gefunden und damit seine z. Z. bestehenden Beschwerden beeinflussen können. Es handelte sich aber nur um ein S i m i l e und nicht um das für diesen Patienten spezifische S i m i l l i m u m . Nur dieses kann so tiefgreifend auf den Patienten wirken, daß auch schwere Krankheiten wie die MS, die Colitis ulcerosa, sogar Krebs und eben Gemütskrankheiten, wie etwa eine Schizophrenie, in ihrem Krankheitsverlauf positiv beeinflußt werden können.

Die Auffindung des Simillimum

Dieses S i m i l l i m u m zu finden ist schwer, denn jeder Patient hat nur ein S i m i l l i m u m , und er hat dieses sein ganzes Leben lang. Die Behauptung bekannter Autoren, daß jeder Patient während seines Lebens immer wieder eines anderen S i m i l e bedarf, ist durchaus richtig, doch braucht er nur ein S i m i l l i m u m , welches unveränderbar ist.

Ich möchte das an einem Beispiel erklären:

Einer langjährigen Patientin konnte ich mit verschiedenen Mitteln immer wieder helfen. So war Pulsatilla für ihren Ausfluß gut und ebenso für ihre immer wiederkehrende Bronchitis. Auf ihre rechtsseitigen Hüftschmerzen hatte Pulsatilla jedoch keinen Einfluß, sondern sie besserten sich durch Agaricus. Was ihr aber am meisten zusetzte, waren ihre Unausgeglichenheit, ihre Unzufriedenheit und ihre Schlaflosigkeit, und hier versagten beide Mittel. Ich mußte also das allein Passende suchen und fand es in Hyoscyamus. In der M. Potenz bewirkte es zunächst, daß sie drei wochenlang beim Schreiben Fehler über Fehler machte und sich auch oft versprach, dann aber führte Hyoscyamus eine tiefgreifende Umwandlung des seelischen Gleichgewichts herbei. „Mit diesem Mittel hat mein Leben erst angefangen", äußerte sich die Patientin. Wenn sie nach einiger Zeit aber wieder an Hüftbeschwerden litt, half Hyoscyamus nicht, sondern wiederum Agaricus.

Das S i m i l l i m u m spricht also die Psyche an und ist fähig, eine gänzliche Umwandlung und hundertprozentige Genesung herbeizuführen. Jedoch zur Ganzheitsbehandlung genügt das S i m i l l i -

m u m alleine nur selten, wie auch *Hahnemann* in den §§ 222 und 227 des 6. Organon niedergelegt hat.

Wie findet man das S i m i l l i m u m , wie verschafft man sich außer durch die Befragung einen noch besseren Einblick in die Gemütstiefe, in die Persönlichkeit eines Menschen, das war das Problem, das sich mir immer wieder stellte.

Die Lösung fand ich in der Farbenvorliebe und in der Handschrift. Das Wesen der Persönlichkeit eines Menschen wird so offenkundig aufgedeckt durch seine Farbenvorliebe und seine Handschrift, daß man sich eine Steigerung nicht mehr vorstellen kann.

Die oben erwähnte Hyoscyamus-Patientin hatte als Lieblingsfarbe Gelb und zwar ein sehr helles und fahles Gelb. Inzwischen ist mir klar geworden, warum sie auch auf Pulsatilla und Agaricus so gut angesprochen hatte: Beide gehören in die Gelb-Gruppe, und alle drei Mittel haben ein grelles Gelb ohne jeden Orange-Einschlag.

Immer wieder wurden homöopathische Mittel freizügig zusammengestellt. Nach meinem Dafürhalten oft wahllos. So konnte ich nie verstehen, warum Sulfur und Calcium den Psora-Miasmen zugeteilt wurden, hat ihre Symptomatik doch zu der der Psora keine Beziehung. Besser gefiel mir schon die Zuteilung zu den luesinischen Miasmen, und dort gehören sie auch hin, was ich mit Hilfe der Farbe noch erklären werde.

Jedes Mittel hat also s e i n e bestimmte Farbe in einer Farbengruppe, wie jeder Mensch s e i n e Lieblingsfarbe hat. Wir können demnach nur einen Therapieerfolg erwarten, wenn bei einer Mittelwahl die Lieblingsfarbe des Patienten genau mit der Farbe des Mittels übereinstimmt. Am Beispiel von Hyoscyamus möchte ich das erklären: Die Farbe Gelb hat mehrere Einzelfarben, ein grelles Gelb, das man auch „Zitronengelb" nennen kann, daneben ein „Butterblumengelb" und das „Indisch-Gelb", während die Beimischung von Rot schließlich zur Orange-Gruppe führt. Hyoscyamus hat Zitronengelb. Für einen Patienten, der ein anderes Gelb als Zitronengelb bevorzugt, ist Hyoscyamus also nicht das S i m i l l i m u m , wenn auch nicht auszuschließen ist, daß er darauf anspricht. Jedoch niemals so umfassend wie auf sein S i m i l l i m u m , sondern weniger und eingeschränkter. Diese Dezimierung der Wirkung nimmt zu, je mehr sich die Farbe des Mittels von seiner Lieblingsfarbe entfernt. Mit Hilfe der

Farbe des S i m i l l i m u m unseres Patienten können wir bei einer Repertorisation also erkennen, auf welche Mittel der Patient mehr oder weniger ansprechen wird.

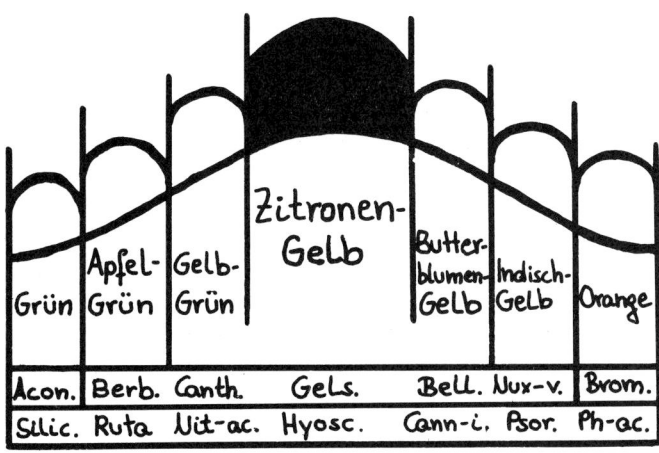

Abb. 2

Der Aufbau des Arzneimittelbildes durch die Farbe

Noch etwas anderes bringt uns die Farbe: das g e n a u e Arzneimittelbild des Mittels.

Ich möchte das wiederum am Beispiel von Hyoscyamus erklären:

Die Psychoanamnese dieser Patientin ergab ein vollkommen anderes AMB, als wir es von Hyoscyamus kennen. Ich will die Abweichungen nicht im einzelnen aufzählen, sondern folgende mögen genügen: Das moralische Empfinden der Patientin ist sehr ausgeprägt; niemals zieht sie sich gerne vor anderen aus und erst recht nicht vor Fremden. Von einer Nymphomanie kann keine Rede sein. Sie ist die treueste und zuverlässigste Ehefrau, die man sich nur vorstellen kann. Eine der wenigen veröffentlichten und übereinstimmenden Eigenschaften ist die absolute Abneigung gegenüber Vögeln und besonders Hühnern.

Hieraus sollte nicht die Schlußfolgerung gezogen werden, daß diese Patientin keine Hyoscyamus-Patientin ist! Ich habe genügend Vergleiche mit anderen Hyoscyamus-Patienten, die am besten auf Hyoscyamus ansprachen. Sie gaben in der Übereinstimmung ihrer Eigenschaften ein sehr ähnliches Arzneimittelbild. Nach meiner Überzeugung ist das Hyoscyamusbild der Veröffentlichungen dasjenige einer Hyoscyamus*vergiftung*. Besonders klar wird das, wenn wir die Wiedergabe in dem für mich wertvollsten Buch nach *Allen*s Materia Medica [6] lesen, in *Kent*s Arzneimittelbildern [1], wertvoll in Bezug auf die Gemütssymptome. *Kent* schreibt da (auszugsweise):

„Die Psyche wird von Hyoscyamus ganz besonders beeinflußt. Delirium, unmotiviertes Sprechen, Visionen, Illusionen, Halluzinationen. Er bezieht die Dinge, die er sieht, auf andere und auf sich selbst und verfällt in Mißtrauen. Der Patient hat Argwohn, daß man ihn vergiften wolle oder daß ihm seine Frau untreu sei. Argwohn gegen jedermann. Er glaubt sich verfolgt und meint, daß alle Menschen gegen ihn sind und daß seine Freunde von ihm abfallen; oder er spricht mit Menschen, die nicht anwesend sind. Scheinbar spricht er mit sich selbst, in Wirklichkeit aber mit jemand, den er neben sich sitzen glaubt. Zuweilen spricht er auch zu Verstorbenen. Er lebt mit diesen vergangene Zeiten durch.

Im Anfang des Deliriums während des ersten Krankheitsstadiums herrschen Wut und Zank vor, die in späteren Stadien durch tiefen Stupor abgelöst werden Der Patient kann anfänglich noch Fragen beantworten, scheint auch alles zu verstehen, im nächsten Augenblick aber schnarcht er und scheint tief zu schlafen. Aufgerüttelt, kann er wieder antworten, um dann gleich wieder in tiefen Schlaf zu fallen. Das Typhusdelirium wird tiefer und tiefer, und der Patient murmelt vor sich hin, bis er in vollständige Bewußtlosigkeit verfällt, aus der er nicht zu wecken ist. Diese hält Tage und Wochen an, wobei große Abmagerung und Welkwerden eintreten. So verbleibt der Patient in einem tiefen Stupor, mit Zupfen am Bettuch und vor sich hinmurmelnd, wenn dieses Mittel nicht angewendet wird.

Ein anderer charakteristischer Zug des Mittels ist die Furcht vor Wasser, vor fließendem Wasser. Der Patient bekommt Angst, wenn er Wasser fließen hört.

Dieses Delirium tritt noch in einer anderen Form auf, wobei sich zwei Phasen unterscheiden lassen:

Einmal das Verlangen, nackt herumzulaufen und die Kleidung abzureißen. Dies kommt von der Unerträglichkeit der Kleidung infolge der Nervenüberempfindlichkeit bei Hyoscyamus. Der Patient hat dabei keine Ahnung, daß er seinen Körper entblößt, sondern sein Verhalten entspricht lediglich der Hyperästhesie seiner Haut.

Sodann treten manchmal heftiges Wollustgefühl und Geilheit in Erscheinung. Der Patient entblößt seine Genitalien vor jedem, der ihm begegnet. Heftige sexuelle Erregung und Nymphomanie, Obszönität, erotische Manie, Eifersucht, laszive Äußerungen. Der Patient singt Liebeslieder; er liegt nackt im Bett oder wickelt sich trotz Sommerhitze in ein Fell ein."

Begegnen wir jemals einem solchen Bild? Nein, deshalb ist diese Darstellung der Hyoscyamus-Vergiftung für uns ziemlich wertlos und sicher die Ursache dafür, daß Hyoscyamus wenig angewendet wird. „Ohne diese Symptome kein Hyos", habe auch ich gedacht, bis ich durch mein Arbeiten mit Farben erkannte, daß das AMB ein vollkommen anderes ist und mit dem Vergiftungsbild keine Ähnlichkeit hat. Außerdem konnte ich feststellen, daß Hyoscyamus nicht das allein anzuwendende Mittel bei Exhibitionismus ist, obwohl es immer wieder als das einzige dafür angegeben wird, sondern ich hatte mit anderen Mitteln bessere Erfolge.

Dies ist der Nachteil von Vergiftungsbildern: Man erwartet beim Patienten wenigstens einen Teil davon, und wenn Übereinstimmungen fehlen, verwirft man das Mittel.

Man kann dem entgegenhalten, daß dies nicht auf die *Prüfungs*symptome zutrifft. Das stimmt, aber eine Schwierigkeit liegt auch hier vor, wenn auch woanders:

Bei der Prüfung muß eine ganze Reihe von Prüfern auftreten, um das AMB eines Mittels aufzubauen. Je mehr der Prüfer sich mit seiner Farbe der Farbe des Prüfmittels nähert, desto mehr Reaktionen kann er verbuchen. Daraus ist auch zu erklären, warum der eine Prüfer wenig und der andere relativ viele Symptome aufzuweisen hat. Ich möchte das wieder durch ein Beispiel erläutern. Weil die „Hyoscyamus-Frau" für ihre Hüfte Agaricus nahm, wurde sie automatisch zur Prüferin dieses Mittels. Sie sagte nachher folgendes:

„Als ich das Mittel am Montagabend genommen hatte, geschah am nächsten Tag nichts. Dann aber überstürzten sich die Ereignisse und zwar so, daß ich überhaupt nicht auf meine Hüfte achtete. Am Mittwoch wachte ich mit einem starken Schnupfen auf, der einen ganzen Tag anhielt und der mit einem dauernden Tränen der Augen verbunden war. Am nächsten Tag war der Schnupfen weg, dafür hörte ich auf beiden Ohren schlecht, was aber auch nur einen Tag anhielt. Am Freitag schließlich juckte meine Nase andauernd, aber nur auf dem Nasenrücken. Am selben Tag kamen die seelischen Symptome auf mich zu: Ich hatte Angst, meine schriftlichen Arbeiten nicht zu bewältigen, obwohl ich eigentlich wenige vor mir liegen hatte. Ich kam mir aber ausgenutzt von meinem Arbeitgeber vor, der zugleich mein Mann ist und wollte das nächste Flugzeug benutzen, um nach Teneriffa zu fliegen, ausgerechnet ich, die so ungern fliegt.

Das dauerte vier Tage, und dann war alles vorbei, und ich fühlte mich wieder wohl. Ich hätte nie daran gedacht, daß das alles durch Agaricus ausgelöst worden war, wenn ich nicht auf einmal festgestellt hätte, daß meine vorher fast unerträglichen Hüftschmerzen verschwunden waren. Es war eine starke Reaktion, die ich da erlebt habe, wenn auch nicht entfernt so tiefgreifend und anhaltend wie meine frühere auf Hyoscyamus."

Wir können aus den Prüfungen heraus wertvolle Arzneimittelbilder aufbauen, doch sollte man die Farbenvorliebe als Hilfsmittel heranziehen, denn damit wäre eine bessere Ansprechbarkeit der Prüfer auf das Mittel garantiert, vorausgesetzt, daß die Farbe des zu prüfenden Mittels bekannt ist. Und das wird bei ganz neuen Mitteln leider nicht der Fall sein.

Der § 153 und die Farbe

Hahnemann hat zwei Arten von Symptomen die wichtigste Bedeutung zuerkannt, und das waren einmal die Gemütssymptome und zum anderen und vorrangig die besonderen und eigenheitlichen Symptome nach dem § 153 des 6. Organon:
§ 153:
„Bei dieser Aufsuchung eines homöopathisch specifischen Heilmittels, das ist, bei dieser Gegeneinanderhaltung des Zeicheninbegriffs der natürlichen Krankheit gegen die Symptomenreihen der vorhandenen Arzneien*, um unter diesen eine dem zu heilenden

---

* Vergleich der Symptomatik des Kranken mit dem Arzneimittelbild der Mittel (Der Verf.)

Uebel in Aehnlichkeit entsprechende Kunstkrankheits-Potenz zu finden, sind die *auffallenden, sonderlichen, ungewöhnlichen und eigenheitlichen (charakteristischen)* Zeichen und Symptome des Krankheitsfalles, besonders und fast *einzig* fest in's Auge zu fassen; denn vorzüglich diesen, müssen sehr ähnliche, in der Symptomenreihe der gesuchten Mittel entsprechen, wenn sie die passendste zur Heilung sein soll. Die allgemeinern und unbestimmtern: Eßlust-Mangel, Kopfweh, Mattigkeit, unruhiger Schlaf, Unbehaglichkeit u.s.w., verdienen in dieser Allgemeinheit und wenn sie nicht näher bezeichnet sind, wenig Aufmerksamkeit, da man so etwas Allgemeines fast bei jeder Krankheit und jeder Arznei sieht."

Die Farbenwahl hat die Vorzüge des sonderlichen und eigenheitlichen Symptoms. Hinzu kommt, daß sie nicht nur eine Gemütsäußerung darstellt, sondern das gesamte Gemütsbild einschließt. Die Gemütssymptome hatten bei *Hahnemann* einen hohen Stellenwert und sind wohl hinter den sonderlichen und eigenheitlichen Symptomen einzustufen, wie aus folgenden §§ hervorgeht:

§ 211:
„Dieß geht so weit, daß bei homöopathischer Wahl eines Heilmittels der Gemüthszustand des Kranken oft am meisten den Ausschlag giebt, als Zeichen von bestimmter Eigenheit, welches dem genau beobachtenden Arzte unter allen am wenigsten verborgen bleiben kann."

§ 212:
„Auf diese Haupt-Ingredienz aller Krankheiten, auf den veränderten Gemüths-und Geisteszustand, hat auch der Schöpfer der Heilpotenzen vorzüglich Rücksicht genommen, indem es keinen kräftigen Arzneistoff auf der Welt giebt, welcher nicht den Gemüths- und Geisteszustand des ihn versuchenden, gesunden Menschen, sehr merkbar veränderte, und zwar jede Arznei auf verschiedene Weise."

§ 213:
„Man wird daher nie naturgemäß, das ist nie homöopathisch heilen, wenn man nicht bei jedem, selbst akuten Krankheitsfalle, zugleich mit auf das Symptom der Geistes- und Gemüths-Veränderungen siehet und nicht mit Hülfe eine solche Krankheits-Potenz unter den Heilmitteln auswählt, welche nächst der Ähnlichkeit ihrer ändern Symptome mit denen der Krankheit auch einen ähnlichen Gemüths- oder Geistes-Zustand für sich zu erzeugen fähig ist."

Da die Farbenvorliebe sowohl ein sonderliches und eigenheitliches Symptom nach dem § 153 ist, als auch eine Äußerung des Gemüts darstellt, hat sie einen Stellenwert und eine Bedeutung, auf die ich in meiner Praxis nicht mehr verzichten möchte.

Durch eine regelgerechte Repertorisation findet man ein passendes S i m i l e und kann damit organische Beschwerden beseitigen. Das S i m i l l i m u m aber befähigt uns, durch eine einzige Gabe nicht nur Gemütskrankheiten zu beseitigen, sondern auch andere und bisher schwer angehbare Krankheiten wie eben die MS, M. Boeck, M. Reiter, M. Bechterew u.a. positiv anzugehen.

Die Befragung nach der Farbe

Dies ist eine sehr schwierige Symptomenbefragung, und es gehört einige Übung dazu. Ich lege dem Patienten zunächst eine große Tafel mit vielen verschiedenen Farben vor und bitte, als erstes eine grobe Auswahl zu treffen. Wenn das schwierig ist, komme ich oft zum Ziel, indem der Patient eine Farbe nach der anderen, die mit Sicherheit nicht in Frage kommt, ausschaltet, so daß oft nur noch eine Farbe übrig bleibt.

Die Entscheidung fällt Frauen schwerer, weil sie sich über ihre Lieblingsfarbe nicht im klaren sind. So nennen sie mir beispielsweise die Farbe, die sie in ihrer Kleidung tragen, weil sie ihnen gut steht, oder die zur Zeit vorherrschende Modefarbe oder gar die, mit der sie am liebsten ihre Wohnung streichen lassen.

Die Patientin sollte aber wissen, daß die Lieblingsfarbe ohne Zweckbestimmung ihre Bedeutung hat. Wenn man eine Musik hört, die gefällt, fragt man ja auch nicht, was man damit machen könnte, sondern man nimmt sie auf, weil man eine Zuneigung zu dieser Musik hat, bzw. eine Beziehung dazu vorhanden ist. Nicht anders ist es bei der Lieblingsfarbe, nur kann diese Beziehung im Laufe des Lebens verlorengehen, während Kinder oft ohne Umschweife ihre Farbe nennen können.

Meist ist es das erste Mal, daß diese Frage überhaupt gestellt wurde, und so muß sich der Befragte erst darauf einstellen. Oft hilft mir bei Frauen der Hinweis auf ihren Lieblingsstein und bei Männern die Frage, welche Farbe sie ihrem Wagen geben würden, wenn sie andere Gründe wie Sauberhaltung, Verkehrssicherheit u.a. ausschalten.

Wer schon einige Erfahrung mit der Mittelbestimmung nach der Farbenwahl hat, lernt noch andere Anhaltspunkte kennen, die auf bestimmte Farben hinweisen bzw. diese ausschließen. Wir unterscheiden den Menschen, dessen Verstand dominiert, der nur das glaubt und für real hält, was er mit seinem Verstand aufnimmt, und den Esoteriker, der an ein Horoskop glaubt, sich aus der Hand lesen, Karten legen und seine Mittel auspendeln läßt.

Die Liebhaber der Farben Rot und Blau sind hundertprozentige Realisten, die niemals glauben, was sie als Firlefanz bezeichnen. Aber es läßt sich auch zwischen diesen beiden Farben unterscheiden:

Die Blau-Liebhaber sind passive, konservative und abwartende Menschen, während Rot-Liebhaber mehr aktiv, dynamisch und revolutionär veranlagt sind. Sie sind mit dem Überlieferten nicht zufrieden, sondern wollen immer eine Änderung, eine Verbesserung oder einen Fortschritt herbeiführen.

Der „Blaue" lebt in der Vergangenheit, der „Rote" in der Zukunft. Der Blaue wird mit dem Vergangenen nicht fertig, und er beschäftigt sich fortlaufend mit dem, was geschehen ist. So kann er z.B. immer wieder vom Krieg erzählen und wiederholt sich oft dabei. Der „Rote" erzählt nichts von der Vergangenheit, denn er hat einen Schlußstrich unter das gezogen, was vorbei ist. Seine Gedanken gehören der Zukunft. Man findet in vielen Lebensbereichen diesen Unterschied. So kann der befähigte „blaue" Maler gut reproduzieren, während die „Roten" jede Reproduktion ablehnen, weil sie die eigenen Ideen verwirklichen. Es ist auch kein Zufall, daß Rot die Farbe der Revolution ist, die Farbe der Vernichtung und Neubildung, während vom Blau Beständigkeit und Ruhe, aber auch Kälte und Stillstand ausgehen.

Auf die Homöopathie bezogen stellen die Blauen die „klassischen" Homöopathen dar, die nur in der Überlieferung die „echte und wahre" Homöopathie sehen und als konsequente Vertreter ihrer Richtung davon überzeugt sind, daß „nach *Hahnemann* nichts mehr war". „Klassisch" heißt „altbewährt, ausgereift, vollkommen", und so dürfen die Klassischen Homöopathen, streng genommen, nicht mit der Repertorisation arbeiten, nicht mit dem Computer und auch nicht mit dem potenzierten Eigenblut.

Die „Roten" sind dagegen für die Weiterentwicklung. Sie sehen es als Inkonsequenz, bei dem zu bleiben, was *Hahnemann* geprägt hat. Sie argumentieren damit, daß auch er nie fertig war, seine alten Erkenntnisse immer wieder überprüft, ergänzt und erweitert hat. Sein 6. Organon ist die Zusammenfassung seines Lebenswerkes, aber wäre er damit auch immer zufrieden geblieben? Wenn er weitergelebt hätte, so hätte er die Aufgabe, die er sich gestellt hatte, sicher nicht als erledigt betrachtet. Die „Roten" sehen es als eine Verpflichtung ihm gegenüber, sein Werk zu vervollständigen, und es würde widersinnig erscheinen, ihm nicht auch hier nachzueifern. Man zerstört doch keine alten Gesetze, wenn man neue hinzufügt.

Beide Einstellungen haben ihre Berechtigung, beide sind davon überzeugt, daß ihre die richtige ist, aber welche nun wirklich richtig ist, weiß niemand genau. Deshalb sollte man die Meinung des anderen anerkennen, wenn sie mit der eigenen auch nicht übereinstimmt und sie nicht bekämpfen und unbedingt zu widerlegen versuchen. Toleranz geht vor Intoleranz!

Mir dient diese Darstellung der Richtungsverschiedenheiten bei uns Homöopathen als Beispiel dafür, daß die eigene Einstellung von der tiefverwurzelten unveränderlichen Veranlagung abhängt, von der Passivität oder der Aktivität des Einzelnen, die sich auch in der Farbenvorliebe zeigt.

Es gibt noch andere Möglichkeiten, zwischen Rot und Blau zu unterscheiden. So gehören Jähzorn in die Rot-Kategorie und auch der „Säufer", womit nicht gesagt sein soll, daß auch der „Blaue" nicht gerne seinen Qualitätswein trinkt.

Sonderbar kam es mir vor, daß meine Schizophrenen fast alle auf Blau ansprachen und hierbei besonders auf die Kalium-Salze, obwohl gerade Blau die Farbe der Realisten ist. Man muß hier aber unterscheiden: Die Esoteriker denken esoterisch, wobei sie gesund sind und im Vollbesitz ihrer geistigen und seelischen Reaktionsfähigkeit. Die Schizophrenen unterscheiden sich aber grundlegend davon, denn sie sind ja schwer gemütskrank, wobei wahrscheinlich eine Infektion eine Rolle spielt.

Warum haben die „Blauen" eine Beziehung zur Schizophrenie? Die Lösung ist nicht allzu schwer. Während der „Rote" ein Choleriker ist und alles, was ihn bewegt, wieder von sich gibt, tut dies der „Blaue" nicht. Er „frißt alles in sich hinein" und wird, wie schon gesagt, mit der Vergangenheit und dem Gewesenen nicht fertig. In diesem günstigen Nährboden gedeihen Depressionen und Schizophrenie, und da das

Karzinom eine psychosomatische Krankheit ist, dürfte Ähnliches auch dafür zutreffen.

Alle anderen Farben, so z. B. Gelb vom Zitronengelb bis zum Orange, Violett von Pink bis zum Ultramarinblau, Rosa, Grün und auch Schwarz und Weiß, haben mehr oder weniger eine esoterische Veranlagung, sind also nicht streng realistisch wie Rot oder Blau.

Ich hatte zur Erleichterung der Farbensuche geraten, zunächst eine Übersichtstafel vorzulegen. Wenn hier eine ungefähre Auswahl getroffen worden ist, muß man zum Detail kommen, wobei Sie das von mir empfohlene „Taschenlexikon der Farben" [2] vorlegen. Jede Farbe entspricht mit nur wenigen Abweichungen einer Rubrik dieses Buches, und bei jeder der folgenden Krankengeschichten ist das S i m i l l i m u m mit der zugehörigen Rubrik angegeben, so genau hat jedes Mittel seine Farbe.

Oft geben „kleine" Mittel das S i m i l l i m u m , aber bei den Simillima gibt es keine kleinen und großen Mittel. Die Polychreste haben ihre Bedeutung als „große" Mittel bekommen, weil sie mehr durchgeprüft worden sind als die anderen und deshalb sehr viel häufiger in den Repertorien erscheinen als diese. Bei meiner genauen Mittelwahl mit Hilfe der Farbe und der Schrift habe ich z.B. mehr Fälle mit „kleinen Mitteln" wie Nux moschata oder Sarothamnus gefunden als etwa mit Arsen oder Natrium muriaticum.

Hinweise zu den Fallbeispielen:

Das S i m i l l i m u m habe ich zunächst mit einer Psychoanamnese und eingehender Repertorisation gefunden. Je mehr sich aber herausstellte, welche Farbe und schließlich welche Schrift zu einem Mittel gehören, desto einfacher wurde die Mittelsuche, desto schneller und vor allem desto sicherer.

In diesem Buch sind beide Möglichkeiten der Mittelsuche wiedergegeben: Es gibt Fälle, bei denen eingehend repertorisiert werden mußte, um das Mittel zu finden und andere, bei denen ich das S i m i l l i m u m nur durch Farbe und Schriftbild schon wußte, aber nachher trotzdem repertorisiert habe, um damit aufzuzeigen, welche Symptome in dem bisher bekannten AMB schon aufgeführt waren und welche noch hinzuzufügen sind (wenn sie bei mehreren Prüfern auftreten).

Fall 1

Die vor mir sitzende 48jährige Patientin ist zwar sympathisch, aber nicht sehr attraktiv. Von der Depotleiterin einer weltweiten Firma aus der Nahrungsmittelbranche hätte ich etwas anderes erwartet.

Vielleicht sah sie aber sonst anders aus und vielleicht mußte man bei der Beurteilung bedenken, daß sie sich zur Zeit in einer kritischen und ausweglosen familiären Situation fühlt. Es dreht sich um ihre Ehe, die erst seit 2 Jahren besteht. Vor dem letzten Schritt, nämlich dem Verlassen ihres Mannes, hatte sie sich bisher nur zurückgehalten, da sie eine niedliche Tochter von ihm hat.

Was mir an ihr auffällt, ist ihr gut geschnittenes Gesicht und vor allem die unwahrscheinliche Zierlichkeit ihrer Hände und auch der Füße, wie überhaupt die sichtbaren Gelenke sehr schmächtig sind.

Von organischen Beschwerden ist lediglich erwähnenswert, daß sie eine chronische Sinusitis und eine Senkung von Uterus und Blase hat und schließlich auch noch Varizen, die besser von Wärme beeinflußt werden. Außerdem leidet sie seit vielen Jahren an Kopfschmerzen.

Seit ca. 3 Monaten hat sie Unregelmäßigkeiten im Zyklus als Vorbote der Menopause. Ihre Blutungen, die meist während des Tages eintreten, machen ihr keine nennenswerten Beschwerden.

Ich bestelle die Patientin zu einem längeren Gespräch.

Als Lieblingsfarbe gibt sie ein reines Gelb an und sucht in dem von mir benutzten Buch beim 1. Mal 2 A 6 und beim 2. Mal 2 A 8 aus. *(Kornerup* und *Wanscher:* Taschenlexikon der Farben.)

Psychoanamnese

„Ich wurde in einem kleinen Badeort am Rhein geboren und bin alleine aufgewachsen. Die Schlüsselfigur in meinem Leben ist meine Mutter, gegen deren Zwang ich mich immer behaupten mußte. Sie ist eine Herrschernatur, und so konnte ich mich nie frei entfalten. Als Kleinkind fing ich immer an zu heulen, aber später habe ich ihr alles heimgezahlt. Wir lebten ständig in Kampf und Disharmonie.

Einmal habe ich eine Puppenstube bekommen und zwei Puppen, die ich nicht leiden konnte. Schnell entschlossen habe ich sie in das Feuer geworfen, worüber ich lange nicht hinweggekommen bin. Puppen sind ja immer die Kinder von einem kleinen Mädchen, und ich habe lange darüber nachgedacht, daß ich eigentlich meine eigenen Kinder verbrannt habe. Ich war entsetzt über mich.

Meine Mutter kaufte mir immer die Sachen zum Anziehen, die sie wollte, die ich aber nicht mochte, und ich schrie dann oft vor Wut. Aus Trotz habe ich die Sachen nie angezogen.

Ich hatte von Kindheit an Spaß am Tanz. Meine Mutter hatte als Hobby Ballett, und sie beobachtete mich immer, wenn ich tanzte und schimpfte dann mit mir. Vielleicht wollte sie ihr Hobby mit niemandem teilen. Ich habe sie immer gequält, daß sie mich in einer Ballettschule anmelden sollte, aber sie hat es nie getan.

Ich brauche die Bewegung, und der Tanz ist Bewegung, die mich vollkommen zufriedenstellt. Mein Traumberuf wäre der einer Tanzlehrerin gewesen, aber meine Mutter hat alle meine Wünsche unterdrückt und so auch diesen. Anstatt als Tanz- oder wenigstens Gymnastiklehrerin, womit ich auch schon zufrieden gewesen wäre, ausgebildet zu werden, mußte ich in unser Lebensmittel- und Feinkostgeschäft gehen und später in ein Feinkostgeschäft nach Düsseldorf und zwar als Verkäuferin.

Ich kann keinen Zwang ertragen, und meine Mutter übte immer Zwang auf mich aus. Besonders schlimm war es in den ersten Jahren für mich, denn der einzige, der mir hätte helfen können, nämlich mein Vater, war nicht da. Er war im Krieg und dann in Gefangenschaft, und als er zurückkam, war ich schon 9 Jahre alt. Ich habe mich mit ihm erheblich besser verstanden als mit meiner Mutter, aber seine Rückkehr nachher half mir auch nicht viel. Meine Mutter hatte während der Abwesenheit des Vaters die Entscheidungsgewalt in der Familie und hat sie sich nachher nicht nehmen lassen. Ich war ihr immer ausgeliefert, weil ich mich nicht gut wehren und durchsetzten kann, es nie konnte. Als Kind nicht und auch nicht in meiner ersten Ehe mit einem Italiener, der mich ebenso unterdrückte wie früher meine Mutter. Ich bin gern Mutter und habe gern Kinder, denn schließlich habe ich drei bekommen, aber ich möchte auch noch etwas anderes sein als Ehefrau und Mutter, und das ließ mein erster Mann nicht zu, weshalb ich mich bald von ihm scheiden ließ.

Ich bin kein nüchterner Mensch, kein Vernunftsmensch, sondern ich muß nach meinen Gefühlen handeln. Ich habe etwas gefunden, das mein Gefühl frei werden läßt, das mich beschwingt und hochhebt, und das ist der Tanz. Ich habe trotz des Widerstandes meiner Mutter zu ihm gefunden.

Den ersten Kontakt bekam ich, als ich mit 14 Jahren einer katholischen Jugendgruppe beitrat. In dieser Gruppe gab es einen Ballettzirkel, und da machte ich natürlich mit. Ich war immer und bin auch heute noch eine begeisterte Tänzerin. So war ich immer in Ballettvereinen. Wenn ich auf der Bühne bin, will ich alles hergeben, was ich nur hergeben kann, und ich glaube, daß die Leute von mir fasziniert sind. Wenn ich anfangs aufs Publikum schaue, dann merke ich, wie eifersüchtig die Frauen sind. Ich fühle das, denn eine Frau hat ein Gespür dafür. Diese Frauen sehen in mir eine Rivalin, die mit ihren körperlichen und tänzerischen Leistungen Wirkung auf die Männer ausüben will. Wenn ich nach einer halben Stunde aber wieder schaue, so merke ich, daß die Eifersucht weg ist. Sie kann ja auch gar nicht mehr da sein, weil sie nicht begründet ist. Auch die Frauen oder gerade sie haben gemerkt, daß mein Tanz keine sexuelle Version aufweist und nichts Greifbares ist, sondern etwas Überirdisches, eine Faszination der Bewegung. Ich bin eine Elfe, und von mir ist ein Funke in den ganzen Saal übergesprungen, und ich habe alle mitgerissen und begeistert. Ich bin dazu aber nur fähig, wenn kein Mitglied meiner Familie und auch mein Mann nicht anwesend sind, denn mein jetziger Mann ist viel zu nüchtern, um begreifen zu können, warum ich öffentlich auftrete.

Ich weiß, daß ich unwahrscheinlich gut im Tanz bin. Meine Choreografin ist neidisch, weil ich besser bin und besser ankomme, und so sorgt sie dafür, daß wir niemals zusammen auftreten. Ich nehme den Neid in Kauf. Ich weiß, daß sie sehr tüchtig ist, und wir sind irgendwie zu einem Kompromiß gekommen. Ich singe auch sehr gern und bin in einem Chor.

Ich glaube, daß ich überhaupt zu wenig Kontakt zum Konkreten und Weltlichen habe. Die Hausarbeit und besonders das Aufstehen am frühen Morgen, etwa um 7.00 Uhr, sind schrecklich für mich. Wenn ich eine Arbeit vor mir habe, sehe ich sie als einen hohen Berg, den ich nie überwinden werde. Ich bin mehr für das Irreale, für das Übersinnliche, wie ich auch gläubig bin und an eine Wiedergeburt glaube.

Von meinem ersten Mann habe ich mich scheiden lassen, weil er mich genau so unterjochte wie meine Mutter, und mein zweiter enttäuscht mich ebenso, nur in einer anderen Beziehung. Ich will mich von ihm scheiden lassen. Er ist nüchtern und hat kein Verständnis für mein gefühlsbetontes Leben. Ich habe ihn erst vor zwei Jahren, also mit 46 Jahren, geheiratet. Ich habe ihn aus zwei Gründen geheiratet. Einmal brauchte ich unbedingt einen Mann als Ersatz für meinen Vater, der vor drei Jahren gestorben ist, zum anderen aber bekam ich ein Kind von ihm.

Mein Mann ist ein nüchterner Realist. Ich fühle mich nicht wohl, solange ich mit ihm zusammen bin und muß weg von ihm, das weiß ich. Ich habe schon Angst davor, wenn er nach Hause kommt. Seine Energie erdrückt mich. Wenn er nur schon an mir vorbeigeht, spüre ich die erdrückende Atmosphäre, die von ihm ausgeht. Allein fühle ich mich wohler, und die Anwesenheit anderer stört mich immer. Sie stört meinen Rhythmus.

Ich möchte Ordnung bei mir haben und will alles perfekt machen. Der Wille dafür ist da, aber es fehlen die Kraft und das Durchhaltevermögen. Ich muß nach einem Plan vorgehen, den ich mir vorher zurecht mache, denn sonst läuft die Zeit vor mir weg. Meine Wohnung muß in Ordnung und schön sein, denn sie ist die Stätte meiner Tagträume. Ich träume oft und gern und kann deshalb nur schlecht Auto fahren. Meine Gedanken sind dann woanders, und das kann sehr gefährlich werden. Ich fahre lieber Rad, denn durch die ständige Bewegung dabei werden meine Gedanken festgehalten in der Realität und schweifen nicht ab.

Am wohlsten fühle ich mich in der Wohnung allein. Ich lade aber auch schon einmal Gäste ein, aber nur dann, wenn alles vollkommen in Ordnung ist. Das geht zur Zeit aber überhaupt nicht, denn bei meiner kleinen zweijährigen Tochter ist natürlich nie alles in Ordnung.

Mein Schönheitsempfinden betrifft aber nicht nur meine Wohnung, sondern auch mein Äußeres. Ich habe, wenn ich zu Ihnen komme, natürlich nie die beste Garderobe und bin auch nicht zurecht gemacht. Ich weiß, daß Sie Naturarzt sind, und deshalb muß ich auch möglichst natürlich zu Ihnen kommen. Sonst aber kleide ich mich oft so, daß niemand und sogar meine Arbeitskolleginnen mich nicht erkennen. Wie ich den Auftritt auf der Bühne brauche und als etwas Besonders ansehe, so ist auch diese Aufmachung etwas Besonderes und wird nur bei besonderen Anlässen von mir benutzt. Diese meine

Garderobe ist aber wirklich phantastisch, muß aber weit sein, da ich nichts Enges vertragen kann. Ich habe gern die Prinzeßform.

Ich kann mit meinem Mann nicht mehr verkehren und das schon seit langem. Wenn ich mich selbst befriedige, macht mich das nicht so kaputt wie der Verkehr mit ihm. Aber auch danach bin ich sehr abgeschlafft, und deshalb mache ich das höchstens einmal im Monat. Als Kind habe ich das oft gemacht, sehr oft und zwar, seitdem ich mit 11 oder 12 Jahren damit angefangen habe. Später habe ich aber gemerkt, wie erschöpft ich danach immer bin. Ich brauche auch viel Schlaf, mindestens neun Stunden.

Nachher ist mein Mann aber immer anhänglich, und das ist widerlich für mich. Ich habe auch erst mit 21 Jahren zum 1. Mal verkehrt, denn ich wollte volljährig sein, bevor ich mich einem Mann hingab.

Wenn ich erschöpft bin, habe ich oft das Verlangen, eine Platte aufzulegen und zu tanzen, denn ich weiß, daß mich das entspannt, aber ich habe nie oder nur selten Zeit dazu, weil meine Pflichten rufen.

Ich bin immer noch berufstätig, und meine Arbeit macht mir viel Spaß. Ich bin damals von dem Düsseldorfer Arbeitgeber wieder in den elterlichen Betrieb zurückgegangen, weil ich diesen später übernehmen sollte. Ich wollte Neuerungen einbringen, die ich von Düsseldorf und der Lebensmittelfachschule mitbrachte, doch wurden diese nicht akzeptiert, und so habe ich bei uns wieder aufgehört und bin zu einer Firma in die Werbeabteilung gegangen. Ich war in Kaufhäusern tätig, wo ich an einem besonderen Stand Werbung betrieb. Ich bin jetzt Depotleiterin meines Bezirks und erledige alles meist telefonisch. Wenn ich morgens schon einige gute Abschlüsse habe, habe ich Auftrieb für den ganzen Tag.

Ich bin mit meinem Beruf zufrieden und erst recht natürlich mit meinem Hobby. Trotzdem bin ich ein unglücklicher Mensch. Ich weiß, daß ich nicht mehr mit meinem Mann zusammenleben kann, und trotzdem habe ich ein Grauen davor, daß ich dann wieder alleine bin, denn das kann ich auch nicht. Liegt es an meinem Mann, daß wir keine Harmonie in unserer Ehe haben, oder an mir? Bin ich überhaupt zu einer Liebe fähig? Diese Frage habe ich mir schon oft gestellt und weiß keine Antwort darauf. Zur Liebe gehören Vertrauen, Hingabe, Opfer und Geduld, und außer dem ersten kann ich wohl nichts aufbringen, weil ich zu egoistisch bin.

Ich nehme ihm alles übel, obwohl ich weiß, daß das nicht richtig ist. Ich bin überhaupt ein Mensch, der nichts einstecken kann. Wenn ich angegriffen werde, haue ich voll zurück.

Ich fühle mich erdrückt von den Pflichten einer Ehe und von den Pflichten als Mutter. Ich würde lieber nur in meinem Beruf arbeiten und einen kleinen Haushalt für mich allein haben.

So ist dieses Leben mit den unerwünschten Verpflichtungen ein Ballast für mich. Ich kann nicht leben und nicht sterben. Ich wollte schon mehrmals aus dem Leben gehen, aber mir fehlte jedes Mal der Mut, und so habe ich mich für das Leben entschieden.

Seit einem halben Jahr habe ich eine eigene Wohnung, die direkt um die Ecke ist, aber seitdem ist es auch nicht besser geworden. Ich kann mich zwar zurückziehen, wenn ich allein sein will, und *Hansel*, mein Mann, paßt dann auf das Kind auf, aber meine Verpflichtungen sind dieselben geblieben. Ich muß den Haushalt von *Hansel* in Ordnung halten, was mir gar nicht liegt, und ich muß weiter eine fürsorgliche Mutter bleiben, wozu ich auch nicht geschaffen bin. Das Kind stört mich, schon wenn ich daran denke, daß ich es ständig um mich habe. Einen Tag in der Woche könnte ich für es da sein oder auch jeden Abend eine Stunde, aber mehr auch nicht. Ich wäre bereit, für es einzuspringen, aber diese unendlich lange Zeit der ständigen Beschäftigung mit ihm ist eine untragbare Belastung für mich. Diese langfristige Pflicht macht mich kaputt. Meine Arbeit in meinem Beruf zeigt Konsequenz und Erfolg, aber diese Tätigkeit als Kinderhüterin erscheint mir so sinnlos, weil kein sichtbares Ergebnis da ist.

Meine Mutter empfand das auch so. Ich war zwar ein Wunschkind gewesen, wie sie immer sagte, aber als ich da war, war ich doch eine unerwünschte Last für sie. Das habe ich immer wieder gemerkt.

Bin ich psychisch krank, weil ich niemanden lieben kann? Bin ich eine gespaltene Persönlichkeit?

Ich bin diese Nacht um 3.00 Uhr aufgewacht und war so in Unruhe, daß ich rüber mußte. Ich habe ihm die Scheidung zum soundsovielten Mal angeboten. Ich sagte ihm, daß es keinen anderen Ausweg für mich gibt. Es kam schon sehr oft vor, daß ich ihn um 3.00 oder 4.00 Uhr überfallen habe, aber er nimmt das immer wieder gelassen hin. Vom Gefühl her muß ich die Scheidung durchsetzen. Vom Verstand her gesehen ist er der ideale Mann für mich. Er ist in jeder Beziehung prima, und ich kann immer wieder viel von ihm absehen. Und wie nett ist er zu meinen beiden großen Kindern aus meiner ersten Ehe! Er hat sowohl mit der 23jährigen *Claudia* als auch mit dem 24jährigen *Pietro* einen ausgezeichneten Kontakt.

Claudia hat mir neulich ein regelrechtes Donnerwetter gegeben. Sie sagte mir völlig ungeschminkt ihre Meinung, wie ich in ihren Augen bin und was sie von mir hält. Sie hat mich damit bis ins Mark getroffen, und ich fühlte mich wie ein Putzlappen. Nachher hat sie sich bei mir entschuldigt, aber ich war noch nicht fertig damit.

Ich meine, ich hätte eine falsche Denkweise. Ich denke von hinten nach vorn anstatt von vorne nach hinten. Ich habe es oft sehr schwer, mich selbst zu ertragen. Wie kann ich dann noch die um mich herum ertragen, wenn ich mit mir selbst nicht klar komme? Ich weiß, daß ich unabhängig von *Hansel* werden muß, aber kann ich überhaupt so selbständig sein, daß ich alles, was auf mich zukommt, alleine meistern kann? Ich bin unstet und fange mit dem einen an, ohne das andere erledigt zu haben. Genau so ist es mit meinen Wünschen. Ich will dieses und dann jenes haben, am liebsten beides zur gleichen Zeit, und das ist doch unmöglich.

Ich kann mir meine Zeit nicht einteilen. Gestern habe ich um 22.00 Uhr noch die Fenster geputzt. Ich hatte Püppchen (unser Kind) versorgt und kam dabei nicht voran. So konnte ich nicht mehr zum Chor gehen und mitsingen und fing am späten Abend mit den Fenstern an. Ich komme keinen Abend vor 24.00 Uhr ins Bett, weil ich meine Arbeit nicht bewältige.

Vorige Woche war ich an einem Abend mit *Hansel* zusammen. Zuerst haben wir uns gegenseitig massiert und dann nebeneinander geruht. Dann wollte er das andere, und bei mir gab es ein Hin-und-her, ob ich sollte oder nicht. Nachher war ich natürlich wieder total übermüdet und bin erst um 3.30 Uhr rüber zum Schlafen. Natürlich war ich am ganzen nächsten Tag k.o. So kann das nicht weitergehen, das weiß ich."

Sie berichtete noch von dem folgenden Traum:

„*Alexis* vom Denver Clan wohnt mir gegenüber. Vor dem Haus sprach ich mit ihr, aber ich hatte noch die Lockenwickler im Haar. Anscheinend sah sie diese nicht oder vielleicht doch? Vielleicht nahm sie Anstoß daran."

Auffallend bei dem Gespräch, das über viele Stunden ging, war dessen besondere Art und Weise. Die Patientin sprach zusammenhanglos und sprang von einem Thema zum anderen, und wenn ich sie durch besondere Fragen festlegen wollte, ging sie überhaupt nicht darauf ein oder nur für ein oder zwei Sätze, um dann wieder abzuschweifen. Zum Glück brachte sie etwa 50 tagebuchartige Aufzeichnungen mit, die allerdings genau so unzusammenhängend waren, mit deren Hilfe ich aber einigermaßen Ordnung in das Ganze bringen konnte. Erwähnen möchte ich auch noch, daß sie bei jedem ihrer Besuche meine Mitarbeiter in der Praxis beschenkte und zwar recht großzügig.

Welches Mittel wurde gegeben? Auf welche Leitsymptome stützte sich die Arzneiwahl?

Auswertung

Bei der Gewichtung der Symptome setze ich die Erschöpfung nach dem Koitus und auch nach der Masturbation an die erste Stelle.

Eigentlich gibt es nur ein Mittel, das für dieses Symptom prädestiniert ist, wird es doch in den Rubriken „Müde nach Koitus" (SR II 690), „Schwäche nach Koitus" (SR II 653), „Reizbar nach Koitus" (SR I 642) und „Beschwerden nach Koitus" (SR II 74) aufgeführt, wobei ausschlaggebend ist, daß es bei der in diesem Fall vorliegenden Müdigkeit das einzige zweiwertige Mittel ist (1).

Natürlich ist das nicht genügend Beweismaterial für Agaricus muscarius, aber es kommt noch vieles hinzu. Da ist die Art des Gesprächs mit ihr, bei dem die Verworrenheit und ständige Zusammenhanglosigkeit kennzeichnend waren. Die Rubrik „Geschwätzigkeit, aber beantwortet keine Fragen" enthält nur das zweiwertige Agaricus (2) und es war ja auffallend, daß sie auf keine gestellte Frage eindeutig einging.

Weiter ist die besondere Art des Tanzes durch die Rubrik „Groteskes Tanzen" gekennzeichnet (3), und auch das Unvermögen, sich beim Lernen, Lesen und sogar Autofahren zu konzentrieren, gehört zum AMB von Agaricus (4).

Die Abneigung gegenüber dem Koitus ist im AMB genau so enthalten (5) wie der Enthusiasmus für den Tanz (6) und für das Singen (7) und ihre verschwenderische Großzügigkeit (8), außerdem ihre Eigenwilligkeit (9) und ihr Haß gegenüber ihrer Mutter (10).

Besonders erwähnen möchte ich noch ihre Ruhelosigkeit, die besonders am frühen Morgen vorhanden ist, denn es kommt sicher nicht sehr häufig vor, daß eine Frau ihren Mann immer wieder um 3.00 Uhr morgens weckt, um mit diesem über die Scheidung zu sprechen, zumal, wenn dieser in einem anderen Haus wohnt.

Es gibt noch eine ganze Reihe von Symptomen, die auf Agaricus hinweisen, wozu auch Organsymptome gehören. Aber die aufgezählten sind vollkommen ausreichend, um eindeutig auf Agaricus hinzuweisen, besonders wenn man noch den Hinweis durch die Farbe berücksichtigt.

Hinweise auf das Simillimum Agaricus (aus Barthel, H.; Klunker, W.: Synthetisches Repertorium. 1. Auflage. Karl F. Haug Verlag, Heidelberg)

1. Müdigkeit nach Koitus (SR II 690): Zweiwertig
2. Geschwätzigkeit, beantwortet aber keine Frage (SR I 694): Einziges Mittel und einwertig
   Unzusammenhängendes Reden (SR I 912): Zweiwertig
   Singt und spricht, will aber nicht auf Fragen antworten (SR I 47): Einziges Mittel und einwertig
3. Tanzen (SR I 183): Einwertig
   Groteskes Tanzen (SR I 183): Einwertig
4. Gedankensprünge (SR I 918): Einwertig
   Ausgefallene Phantasien (SR I 454): Zweiwertig
   Zerstreut (SR I 2): Einwertig
   Schwierige Konzentration beim Lernen und Lesen (SR I 150): Einwertig
   Lernt mit Schwierigkeiten (SR I 151): Zweiwertig
5. Abneigung gegen Koitus (SR III 443): Einwertig
   Geschlechtliche Abneigung (SR I 578): Einwertig
6. Enthusiasmus (SR I 423): Zweiwertig
7. Singen (SR I 897): Einwertig
8. Verschwenderisch (SR I 922): Einwertig
9. Eigensinnig (SR I 765): Zweiwertig
10. Haß (SR I 554): Zweiwertig

Therapie und Verlauf

Nach einer Gabe von Agaricus M, 5 Globuli, fand sich die Patientin, die eine ziemliche Entfernung zur Praxis zurückzulegen hat, erst nach vier Monaten wieder bei mir ein. Sie sagte folgendes:

„Am zweiten Tag nach Ihrer Behandlung tat mir mein wurzelbehandelter Zahn so weh wie schon lange nicht mehr. Nach zwei Tagen war der Schmerz aber wieder weg. Seit diesem Zeitpunkt hatte ich auch keinen Kopfschmerz mehr, der mich seit vielen Jahren quälte und mich zwang, seit 20 Jahren ein Nachthäubchen zu tragen.

Auch das Sekret aus den Nebenhöhlen ließ innerhalb von 14 Tagen nach, und mein Senkungsgefühl im Unterleib ist vollständig verschwunden.

Nach der Erstverschlimmerung und nachdem die Beschwerden nachgelassen hatten, hatte ich das Gefühl der Schwere, einer angenehmen Schwere. Ich fühlte mich wohl, und mir fehlte nur noch Schlaf, viel Schlaf, ganz viel Schlaf.

Zwei oder drei Wochen nach der Einnahme fühlte ich eine Umwandlung in meinem ganzen Sein. Mir kam zu Bewußtsein, daß ich doch eigentlich ein freier Mensch in einem freien Land bin. Freue Dich und lebe und arbeite gern! Gib Dein Bestes heute und vervollkommne Dein Tun von Tag zu Tag! Wachse und reife Gott entgegen!

Nachdem ich es zweimal von verschiedenen Stellen gehört hatte, glaubte ich es schließlich selbst, daß ich nämlich sicherer und selbstbewußter geworden sei.

Mir kam zu Bewußtsein, daß meine zweite Ehe doch nicht solch ein Fehler war, für den ich sie immer gehalten hatte, und auch nicht die Geburt meines jüngsten Kindes.

Mir wird bewußt, daß ich frei bin, völlig frei. Es ist schön, daß ich noch einmal ein Kind bekommen habe. Es stört mich nicht mehr und auch mein Mann stört mich nicht mehr. Eigentlich sind es doch alle nette Menschen, mit denen ich zusammenleben darf, für die ich arbeiten darf. Ich habe nicht nur einen Mann, sondern einen Partner, bei dem ich immer Hilfe finde und der sich in allem nach mir richtet, der alle meine Fehler akzeptiert und mir nie Vorwürfe macht. Kann es etwas Schöneres geben?"

Die Besserung hält jetzt ein Jahr an, ohne daß eine neue Gabe notwendig geworden wäre.

Die gute Wirkung der verordneten Arznei Agaricus M wird zusätzlich bestätigt durch ein Dankschreiben der Patientin:

„Ich habe das Gefühl, daß es tatsächlich bis zum Kern vorgedrungen ist und die letzte Sperrung weggeräumt hat. Es ist wie ein neuer Anfang! Damit sind nicht alle Wehwehchen behoben, aber von innen her fühlt man sich freier. Man kann leichter arbeiten. Man ist sich nicht mehr selbst im Wege ... Seit drei Wochen könnte ich doppelt so stark sein, um das alles zu bewältigen, was von mir erwartet wird und was ich selbst von mir erwarte. Das Mittel kam gerade recht."

Es gibt für Agaricus keine andere Farbe als Gelb, was damit zusammenhängt, daß alle Rauschmittel zu dieser Gruppe gehören. Ich denke da an Hyoscyamus, Anantherum, Nux moschata, Cannabis indica und sativa, Belladonna usw.

Fall 2

Diese 60jährige Patientin war schon vor sieben Jahren bei mir gewesen und zwar wegen psychischer Symptome. Sie war damals mit sich und der Umwelt nicht mehr zurechtgekommen, woran sicher auch schuld war, daß ihr Ehemann sie betrogen und sie sich dadurch in ihrer Ehre gekränkt gefühlt hatte.

Ich war damals durch die Gemütssymptome auf ein Mittel gekommen, womit ich ihr recht gut helfen konnte. Dieses Mal mußte sie von ihrem Ehemann hereingeführt werden, und mir fiel auf, daß sie ihren Kopf dabei immer schief hielt.

Der Ehemann erklärte mir ihr Verhalten mit einem zunehmenden Verfall des Gehirns seit drei Jahren. Sie könne sich nicht mehr orientieren, weder in den Straßen noch in der Wohnung, sie erkenne auch die Leute nicht mehr und könnte die einfachsten Handlungen nicht mehr durchführen, wie etwa das Schlüsselloch finden oder selbst etwas kochen. Essen könnte sie aber noch alleine und auch alleine die Urin- oder Stuhlverrichtungen durchführen. Was noch auffällig sei, wäre, daß sie sich noch gut unterhalten könnte, wobei auch ihr Gedächtnis noch recht gut funktionieren würde. Er habe sie deshalb zum Gespräch mitgebracht, denn sie könnte mir das meiste selbst erzählen.

Er sei nicht früher zu mir gekommen, obwohl er mit dem damaligen Erfolg zufrieden gewesen war, jedoch geglaubt hatte, daß dieser Fall in die Hände eines Gehirnspezialisten gehöre. Nachdem das Befinden aber trotz neurologischer Behandlung in der Praxis und in der Klinik immer schlimmer geworden sei, habe er sich doch zu diesem Besuch bei mir entschlossen.

Als ich mich dann mit der Patientin unterhielt, war ich froh, die damaligen Aufzeichnungen noch zur Hand zu haben, denn nur mit dem, was ich jetzt von ihr und auch ihrem Ehemann hörte, konnte ich nicht viel anfangen. So hatte ich aus dem damaligen Bild und den jetzigen Mitteilungen eine recht gute Basis zur Verfügung.

Organbeschwerden hatte sie kaum. Das einzige damals wie auch jetzt anfällige Organ war der Magen, wobei es aber nie zu einem Magengeschwür gekommen war. Wenn sie bei Magenbeschwerden etwas aß, ging es ihr immer besser.

Die Lieblingsfarbe konnte sie auf Anhieb sagen. Es war nach ihrer Angabe ein sattes „Butterblumen-Gelb", und sie suchte die Rubrik 3 A 8 aus.

Psychoanamnese
„Ich wurde in einer thüringischen Kleinstadt geboren. Mein Vater war Prokurist in einer renommierten Nähmaschinenfabrik, und so ging es uns wirtschaftlich gut. Als ich vier Jahre alt war, wurde mein einziger Bruder geboren.

Wenn es uns auch in materieller Hinsicht gut ging, so bedeutet das nicht, daß ich eine unbeschwerte Kindheit hatte. Mein Vater war ein ruhiger und stiller Mensch, der nie eine große Rolle in meinem Leben spielte. Ich erinnere mich, daß er, als ich etwa zehn Jahre alt war, ein Grundstück kaufen wollte, das ziemlich billig war. Er ließ sich damals von mir überreden, ein besseres und natürlich teureres zu erstehen.

Eine desto größere Rolle spielte meine Mutter in meinem Leben und zwar so lange, bis sie starb.

Sie wollte mich immer nach ihrem Geschmack formen, aber ich habe ihr diesen Gefallen nicht getan. Ich bin nie so geworden und habe auch nie alles so getan, wie sie es sich gewünscht und erhofft hatte. Ich glaube, daß ich die größte Enttäuschung ihres Lebens war. Aber umgekehrt war es genauso: Ich habe mich immer gefragt ‚Ist diese Frau wirklich deine Mutter?'. Sie war mir fremd und ist es immer geblieben. Wir redeten aneinander vorbei, denn ich verstand nicht, was sie sagte oder sagen wollte, und sie ebenso. ‚Du wirst mir aber nicht über den Kopf wachsen, dafür sorge ich', war einer ihrer Aussprüche, die in meinem Gedächtnis geblieben sind.

Von klein an habe ich unter dieser Herrschaft meiner Mutter gelitten, womit ich aber nicht sagen will, daß sie für die Familie nichts getan hätte. Sie war immer, das muß ich zugeben, um unser leibliches und gesundheitliches Wohl bemüht. Sie kurierte alle Krankheiten und Wehwehchen mit Naturheilverfahren wie Wickeln, Tees und Dr. *Schüssler*s Biochemie, aber sie hatte kein Verständnis dafür, daß ich andere Gefühle als sie hatte und über den familiären Rahmen hinausstrebte.

Schon als Klein- und auch als Schulkind fühlte ich mich von ihr vergewaltigt, wenn sie meinen Geburtstag für mich ausrichtete und alles zu einem Gaudi für sich und die eingeladenen Gäste machte, ohne mich nach meiner Meinung zu fragen. Sie verkleidete sich und spielte Theater, und allen außer mir gefiel das, und sie hatte sogar immer viel Beifall. Ich erlitt unsägliche Qualen in dem Bewußtsein, eine so alberne Mutter zu haben, und ich empfand das alles als eine Blamage für unsere Familie. Ich will, daß man sich nie würdelos benimmt und möchte deshalb auch nur Umgang mit gutsituierten Kreisen haben. Der Umgang unter Seinesgleichen ist gerade noch akzeptabel.

Ich schäme mich noch heute, wenn ich daran denke, wie primitiv meine Mutter sich mit meinen Schulfreundinnen unterhielt, wenn diese mich besuchten. Sie, die sonst immer nur Hochdeutsch sprach, redete dann sogar im Dialekt mit diesen.

Nach Abschluß der Grundschule befürworteten meine Lehrer den Besuch der Höheren Schule und sprachen deshalb sogar persönlich bei uns vor. Meine Mutter stellte mich daraufhin vor die Alternative, entweder die Höhere Schule zu besuchen oder mir eine Aussteuer zuzulegen, denn beides gemeinsam gehe über unsere Verhältnisse. Sie stapelte wahlweise hoch oder tief, und das tat sie bis zu ihrem Lebensende.

Nach außen erschien sie höflich und galant und versorgte neben der Familie alle Enkel und Urenkel, wobei sie mich als ausführendes Organ benutzte. An Gott und alle Welt schrieb sie bis zu ihrem Ende lange Briefe philosophischen und verblüffenden Inhalts, und jeder sprach mit verhaltener Ehrfurcht von ihr: ‚Welch eine einmalige Frau! Welcher Humor! Welche Lebensweisheit!' Alle bewunderten sie, aber niemand kannte sie wirklich.

So war sie nach außen. In der Familie aber war sie – versteckt hinter tausend höflichen Redewendungen – fordernd und herrschend. Ich fühlte mich ihr wehrlos ausgeliefert, wobei sie die anderen aber immer so täuschte, daß diese für sie und gegen mich Partei ergriffen. Dabei habe ich alles getan, was sie von mir forderte, obwohl das Packen für sie mir so zuwider war, daß ich bis heute keine Kartons, kein Packpapier und auch keine Bindfäden mehr sehen mag. Meine Mutter blieb mir bis zu ihrem Tod fremd, so fremd wie kein anderer Mensch. Aus ihrer Bevormundung habe ich mich nie befreien können.

1938 war ich 16 Jahre und mit der Mittelschule fertig. Meine Mutter schickte mich zu verschiedenen Ausbildungen wie Nähkursen, Kochlehrgängen, und schließlich war ich ein halbes Jahr beim Reichsarbeitsdienst. Während des inzwischen ausgebrochenen Krieges machte ich Büroarbeiten bei der Standortverwaltung. Wir lebten damals recht gut, denn für unsere gutgemeinten Urlaubszuteilungen wurden uns allerhand Präsente aus Frankreich oder anderen Gebieten mitgebracht. Der rote Sekt floß, und wir genossen das Leben überhaupt, denn bei uns galt der Spruch ‚Genieße den Krieg, denn der Frieden wird fürchterlich sein!'.

Ich brachte es fertig, dafür zu sorgen, daß mein Vater nicht eingezogen wurde. Er war als krank und bettlägerig gemeldet worden, und als die Musterungskommission kam, lag er gelb und leidend im Bett, da wir vorher Tabakabsud hergestellt und ihn damit eingepinselt hatten. Als ich dann noch meinen Ausweis von der Standortverwaltung vorlegte, war alles gelaufen.

Meine erste Bekanntschaft mit einem jungen Mann hatte ich mit 20 Jahren, doch diese ersten Beziehungen hielten nie lange, und ich meine, daß auch das ein Verschulden meiner Mutter war, die sich bei Besuchern eben immer zu urwüchsig und frivol benahm.

Als ich 22 war, habe ich mich verlobt. Wir hatten uns schon in der Kindheit kennengelernt und fühlten uns so verbunden, daß wir nach seiner Rückkehr von der Ostfront beschlossen, unser ganzes Leben zusammen zu bleiben. Er war zurückgekommen, um an der Technischen Hochschule zu studieren und starb dann bei einem furchtbaren Luftangriff.

Nach dem Krieg half ich meiner Mutter im Haushalt, weil sie mich nicht arbeiten gehen ließ, und das blieb zehn Jahre so, bis ich mich 1955, mit 33 Jahren entschloß, in den Westen zu gehen, und zwar nach Aachen. Warum ich mir gerade diese Stadt ausgesucht habe, weiß ich bis heute nicht. Ich arbeitete dort als Sekretärin bei Chemie-Grünenthal in Stolberg.

Während meiner Straßenbahnfahrt zum Dienst begegnete ich häufig einem jungen Mann, der mir dadurch immer bekannter wurde und mich schließlich ansprach. Ich wies ihn nicht ab, sondern ging auf seine Kontaktaufnahme ein. Wir lernten uns kennen, lieben und heirateten bald. Ich gab meine Arbeit auf und ging mit ihm nach Hamburg, wo er noch zwei Jahre als Gehörlosenlehrer ausgebildet wurde. Er bekam dann eine Einstellung in Köln, wohin wir zogen. Obwohl ich inzwischen über 20 Jahre von Thüringen weg war, war ich immer noch der Willkür meiner Mutter ausgeliefert. Wir besuchten sie zwar nur jedes Jahr einmal, doch kam sie öfter zu uns. Am schlimmsten waren aber ihre fortgesetzten Briefe, in denen sie mir diktierte, was sie brauchte und ich in Paketen zusammenpacken sollte. Wir verschickten bestimmt 12 Pakete im Jahr, und sie versorgte damit ihre ganze Verwandtschaft. Ihr Briefstil war nach wie vor perfekt, und sogar mein Mann sagte, daß man ihren Briefen nicht widerstehen könnte. Diese Tortur dauerte bis zu ihrem Tod vor zwei Jahren.

Eigentlich bin ich ein pessimistischer Mensch, denn ich finde alles im Leben ungut und bin immer davon überzeugt, daß uns immer das Schlechteste bevorsteht. Es kann aber auch vorkommen, daß ich fröhlich bin. Dann muß ich dieser Fröhlichkeit Ausdruck geben und schreien, was ich besonders gern tue, wenn ich im Wald oder sonstwo alleine bin. Auch meiner Empörung muß ich Ausdruck geben. Ich stampfe dann mit dem Fuß auf und fluche, und ich könnte mich dann zerreißen. Ich fluche dann so schlimm, daß jeder, der das einmal zufällig hört, bis ins Tiefste erschrocken ist.

Morgens fühle ich mich nie wohl. Ich brauche eine lange Anlaufzeit und ärgere mich, wenn mein Mann mich jagt. Was ich damit meine? Nun, er fragt mich irgend etwas und erwartet, daß ich in so frühen Morgenstunden schon überlegen und zutreffende Antworten geben kann. Es dauert wenigstens bis mittags, bis ich mich leistungsfähiger fühle. Aber auch dann fallen mir Entscheidungen noch schwer, weil ich immer feige bin, ein Risiko einzugehen. Ich schiebe deshalb Entscheidungen immer vor mir her. Ich traue keinem Menschen. Mein Großvater hat immer gesagt ‚Setz Dich auf Deine Sachen, denn Du darfst keinem trauen!'. Es ist mir auch egal, wenn andere das merken, denn mir ist immer egal, was andere von mir denken. Für mich ist nur maßgeblich, was ich von mir halte. Die anderen sind doch nur Idioten, und deshalb ist mir eben egal, was sie von mir denken. Ich habe nie einen Hauch von Zweifel, ob ich etwas richtig mache, denn ich weiß, daß ich keine Fehler begehe.

Trotzdem bin ich höflich zu anderen. Ich entschuldige mich dauernd, wenn ich vielleicht etwas falsch gemacht haben könnte. Ich meine, daß es besser ist, sich lieber einmal zu viel als zu wenig zu entschuldigen.

Vielleicht muß ich noch erwähnen, daß ich nie hungrig sein kann. Ich werde zum Panther, wenn ich einmal nichts zu essen habe, und dann bin ich unleidlich. Ich bin immer genügsam und stelle keine hohen Ansprüche. Daher kommt es vielleicht, daß ich auf nichts Lust habe und nur schwer für etwas zu begeistern bin. Ich komme mir in allem nüchtern und berechnend vor."

Das anschließende Gespräch mit dem Ehemann gab mir fehlende Hinweise auf die Verhaltensweise der Patientin. Er sagte folgendes:

„Ich liebe meine Frau und sehe meine einzige Aufgabe darin, sie zu pflegen, weshalb ich mich auch frühzeitig habe pensionieren lassen. Damit Sie aber das richtige Mittel finden, muß ich Ihnen noch einiges erzählen, was mir gar nicht so leicht fällt.

Meine Frau hat nicht viel Sexualität und tut seit vielen Jahren nichts, mich in dieser Beziehung zufriedenzustellen. Darum hatte ich mir eine Freundin gesucht. Als meine Frau davon erfahren hatte, machte sie eine schlimme Szene, wobei es sie auch nicht störte, daß andere Leute dabei waren. Sie benutzte schlimme Ausdrücke, und ich möchte Ihnen nur einen nennen. ‚Wenn Du noch einmal von ihr nach Hause kommst, reiße ich Dir Deine Eier einzeln heraus!'

Als wir bei einem befreundeten Ehepaar zum Geburtstag eingeladen waren, bekam meine Frau bei dem nicht erwarteten Erscheinen meiner Freundin einen solchen Wutanfall, daß sie hinging und sie vor allen Leuten ohrfeigte.

Auf ihr Verlangen hin haben wir uns der FKK (Freikörperkultur) angeschlossen und mit gleichgesinnten Leuten viele Zeltlager geteilt.

Seitdem ich meine Frau kenne, will sie im Mittelpunkt stehen und reißt immer das Gespräch an sich.

Vor Einbrechern hat sie eine furchtbare Angst und sichert unsere Wohnung mit vielen Sicherheitsvorrichtungen.

Ich glaube, das ist alles, was ich Ihnen noch zur Ergänzung mitteilen mußte. Das alles ist natürlich vor der Gehirnerkrankung geschehen."

Auswertung

Es handelt sich hier um einen sehr eigenwilligen Menschen. Nun ist Eigenwilligkeit gar nichts so seltenes, und die entsprechende Rubrik ist demzufolge groß, weshalb wir das Auffälligste ihrer Eigenwilligkeit besonders betrachten.

Auffällig ist der entsetzliche Haß dieser Frau ihrer Mutter gegenüber, und wir können bei noch so kritischer Betrachtung des Wesens dieser Mutter, wie es uns aus der Schilderung ihrer Tochter erscheint, gar nichts so absolut Verwerfliches oder Abträgliches erkennen. So hat sie den Geburtstagen ihrer Tochter sehr viel Zeit und Mühe gewidmet und diese nach dem Krieg zehn Jahre keinen Beruf ausüben lassen, sondern hat sie bei sich zu Hause behalten. Wenn die Tochter wirklich so ungern mit ihrer Mutter zusammen war und ihr einen unüberwindlichen Haß entgegenbrachte, dann fragt man sich, warum sie nicht früher von zu Hause wegging.

Der Grund, warum sie ihrer Mutter einen solchen Haß entgegenbrachte, war wohl die Erkenntnis, daß diese ihr überlegen war. Voller Neid erzählt sie, daß diese mit ihrem Auftritt und ihrem überragenden Briefstil von allen Beifall erntete.

Das andere auffällige Merkmal dieser Patientin ist der Hang zum Fluchen. Wenn wir beide Rubriken betrachten, sowohl den Haß als auch den Drang zum Fluchen (1, 2), so ist das am stärksten vertretene Mittel Anacardium. In beiden Rubriken ist es als einziges Mittel dreiwertig vertreten.

Es ist aber kein einfaches Fluchen, sondern sie ist wütend und schreit so sehr, daß nach ihren Worten alle erschrocken sind (3), sie dann sogar mit den Füßen aufstampft (4).

Sie muß ihren Gefühlen überhaupt immer durch Schreien Ausdruck geben, so auch ihrer Freude (5), wenn sie im Wald oder sonstwo allein ist.

Daß sie sich ihrer Mutter nicht unterordnen konnte, wurde schon erwähnt. Sie lebte mit dieser immer in Zwietracht und Streit (6) und vermochte nie, ihr Liebe oder Dankbarkeit entgegenzubringen (7). Sie hat nie moralische Empfindungen bewiesen, ob sie nun als Standortangestellte Bestechungen entgegennahm oder durch einen Betrug ihren Vater vor einer Musterung bewahrte (8). Meist sind solche Leute anderen gegenüber mißtrauisch, und sie war es immer, denn sie hielt sich an ihren großväterlichen Grundsatz, „Setz Dich auf Deine Sachen, denn Du darfst keinem trauen!" (9), wie sie sich ja auch an den Leitsatz hielt, „Genieße den Krieg, denn der Frieden wird furchtbar sein!"

Sie hatte immer Angst vor Einbrechern und sicherte sich entsprechend dagegen (10).

Wegen ihres Mißtrauens war es schwer für sie, Kontakte zu knüpfen, besonders, da dafür nur hochgestellte Kreise in Frage kamen. Sie war anspruchsvoll in dieser Beziehung (11) und so überheblich, daß sie sich nach Ihrer Meinung keinesfalls in Kreisen unter ihrem Niveau bewegen durfte (12).

Morgens brauchte sie eine lange Anlaufzeit und wurde böse, wenn ihr Mann dann schon Ansprüche an sie stellte (13). Sie war bequem und hatte keine Beziehung zu geregelter Arbeit, wie sich nach dem Krieg zeigte, als sie sich vom 23. bis 33. Lebensjahr nur im elterlichen Haushalt betätigte. Auch nach ihrer Heirat legte sie sofort ihre Arbeit nieder, obwohl sie nur einen Zweipersonenhaushalt zu versorgen hatte (14).

Auch bei einer senilen Demenz, die bei dieser Frau schon mit 57 Jahren begann (Alzheimersche Krankheit), ist Anacardium aufgeführt (15). Ebenso ist es Hauptmittel bei der Widersprüchlichkeit des Denkens (16), da sie doch in einem Atemzug sagt: „Die anderen sind nur Idioten, und mir ist egal, was sie von mir denken", und kurz hinterher, „ich entschuldige mich dauernd, wenn ich etwas falsch gemacht haben könnte und tue das lieber zu oft als zu selten."

Das Gefühl sagt ihr, daß die Meinung der anderen nichts bedeutet, da sie sowieso alle Idioten sind, doch gibt die Vernunft ihr den Auftrag, es mit den anderen nicht zu verderben und nett zu ihnen zu sein. Das ist die bei Anacardium immer wieder auftretende Widersprüchlichkeit zwischen Gefühl und Vernunft.

Auch die Unsicherheit, einen Entschluß zu fassen, weil er falsch sein könnte (17), gehört hierher.

Daß Anacardium eines unserer wichtigsten Magenmittel ist mit dem besonderen Symptom „Essen erleichtert", ist allgemein bekannt (18).

Die besondere Beziehung der Patientin zum Magen drückt sich auch dadurch aus, daß nichts schlimmer für sie ist, als Hunger zu haben (19).

In dem aufschlußreichen Gespräch mit dem Ehemann schildert er Hemmungslosigkeit in ihrer Ausdrucksweise und ihrem Benehmen, wobei ihr die Gegenwart anderer gleichgültig ist (20).

Hinweise auf das Simillimum Anacardium

1. Haß (SR I 554): Dreiwertig
2. Fluchen (SR I 181): Dreiwertig

3. Fluchen bei Raserei (SR I 182): Einwertig
   Raserei mit Schreien (SR I 796): Zweiwertig
   Heftiger Zorn (SR I 38): Dreiwertig
4. Ungestüm (SR I 586): Zweiwertig
   Raserei und stampft mit den Füßen (SR I 581): Einwertig
5. Fühlt, muß schreien (SR I 892): Zweiwertig
6. Eigensinnig, starrköpfig (SR I 765): Dreiwertig
   Neigung zum Widersprechen (SR I 174): Dreiwertig
   Widerspenstig (SR I 176): Dreiwertig
   Streitsüchtig (SR I 783): Zweiwertig
   Boshaft (SR I 722): Dreiwertig
7. Gefühllos (SR I 1023): Dreiwertig
   Unbarmherzig (SR I 1025): Einwertig
8. Trügerisch (SR I 190): Einwertig
   Skrupellos (SR I 1025): Einwertig
9. Mißtrauen (SR I 959): Dreiwertig
10. Furcht vor Räubern (SR I 506): Einwertig
11. Wählerisch, anspruchsvoll (SR I 460): Zweiwertig
12. Selbstüberhebung (SR I 425): Einwertig
    Hochmütig, arrogant (SR I 556): Einwertig
13. Faul morgens (SR I 606): Einwertig
    Reserviert nach dem Schlaf (SR I 810): Einwertig
    Stilles Wesen nach dem Schlaf (SR I 783): Einwertig
    Denkträge morgens (SR I 408): Dreiwertig
    Faulheit nach Schlummer (SR I 610): Einwertig
14. Faulheit (SR I 605): Zweiwertig
15. Demenz (SR I 374): Zweiwertig
    Senile Demenz (SR I 374): Einwertig
    Gedächtnisverwirrung bei Imbezillität: Zweiwertig
    Gedächtnisschwäche (SR I 711): Dreiwertig
16. Widersprüchiger Wille (SR I 1063): Einziges dreiwertiges Mittel
    Gefühl, zwei Willen zu haben (SR I 1065): Einziges dreiwertiges Mittel
17. Unentschlossenheit (SR I 630): Zweiwertig
18. Magenschmerzen mit Besserung durch Essen (K III 490): Einwertig
19. Heißhunger (K III 421): Zweiwertig
20. Obszön (SR I 764): Einwertig
    Schamlos (SR I 884): Einwertig

Therapie und Verlauf
Ich war zu demselben Mittel wie vor sieben Jahren gekommen.
Nach der Gabe von Anacardium M sagte mir ihr Ehemann drei Monate später, daß seine Frau nach kurzer Zeit für alles, was um sie geschehe, aufgeschlossener geworden sei. Sie sei nicht mehr so apathisch wie vorher und beschäftigte sich wieder mit Dingen, für die sie jedes Interesse verloren hatte. Sie könnte zwar immer noch nicht selbständig kochen, unterstütze ihn aber mit Handreichungen und könnte wieder alleine aufräumen, wenn auch nicht ganz einwandfrei, aber doch erheblich besser als vor der Behandlung.

Ich gab dann noch einmal eine M, drei Monate später CM, um nach vier Monaten wieder auf die 200 hinunterzugehen. Der Zustand besserte sich weiter, wenn auch nur geringfügig. Nach weiteren Gaben von Anacardium in immer größeren Abständen konnte ich erreichen, daß der Zustand stabil blieb. Ich möchte dies als einen ausgezeichneten Erfolg verbuchen, da seitdem vier Jahre vergangen sind, obwohl der rasche progrediente Verlauf des Morbus Alzheimer bekannt ist.

Fall 3

Die mir gegenübersitzende 28jährige junge Dame ist Lehrerin und zwar Sonderschullehrerin bei vermindert lernfähigen Kindern. Sie hat jetzt Zehnjährige zu versorgen und, wie sie mir sagte, liegt ihr dieser Unterricht von 10 bis 12jährigen am meisten.

Als sie hereinkam, fiel mir ihre gute Figur auf, die durch ihre geschmackvolle Kleidung noch unterstrichen wurde.

Sie wirkte zartgliedrig; ihr hübsches Gesicht wäre etwas nichtssagend, wenn nicht eine etwas lange, aber freche Nase, die spitzbübisch nach oben zeigt, die Anmut des Gesichts unterstreichen würde.

Sie hatte sich zur Psychoanamnese angemeldet, und mich interessierte natürlich, welche psychischen Beschwerden diese harmonisch aussehende Erscheinung haben würde.

„Sehen Sie", sagte sie, „ich habe Kontakt zu unwahrscheinlich vielen Menschen, aber zu keinem von ihnen eine richtige Bindung. Da es bei mir nie anders war und ich immer wieder mit Neid auf andere schaue, muß die Ursache doch bei mir liegen. Ich meine, daß ich gut und wohl attraktiv aussehe, aber in Wirklichkeit ist es so, daß es wohl niemanden gibt, der so unzufrieden und unglücklich ist wie ich. Ich gebe mir seit langem Mühe, das zu ändern, aber ich schaffe das ohne fremde Hilfe nicht. Vor drei Monaten habe ich mich in eine Psychotherapie begeben, bin dort aber enttäuscht worden. Ich komme jetzt zu Ihnen, weil ich keinen Weg unversucht lassen will."

Außer Symptomen, die auf eine chronische Sinusitis mit Husten und eine leichtere Leberstörung hinweisen, besteht kein Anhalt für eine organische Erkrankung. Einen grünlichen Ausfluß habe sie auch noch, meinte sie.

Die Menses kamen mit 14 Jahren, haben ein Intervall von 21 bis 36 Tagen und verlaufen sehr schwach und vollkommen ohne Beschwerden oder Schmerzen. Die Blutung erstreckt sich in der Hauptsache über den Tag. „Vorher bin ich etwas depressiv", sagte sie.

Ich frage noch nach den Symptomen ihrer Sinusitis, und da meinte sie, daß sie so ziemlich immer einen grünlichen und eitrigen Ausfluß aus der Nase habe, der reichlich und übelriechend sei.

Der Husten würde besonders dann auftreten, wenn sie in warmen Räumen sei, und sie müsse sich schon sehr anstrengen, bis ein grünlicher kleiner Klumpen herauskäme.

Die Farbenwahl gelang schnell und sicher. Sie suchte ein unverfälschtes Gelb heraus und zwar die Rubrik 2A8 in meinem Taschenbuch für Farben.

Psychoanamnese

„Ich hatte mich vor drei Monaten entschlossen, mich in eine psychotherapeutische Behandlung zu begeben. Ich fühlte mich schon lange nicht in Ordnung, konnte mich aber bisher nicht zu diesem Schritt entschließen. Es waren verschiedene Erfahrungen und Feststellungen mit meiner Verhaltensweise, die mir nicht ganz in Ordnung erschienen.

Ich brauche immer Menschen um mich, und ich bin zu Hause eigentlich nur zum Essen und zum Schlafen. Ich komme mir wie ein Auto vor, das eben nur zum Auftanken zur Tankstelle gebracht wird. Meine Häuslichkeit bedeutet mir also nicht viel, jedoch muß sie hell und aufgeräumt sein. Auch muß sie groß sein, aber es dürfen nicht viele Möbel in der Wohnung stehen. Ich mag nicht, daß Kleinkram in den Ecken herumsteht. Die Sauberkeit spielt keine allzu große Rolle, denn Putzen und Hausarbeit sind die schlimmste Beschäftigung für mich, und ich schaue nie, ob die Ecken alle sauber sind. Das Licht muß aber hell sein und die Möbel möglichst weiß, und Ordnung muß sein. Wenn Unordnung da ist, finde ich keine innere Ruhe, und ich kann mich dann nicht hinsetzen und schriftliche Arbeiten durchführen. Auch als Kind habe ich alles dorthin zurückgestellt, woher ich es genommen hatte. Alles muß klar sein, und Helligkeit und Ordnung erscheinen mir lebensnotwendig.

Ich erinnere mich noch daran, daß ich als Kind nachts in den Wald ging, um mir den Vollmond anzuschauen. Ich meinte, daß ich ihn von dort aus besser sehen könnte, weil er dort näher und klarer wäre.

Ich muß also immer raus aus meiner Wohnung, weil ich keine Untätigkeit vertragen kann. Ich brauche immer die Bewegung. Das zeigt sich schon beim Tanzen, das ich gern tue. Ich muß aber Platz und einen guten Partner haben, und dann tanze ich so, daß ich auffalle. Ich lege einen Showtanz aufs Parkett und erwarte, daß ich gut ankomme. Ich muß immer wieder merken, daß ich Wirkung auf die Leute habe, daß ich sie beeinflussen kann.

Ich lese nicht viel, weil ich keinen Spaß daran finde. Ich muß unter Menschen und brauche Diskussionen. Ich weiß, daß ich dann viele anziehe und Stimmung verbreite. Ich will die Probleme anderer lösen und brauche dabei Zuschauer. Dabei bin ich ehrgeizig und will leisten, was in meiner Macht steht. Ich mag dann keine Leute, die reif und weise sind und das zeigen, und ich bin neidisch auf sie. Mir gefällt es nicht, wenn ich mich und meine Stellung rechtfertigen muß. Besonders ungern habe ich mit Männern zu tun, die eine Autorität darstellen.

Besonders ärgere ich mich, wenn die Leute das, was ich sage, nicht verstehen, was sehr oft vorkommt. Eigentlich fühle ich mich beim Umgang mit anderen nur selten verstanden, was wohl daran liegt, daß ich eben anders bin als die anderen. Ich habe das Gefühl, daß ich über ihnen stehe, und daß es verlorene Liebesmüh' ist, sich mit ihnen zu befassen, weil sie einfach nicht mitkommen. Ich bin dann eben allein in der Menge, und ich fühle eine tiefe Kluft zwischen den anderen und mir.

Die körperliche Nähe von anderen kann ich überhaupt nicht vertragen, und ich habe immer Angst, daß mir jemand zu nahe kommt. Ich habe sonst nicht viele Ängste. Ich habe bereits erwähnt, daß ich als Kind in den dunklen Wald ging, um dem Mond näher zu sein, und so habe ich auch keine Angst vor dämmrigem oder Kerzenlicht, wenn ich auch helles Licht lieber mag. Die Sonne kann ich nicht gut vertragen, woran aber nicht ihre Helligkeit schuld ist, sondern die Hitze. Hitze kann ich überhaupt nicht ertragen und zwar besonders, wenn ich dabei in der Ruhe bin. Sobald die Luft sich bewegt oder auch, wenn ich mich bewege, geht es mir besser. Mir tut eben jede Bewegung gut, und ich muß mich sogar vor dem Einschlafen viel bewegen. Meine Arme und Beine sind dann dauernd in Bewegung, bis ich zur Ruhe komme.

Außer zu Diskussionen gehe ich auch noch aus anderen Gründen aus dem Haus; so bin ich in einem Yoga-Verein und in verschiedenen anderen Sportvereinen und gehe auch regelmäßig in die Sauna. In der häuslichen Einsiedelei komme ich mir eben nutzlos und verlassen vor.

Eine Angst muß ich noch erwähnen, nämlich die, die Kontrolle über meinen Körper zu verlieren. Ich will also nicht, daß etwas geschieht, daß ich etwas sagen könnte, das ich nicht beabsichtigt habe, oder daß ich irgend welche andere Schwächen zeige, die mir alles andere als gelegen kommen. Ich muß eben alles aus mir herausholen und mich von der besten Seite zeigen, damit ich genügend anerkannt werde.

Ich bin auch wählerisch bei meiner Partnersuche. Vor drei Jahren hatte ich meinen vorletzten Freund. Ich habe also lange gesucht, bis ich vor drei Monaten einen gefunden habe, der mir angemessen erschien. Ich hatte zum ersten Mal das Gefühl der Gleichwertigkeit.

Sonderbar war auch, daß ich bei ihm zum ersten Mal das Äußere nicht beachtet habe, während bisher der Freund nicht nur intelligent, sondern auch in seinem Aussehen perfekt sein mußte. Das lag daran, daß ich die erste Bekanntschaft mit ihm beim Tanz machte und dabei fühlte, daß Kontakt und Harmonie zwischen uns bestanden. Ich fühlte, daß zum ersten Mal nicht mein Kopf die Partnerwahl bestimmte, sondern mein Gefühl.

Auch mit ihm ist es jetzt zu Ende. Damals gefiel der Mann mir aber, und wir waren immerhin sechs Wochen zusammen, bis vieles und immer mehr an ihm mir nicht mehr gefiel. So war er Spieler und verspielte alles in der Spielhalle. Er kannte keine richtige Körperpflege und war seit zehn Jahren nicht mehr beim Zahnarzt gewesen, obwohl er ständig Zahnschmerzen hatte. Dann gefiel mir nicht, daß er niemals seine Abhängigkeit von den Eltern verloren hatte, was wohl daran lag, daß er kein Selbstbewußtsein hatte. Alles das veranlaßte mich zu einer Lösung des Verhältnisses.

Eigentlich wußte ich schon immer, daß ich mich früher oder später in eine Psychotherapie würde begeben müssen. Obwohl ich immer und überall Erfolg hatte, war ich nie ein zufriedener oder glücklicher Mensch. Ich will alles dafür einsetzen, daß sich das ändert.

Ich hatte immer Erfolg in meinem Beruf als Sonderschullehrerin und auch bei meinen Kontakten, wenn die anderen in mir ein Vorbild sahen und zu mir aufschauten. Daß ich trotzdem unzufrieden war, merkte kein Mensch, denn ich zeigte das natürlich nicht nach außen. Ich kann mein Leben schauspielern, habe aber keine schauspielerischen Fähigkeiten, einen anderen darzustellen, was wohl daran liegt, daß ich eben nur auf mein Leben eingestellt bin.

Ich glaube, ich war immer eine Persönlichkeit, die zwischen anderen vermitteln und ausgleichen mußte. Das war schon so in meiner Kindheit, als ich zwischen meinen Eltern ausgleichen mußte und auch zwischen meinen beiden jüngeren Geschwistern. Die Folge in meinem ganzen Leben war, daß nie jemand auf die Idee kam, daß auch ich trostbedürftig sein könnte. So war es immer gegangen, und ich mußte alles mit mir alleine abmachen und meinen Kummer immer runterschlucken.

Ich war immer eine gute Schülerin und auch immer Klassensprecherin. Ich habe alles für die Klasse getan, sorgte aber dafür, daß ich auch bei den Lehrern gut ankam, daß auch sie mich als wertvolle Partnerin schätzen lernten. Ich habe alles getan, um sie zu unterstützen. Als ein neuer Lehrer anfing, zeigte er viel Unsicherheit und Angst, was die anderen vielleicht gar nicht so merkten. Ich habe dann unwahrscheinlich viele Fragen gestellt, weil ich wußte, daß ihm das Sicherheit geben wüde. Nichts ist für einen Lehrer schlimmer, als im leeren Raum zu stehen und sich vergeblich um Kontaktaufnahme zu bemühen. Ich stellte Fragen und akzeptierte seine Antworten, weil ich wußte, daß das nicht nur ihn sicherer werden ließ, sondern daß meine Mitschüler ihn akzeptieren würden, wenn ich ihn akzeptierte.

Ich hatte immer ein Bedürfnis nach Macht und sorgte dafür, daß ich sie auch immer bekam. Ich habe diese Macht in meinem ganzen Leben ausgenutzt. Meinem jetzigen Vorgesetzten gegenüber setze ich mich durch. Ich bin fordernd und dränge ihn so in die Enge, daß er nicht mehr ausweichen kann. Wenn ich etwas brauche, bitte ich ihn nicht darum, sondern sage klar und bestimmend: ‚Das ist nötig für mich', und ich weiß genau, daß ich das bekomme. Er hat inzwischen eingesehen, daß es für ihn nutzlos ist, bei einer ihm überlegenen Untergebenen seinen Willen durchsetzen zu wollen. Es gibt immer vieles, warum er sich mir gegenüber nicht als bestimmenden Vorgesetzten beweisen kann. Ausschlaggebend ist wohl außer meiner weiblichen Integrität der Umstand, daß wir per ‚Du' sind. Als er mir ganz im Anfang einmal das ‚Du' anbot, wußte er sicher nicht, daß seine Vorgesetztenwürde dadurch eine Einbuße erleiden würde.

Ich interessierte mich schon mit jungen Jahren, etwa mit 13 oder 14, für alles, was mit der Sexualität zu tun hat und habe auch früh angefangen mich zu befriedigen, wovon ich nie mehr ganz losgekommen bin. Beim Umgang mit Männern hatte ich immer Schwierigkeiten im sexuellen Bereich. Ich mußte einen Mann zuerst gründlich kennen lernen, bevor ich mit ihm ins Bett ging. Wenn es dann zum Verkehr kam, habe ich mich noch nie frei geben können, sondern empfand alles als einen Zwang. Bei meinem letzten Freund war das aber anders, denn ich ließ mich irgendwie mehr gehen, ohne daß es aber auch hier zum Orgasmus gekommen wäre.

Wahrscheinlich haben wir uns zu sehr mit der Liebe befaßt. Er war jeden Tag bei mir, und ich glaube, wir haben uns in jeder Beziehung zu sehr verausgabt. Es traten Probleme und immer mehr Probleme auf, bis es schließlich zum Bruch kam.

Ich habe schon gesagt, daß ich immer Machthunger habe. Das ist auch der Grund dafür, daß ich den anderen nie Schwäche zeigen will. Ich frage mich immer, ob ich alles richtig mache, ob ich mich richtig darstelle, denn ich gebe mich ja nie so, wie ich wirklich bin. Ich habe immer Angst, daß die anderen sehen könnten, wie unsicher ich in Wirklichkeit bin.

Ich glaube viel an transzendentale und esoterische Begriffe, so an die Reinkarnation, an unsichtbare Energien im Raum, die etwa durch Wasseradern verursacht sind, an Gedankenübertragung, Fernheilungen, Astrologie. Seit sechs oder sieben Jahren betreibe ich Yoga, und seit zwei Jahren meditiere ich.

Ich wurde protestantisch erzogen, bin aber mit 22 Jahren aus der Kirche ausgetreten, vor einem Jahr aber wieder eingetreten. Auf dem Umweg über fernöstliche Denkrichtungen habe ich wieder Beziehung zur Religion überhaupt bekommen, mich aber zum Beitritt in meine alte Kirche entschlossen, weil ich es für natürlicher finde, daß wir uns den Religionsgemeinschaften anschließen, die für uns traditionell sind.

Ich kann in meiner Wohnung allein sein, weil ich mich dort wohl fühle. Ich kann aber nie lange allein sein, sondern muß immer wieder unter Menschen gehen. Ich glaube, daß ich immer wieder eine Bestätigung brauche, daß ich nicht nur gut ankomme, sondern daß die anderen mich brauchen."

Träume

Traum 1:
Als Kind hatte ich oft den Traum, von einem viereckigen Turm, und zwar einem elektrischen Hochspannungsturm, im Innern hinunterzufallen.

Traum 2:
Ich habe geträumt, daß ich weiße Flöhe hätte.

Traum 3:
Ich soll bei einer hochgestellten Familie Brot schneiden und zwar auf einem sehr schönen und gediegenen Holzbrett. Leider schneide ich nicht das Brot ab, sondern ein Stück von dem Brett, was sehr peinlich für mich ist.

Auswertung

Diese Krankengeschichte zeigt nichts, was auf ein bestimmtes Merkmal hätte hinweisen können. Die wenigen charakteristischen Symptome wie „Überheblichkeit", „Egoismus", „Verlangen zu tanzen", „Verlangen nach Gesellschaft" und auch die organischen Symptome ergaben keinen Anhalt für ein Mittel.

Dieser Fall wäre ohne meine Kenntnis von den Farben kaum zu lösen gewesen. So aber zeigte mir die gewählte Farbe, ein Zitronengelb (2 A 8), den Weg.

Auch die Aufgeschlossenheit dieses irrealen Menschen für das Übersinnliche und Transzendentale gab nur den Hinweis, das Mittel im Gelbbereich zu suchen. Da dadurch viele Mittel allein durch ihre andere Farbenzugehörigkeit nicht in Frage kommen, konnte es mir auch mit diesen dürftigen hinweisenden Symptomen gelingen, das Mittel zu finden.

Als herausragendes Symptom erscheint mir die unwahrscheinliche Überheblichkeit dieser Frau. Sie sagte, daß sie immer wieder merke, wie die Menschen eben anders seien als sie und sie sich ihnen immer überlegen fühle, so auch ihrem Chef gegenüber als „überlegene Untergebene".

Dazu hat diese Frau eine Manie in nur einer Richtung, also eine Monomanie. Es ist dies der Zwang, ihre Überlegenheit anderen gegenüber zu beweisen und ebenso das Verlangen, daß diese Überlegenheit anerkannt wird.

Wenn wir diese beiden Rubriken, die Selbstüberhebung (1) und die Monomanie (2), miteinander vergleichen, kommen nur sechs Mittel in die engere Wahl, nämlich Anacardium, Anantherum, Aurum, Silicea, Stramonium und Sulfur.

Wenn wir dann die andere sich bei der Monomanie befindliche Rubrik „Monomanie, groteskes Auftreten in der Öffentlichkeit" (3) benutzen, wobei das Hauptgewicht auf dem „Auftreten in der Öffentlichkeit" liegt, bleibt schließlich Anantherum als einziges Mittel übrig. Aber auch der Ausdruck „grotesk", der „auffallend" oder „sonderbar" bedeutet, ist bei der Verhaltensweise dieser Frau gar nicht so abwegig.

Neben der Rubrik der „Manie" überhaupt (4), geben auch noch andere zutreffende Rubriken einen Hinweis auf Anantherum.

Da ist z.B. die „Widerspenstigkeit" der Patientin mit dem Verlangen, sich gegenüber anderen Meinungen wie der des Schulrektors durchzusetzen (5), und auch die „Ruhelosigkeit" (6), die immer vorhanden ist, sogar abends vor dem Einschlafen.

Wenn man die Überheblichkeit der Patientin betrachtet, muß man feststellen, daß sie alles andere als mit „gesteigertem Selbstbewußtsein" gepaart ist. Ganz das Gegenteil ist der Fall. Sie ist nicht ein Mensch, bei dem das Sprichwort „was stört es den Mond, wenn ihn der Hund anbellt" zutrifft. Sie hat fortwährend die Angst, bei Diskussionen zu unterliegen und meidet deshalb Menschen, die ihr überlegen sein könnten. Hierher gehört auch ihre Einstellung zum Koitus. Wir wissen, daß sie ein ziemlich gesteigertes sexuelles Bedürfnis hat, wofür die Häufigkeit ihrer Masturbation spricht (7). Umso mehr verwundert es, daß sie sich ziemlich überwinden muß, bis sie sich von einem Mann „erobern" läßt.

Wir finden bei dieser Patientin ein „vermindertes" Selbstbewußtsein eher als ein „gehobenes", was ebenfalls durch Anantherum abgedeckt wird (8).

Auch bei dem immer wiederkehrenden Traum des „Fallens von der Höhe" finden wir unser Mittel (9). Dieser Traum spiegelt ihre „Angst vor dem Versagen" wider wie auch der andere Traum, in dem sie sich dadurch blamiert fühlt, weil sie das wertvolle Holzbrettchen beschädigt.

Die für die organischen Beschwerden zuständigen Rubriken im Kent führen ohne Ausnahme ebenfalls zu Anantherum (10-16).

Hinweise auf das Simillimum Anantherum

1. Selbstüberhebung, Eigenkult (SR I 425): Einwertig
2. Monomanie (SR I 738): Einwertig
3. Monomanie, in der Öffentlichkeit grotesk aufzutreten (SR I 738): Einziges Mittel und einwertig

4. Manie (SR I 701): Einwertig
5. Widerspenstig (SR I 176): Einwertig
6. Ruhelosigkeit (SR I 812): Einwertig
7. Neigung zur Masturbation (SR III 499): Einwertig
8. Vermindertes Selbstbewußtsein (SR I 151): Einwertig
9. Traum des Fallens von oben (SR III 283): Einwertig
10. Grüner Nasenausfluß (K III 169): Einwertig
11. Eitriger Nasenausfluß (K III 168): Einwertig
12. Reichlicher Nasenausfluß (K 170): Einwertig
13. Übelriechender Nasenausfluß (D 171): Einwertig
14. Husten im warmen Zimmer (K III 374): Einwertig
15. Grüner Auswurf (K III 409): Einwertig
16. Grüner Fluor (K III 760): Einwertig

Therapie und Verlauf

Die erste Behandlung fand am 3.5.86 statt. Nach der Gabe von Anantherum C30 mit fünf Globuli als einmaliger Verabreichung kam die Patientin nach einem Monat wieder und berichtete:

„Einen Tag später hatte ich Schwierigkeiten, mich zu beherrschen. Ich wurde aggressiv und impulsiv. Ich merkte das schon beim Autofahren. Ich bin immer schon rasant gefahren, aber jetzt war meine Fahrweise regelrecht allgemeingefährlich.

Mit meinem Chef kam es zu einer ziemlich harten Diskussion, und ich hegte ihm gegenüber Mordgedanken. Ich war in einer vollkommen anderen Gedankenwelt und oft nicht mehr anwesend.

Am 5. und 6., das waren fünf bis sechs Tage nach dem Medikament, hatte ich starke sexuelle Lust, was aber sehr schnell in Zank und Wut umschlug. Zur selben Zeit bekam ich eine Freßlust und beging verschiedene Irrtümer, z.B. verwechselte ich beim Autofahren Blinkerknöpfe mit denen für Scheibenwischer. In der Schule redete ich Unsinn. Statt ‚Leg die Hände auf den Tisch' sagte ich ‚Leg den Tisch auf die Hände'.

Am 11.6. war es nicht besser. Ich irrte mich wieder in der Bedienung des Autos und bekam in der Schule Wutanfälle. Es gab keinen planmäßigen Tagesablauf mehr, keine Gesetzmäßigkeit. Früher hatte ich alles nach einem bestimmten Rhythmus gemacht, aber dieser war nun verschwunden. Ich mußte an einem schlimmen Tag zu Hause bleiben, was bisher nie passiert war, um meine Ruhe und mein Gleichgewicht wiederzufinden. Ich schlief an diesem Tag viel und unwahrscheinlich gut.

Dann aber schlug mein Befinden um, und es ging mir sehr viel besser. Ich war viel bei anderen Leuten. Das dauerte aber nur drei Tage lang, dann kam die Trauer. Ich wollte weinen, aber es ging nicht. Ich hatte immer Schwierigkeiten mit dem Weinen und so auch jetzt. Ich weiß dann, daß ich weinen müßte, und ich möchte es auch, aber ich kann es einfach nicht.

Am 18.6. kamen meine Tage. Üblicherweise bin ich vorher immer deprimiert, stellte dagegen aber zum ersten Mal fest, was ich vorher nie getan hatte, daß meine Brüste größer wurden und die Lymphdrüsen in den Achseln anschwollen. Die Regel war wie noch nie zuvor, sie dauerte sechs Tage und war erheblich stärker als sonst. Das Blut war nicht wie sonst blaß, sondern intensiver gefärbt.

In den nächsten Tagen vernachlässigte ich meine Arbeit ziemlich und bemühte mich sehr stark um Kontakte. Das war ich von mir nicht gewohnt, denn ich war als Lehrerin immer ein Arbeitstier gewesen.

Ich war immer gut gelaunt und oft sogar euphorisch. Meine gute Laune übertrug sich auf die anderen, aber nicht auf meinen Chef, denn dieser bekam ausgesprochen Angst vor mir, weil ich aufgekratzt war wie nie zuvor und ihn unter Druck setzte.

Etwa vier Wochen nach der Mitteleinnahme hatte ich einen Traum, der mich in Panik versetzte: Ich wurde im Spaß unter Wasser gedrückt, wobei ich Erstickungsangst bekam. In diesen vier Wochen hatte ich Beschwerden im Bereich der oberen Luftwege. Es fing an mit Schmerzen in den Nebenhöhlen und Tränen der Augen, wozu dann Halsschwellung, -schmerzen und Heiserkeit kamen. Andere körperliche Symptome wechselten ständig, so z.B. viele blaue Flecken ohne wesentlichen Stoß, verhärtete Lymphknoten in den Achseln, zeitweilige Gefühllosigkeit besonders in den Beinen, Verspannungen im Schulterbereich, häufige Herzstiche mit schnellem Puls und großes Schlafbedürfnis bis zu 16 Stunden. Es waren alles Beschwerden, die ich in dieser Menge und Vehemenz noch nie erlebt hatte. Auch sie verloren sich im Laufe der Zeit, und nach diesen vier Wochen fühlte ich mich nicht nur gemütsmäßig, sondern auch körperlich recht wohl."

Etwa drei Monate nach der ersten Gabe von Anantherum C30 traten wieder Beschwerden auf, die eine Fortsetzung der Behandlung notwendig machten. Ich gab zunächst ein Placebo und zwar aus einem besonderen Grund. Ich wollte sicher gehen, daß diese Patientin nicht nach jedem Mittel auffällige Reaktionen zeigte, denn wie bekannt, reagieren immer wieder Patienten auf ein Placebo.

Da sich keine Reaktionen gezeigt hatten, gab ich zwei Monate später erneut Anantherum C30. Über die Wirkung berichtete die Patientin:

„Schon drei Stunden nach der Gabe stellte sich nach einem Schneuzen ein langdauerndes Nasenbluten ein, das sich am nächsten Tag wiederholte (ungewohnt, weil bisher nie Nasenbluten gehabt). Am siebten Tag nach der Gabe stellte sich Fieber ein, das am nächsten Tag bis 39° anstieg. Sonderbar war, daß trotz des Fiebers, das mit Schüttelfrost und körperlicher Erschöpfung einherging, eine ungewöhnliche psychische Munterkeit mit Lustigkeit und Redefreude bestand. Das Fieber war am nächsten Tag verschwunden. In den nächsten Tagen war eine auffällige Antriebslosigkeit mit Gedächtnisschwäche da. Pflichten wurden nicht wie sonst erfüllt, und Gegenstände fielen oft aus der Hand. Nach Kopfschmerzen hat sich dann alles normalisiert. Weiterhin gutes Befinden."

Neun Monate nach der zweiten Gabe von Anantherum C30 wurde eine neue Verabreichung notwendig, und ich gab Anantherum M. Die Patientin sagte folgendes:

„Vier Tage nach der Gabe hatte ich starkes Liebesverlangen, schämte mich aber, das zu zeigen. Ich hielt mein Liebesverlangen zurück und wurde traurig, weil ich es lieber befriedigt hätte. Ich merkte aber, daß ich noch zu sehr gehemmt war. Eine Woche später besuchte ich eine Freundin, die zu Hause ein Kind bekommen hatte. Ich wurde traurig und neidisch, als ich sie mit ihrem Kind und dem Mann sah.

Drei Wochen später bekam ich, vollkommen ungewöhnlich, einen Tag vor meiner Periode so starke Busenschmerzen, daß ich meinen BH abnehmen mußte.

Mein schönstes Erlebnis hatte ich etwa sechs Wochen nach Einnahme der Gabe. Ich verkehrte mit meinem Freund und konnte mich dabei zum ersten Mal ihm gegenüber wirklich körperlich öffnen und erlebte auch zum ersten Mal den Orgasmus. Ich kann nun intensive Liebesgefühle zeigen und bin meinen Mitmenschen gegenüber viel weicher geworden."

Fall 4

Ich habe zwei Freunde. Leider sind es nur zwei, aber ich habe sie beide lieben und schätzen gelernt.

Der eine dieser beiden hatte von mir das 1981 über die Psychoanamnese erschienene Buch geschenkt bekommen, und es dauerte nicht lange, bis er eines Tages zu mir kam und mich bat, eine solche Krankengeschichte auch über sein Leben aufzunehmen. Von den in dem Buch behandelten Problemen wären seine nicht allzu verschieden und warum ich ihm nicht vorher gesagt hätte, daß die Homöopathie eine so unwahrscheinliche Macht über die Persönlichkeit und sogar das Gemüt entfalten könne.

Mein Freund (54 Jahre) war schon viele Jahre in meiner Behandlung, und wir waren mit seinen körperlichen Beschwerden immer gut zurecht gekommen. Über seelische Beschwerden spricht man mit Freunden eigentlich nicht so frei wie etwa mit dem fremden Psychiater, so daß ich mich sehr freute, daß mein Freund mir dieses Vertrauen entgegenbrachte.

Als er zur Psychoanamnese kam, sprach er sehr offenherzig zu mir wie zu einem fremden Therapeuten und erleichterte uns damit die Situation. Es ist schließlich bekannt, daß nicht nur der Patient seinem Arztfreund, sondern dieser auch seinem Patientenfreund gegenüber gehemmt ist.

Vielleicht sollte ich noch einfügen, daß der Patient eine um einige Jahre ältere Frau hat, deren ganzer Lebensinhalt darin besteht, ihren Mann zu verwöhnen. Kinder haben sie keine und als Nudisten verleben sie am liebsten ihren Urlaub mit Gleichgesinnten auf entsprechenden Campingplätzen.

Psychoanamnese

„Ich wurde in einem kleinen Ort bei Aachen geboren und wuchs mit einem Bruder und vier Schwestern auf. Mein Bruder ist acht Jahre älter als ich und meine jüngste Schwester sieben Jahre jünger, so daß ich ungefähr in der Mitte stehe.

Ich war schon als Kind gern allein und habe auch lieber allein gespielt. Auch später folgte ich nie gern gesellschaftlichen Verpflichtungen und mußte mich oft zu der Teilnahme zwingen. Vielleicht liegt das daran, daß ich mich nicht von anderen anerkannt fühle. Wenn ich einmal spreche, habe ich nie den Eindruck, daß mir jemand zuhört, und immer ergreifen andere sehr schnell das Wort und damit die führende Rolle. Ich fühle mich dann verdrängt und ausgeschaltet.

Eigentlich dürfte ich mich nicht darüber beschweren, denn ich will absolut keine Führungsrolle spielen. Ich habe mich immer davor gefürchtet, in die Öffentlichkeit zu treten und mich z.B. mit den Eltern meiner Schüler am Elterntag zu unterhalten. Dann tritt das ein, was ich mit meiner Berufswahl verhindern wollte, nämlich vor anderen zu reden. Ich brauche niemals vor meinen Schülern eine Ansprache zu halten, denn ich bin Taubstummenlehrer geworden.

Bei einem solchen Elternabend weiß ich wirklich nicht, was ich bieten soll. Wenn ich eine Ansprache halten soll, quäle ich mich Tage und Wochen vorher, weil ich Angst habe, meine Zuhörer zu enttäuschen. Etwas anderes ist es, wenn ich ein Musikstück oder ein Gedicht vortragen soll. Das tue ich ausgesprochen gern, weil ich ja nicht der Produzent bin, sondern nur das Werk eines anderen anbiete. Dann ist mein einziges Ziel, den anderen Leuten mit der Darbietung eine Freude zu bereiten.

Wenn ich als Kind mit den anderen spielte, wollte ich auch dabei niemals eine führende Position einnehmen. Beim Kriegsspiel mochte ich nie Hauptmann sein, sondern lieber ein untergeordneter Soldat. Mir lag immer mehr an einer dienenden als an einer führenden Rolle. Ich möchte dienen, um dadurch keine Verantwortung und keine Angst haben zu müssen. Ich möchte dienen in einem „ordentlichen Staat", wie es die DDR oder die Sowjetunion ist. Eine Ordnung ist immer besser als ein unhaltbarer Zustand wie bei uns, der einer Auflösung und einer Katastrophe entgegengeht, und selbst dann, wenn es eine erzwungene Ordnung ist.

Ich bin in einer sehr religiösen Familie aufgewachsen und habe auch heute noch eine enge Bindung an die Kirche. Ich fühlte mich in der Kirche geborgen und zwar sowohl im Gotteshaus als auch in der Institution. Ich glaube an ein Fortleben nach dem Tod, mit dem ich mich sehr oft auseinandersetze; ich möchte sagen täglich. Ich habe dabei keine Angst vor ihm, sondern bin mehr neugierig auf das, was mich nach dem Sterben erwartet. Eigentlich freue ich mich auf den Tod, denn dieser befreit uns von dem Kampf um das Leben und das Überleben, und es wird dann endlich Ruhe und Frieden eintreten.

Seit langem habe ich meine Liebe zur Musik entdeckt, die mich das Leben besser ertragen läßt. Die Musik vermittelt mir das Bewußtsein, daß es außerhalb der Materie eine geistige und unmaterielle Welt gibt, in die wir eines Tages hineingehen werden. Besonders die klassische Musik bedeutet mir sehr viel und sogar mehr als das andere Wichtige im Leben, die Sexualität.

Außer Musik liebe ich das Bett und das Auto, denn beide vermitteln mir wie die Musik ein Gefühl der Geborgenheit und ermöglichen mir die Flucht vor der Realität. Ich fliehe in den Schlaf und weiß, daß ich durch ihn mehr gewinne, als dem durch ihn erzielten Zeitverlust entspricht. Ich gehe deshalb gern ins Bett und stehe ungern wieder auf. Am wohlsten fühle ich mich im Bett, wenn mein Kopf im Schoß meiner Frau liegt. Ich habe dann das Gefühl, behütet und beschützt zu sein.

Auch der Aufenthalt im Wagen vermittelt mir Sicherheit. Außer im Bett habe ich nirgendwo ein solches Gefühl der Geborgenheit und Entspannung, wenn ich die Vorhänge zugezogen habe und die Kassetten mit klassischer Musik ablaufen lasse.

Als Kind war ich oft krank, hatte Asthma und eine Reihe von Infektionskrankheiten. Ich habe deshalb, weil ich in der Schule oft gefehlt hatte, die Sexta erst mit 11 Jahren begonnen. Mit 20 legte ich das Abitur ab. Vorher war ich Luftwaffenhelfer von der Hitlerjugend aus und kam schließlich zur Wehrmacht. Während meiner Ausbildung in Dänemark ging der Krieg zu Ende. Die Zeit bei der Flak, während der ich mit Begeisterung hinter der Kanone saß, war eine schöne Zeit für mich. Es ist dies wohl die überhaupt schönste Erinnerung an meine Vergangenheit.

Sofort nach dem Abitur habe ich mein Theologiestudium aufgenommen und legte nach dem vierten Semester als Zwischenprüfung das Philosophikum ab. Nach dem sechsten Semester brach ich das Studium ab, weil ich mich nicht stark genug fühlte, auf sexuelle Beziehungen zu verzichten, wobei aber auch eine Rolle spielte, daß ich mich unbegabt fühlte, als Geistlicher vor die Öffentlichkeit zu treten und zu predigen. Ich begann dann meine Lehrerausbildung, die ich mit 25 Jahren abschloß. Ich war als Lehrer zunächst im Volksschulunterricht tätig und hatte ständig Klassen mit 50 bis 60 Schülern, die ich in allen Fächern zu unterrichten hatte. Ich fühlte mich bei dieser Ausbildung durch die großen Klassen überfordert und entschloß mich nach sieben Jahren, Sonderschullehrer zu werden, der ich seit 1960 an einer Gehörlosenschule bin. Ich habe seitdem höchstens zehn Schüler zu unterrichten, was mir aber auch noch zuviel ist. Am liebsten unterrichte ich nur jeweils einen Schüler. Mit nur einem Menschen unterhalte ich mich gern, weil das Gespräch mehr Tiefe und Inhalt vermittelt als eins mit mehreren Partnern.

Mir gefällt deshalb auch, daß ich jetzt jede Woche einen Tag als Sprechtherapeut tätig bin. Ich habe dabei jeweils nur einen Schüler, der meist vier bis sieben Jahre alt ist und besondere Schwierigkeiten beim Sprechen wie etwa Stammeln oder Stottern hat. Meine Aufgabe, ihnen eine normale Sprechweise beizubringen, gefällt mir sehr gut, weil ich mich dann nur einer Person und Aufgabe widmen kann, und ich tue das gewissenhaft und gründlich. Die Voraussetzung dazu ist eben die Anwesenheit nur eines Schülers. Außerdem muß der Lehrer einer größeren Klasse eine Führungsrolle übernehmen, und das liegt mir, wie gesagt, überhaupt nicht.

Bei meiner Lehrtätigkeit gefällt mir auch nicht, daß ich in sämtlichen Fächern unterrichten muß. Alles, was ich tue, tue ich gern ohne Fehl und Tadel, und das ist bei so vielen Fächern nicht möglich, denn man kann nicht in allen gute Leistungen zeigen.

Meine Gewissenhaftigkeit beschäftigt mich oft nachts. Ich liege dann lange wach und setze mich mit meinen Ängsten und Vorwürfen auseinander, den Kindern nicht genügend Kenntnisse zu vermitteln. Diese ständige Unzufriedenheit mit meinen Leistungen ist auch der Anlaß dafür, daß ich meinen Beruf lieber heute als morgen an den Nagel hängen würde und mich auf den Tag freue, an dem ich mein Rentenalter erreicht habe.

Ich leide. Wenn ich morgens zur Schule fahre, möchte ich fliehen und den Unterricht schwänzen. Ich habe einfach Angst, in die Schule zu gehen und dort zu versagen. Es ist nicht nur diese Versagensangst, die mich von der Schule zurückschreckt, sondern ich habe einigen Schülern gegenüber Angst. Diese 12- oder 13jährigen gewinnen immer mehr die Oberhand. Sie provozieren mich im Unterricht, und ich weiß nicht, wie lange ich mich noch dagegen wehren kann. Daß die Schüler eine solche Macht haben, liegt daran, daß unsere gesamte Staatsordnung in der Auflösung begriffen ist und wir nicht wissen, welches Chaos auf uns zukommt. Diese Unordnung breitet sich auch in den Schulen aus und gibt dem Schüler Gewalt über den Lehrer.

Vielleicht ist es bei anderen Lehrern anders, aber ich fühle mich besonders dadurch überfordert, daß wir kein bestimmtes Lehrpensum auferlegt bekommen. Jedes Lehrprogramm unterliegt in der Hauptsache der persönlichen Initiative des Lehrers. Und so kommt es bei mir dazu, daß ich alles andere lieber habe als meinen Beruf. Ich weiß heute, daß meine Berufswahl vor 30 Jahren falsch war. Mein Beruf macht mich kaputt, und jedes weitere Jahr ist ein Jahr der Qual für mich. Wenn ich nach einem Beruf suche, der mir Freude machen würde, dann wäre es wohl der eines Taxifahrers. Am liebsten würde ich dabei nette alte Damen fahren, mit denen ich mich lieb unterhalten und alleine dadurch schon eine Freude bereiten würde. Was mir in diesem Beruf Freude machen würde, wäre aber nicht nur diese anderen bereitete Freude, sondern auch das Bedürfnis zu steuern, wobei es gar nicht wichtig ist, ob es ein Wagen oder ein Flugzeug ist. Ich würde in diesem Führen eines Wagens oder eines Flugzeugs eine Lebensaufgabe sehen, die mir auf jeden Fall angenehmer wäre als mein heutiger Beruf, der mich Tag und Nacht quält. Mein Beruf macht den Hauptteil meiner Freizeit kaputt, denn ich arbeite daran bis spät in die Nacht und an vielen Wochenenden. Meine Kollegen machen sich das sicher nicht so schwer, aber ich kann zu Hause nicht frei atmen, wenn ich in der Schule eine Aufgabe vor mir habe, und das ist immer der Fall. Ich sitze dann und grüble in einem fort, wie ich meine Aufgabe in der Schule abwickeln soll. Ich sitze und kann zu keinem Entschluß kommen, was zu machen ist. Vor mir sehe ich einen riesigen Berg von Aufgaben, den ich nicht zu bewältigen weiß.

Ich bin dann froh, wenn meine Frau weggeht, etwas zu besorgen, und kaum ist sie aus der Tür, onaniere ich. Ich onaniere, um mir dadurch ein schönes Lustgefühl zu vermitteln und Abstand von meiner Arbeit zu gewinnen, wenn auch nur für kurze Zeit. Ich habe mit 12 Jahren herausbekommen, was es mit dem Onanieren auf sich hat und tue es seitdem ständig. Das Onanieren bedeutet für mich eine gute Gewohnheit und einen echten Genuß, weil ich mir dabei ein Wunschbild aufbauen kann. Ich stelle mir eine beliebige Partnerin vor und das in allen Variationen. Ich kann wie bei der Musik oder im Auto die Realität verlassen und Zuflucht in einer Traumwelt, in meiner Traumwelt, suchen. Dabei hat das Onanieren den Vorteil, nicht die Komplikationen zu beinhalten, wie sie bei einem Partnerspiel möglich sind.

Es gibt beim Intimverkehr viele Komplikationen. Da ist zunächst die vorher notwendige Eroberung. Wenn diese nicht glatt und einfach vor sich geht, bemühe ich mich nicht erst darum. Wenn auf meine Frage nach einem Beischlaf die Frau dazu bereit ist, ist alles in Ordnung. Ist sie es aber nicht, gebe ich mir nicht viel Mühe, sie umzustimmen. Eigentlich mache ich gar nicht so gerne eine Eroberung, sondern wünsche vielmehr, erobert zu werden. Deshalb sind mir ältere Partnerinnen immer lieber als junge. Wer diese Eroberung durchführt, ist nicht so wichtig, sondern mir kommt es in der Hauptsache darauf an, beim Verkehr Zärtlichkeit zu erhalten, und dabei sind mir ältere Frauen wiederum lieber, weil sie mehr Erfahrungen haben.

Die größte Komplikation entsteht aber oft durch die Schwierigkeit, die Partnerin wieder loszuwerden. Sie will mir eine enge Bindung aufzwingen und klammert sich an mich. Einer solchen engen Bindung will ich aber unbedingt aus dem Wege gehen, da sie wiederum zu Komplikationen in meiner Ehe führt. Ich bekomme meiner Frau gegenüber Gewissensbisse, weil ich ihr Lügen auftischen muß, um Freizeit für meine Partnerin zu bekommen. Ich konnte nie gut lügen, aber gerade meiner Frau gegenüber kommt es mir als großes Unrecht vor, da meine Frau alles, was sie tut, nur für unser gemeinsames Wohl unternimmt. Wenn ich wüßte, daß meine Frau auch etwas mit anderen Männern hätte, könnte ich sie eher belügen, aber über eine solche Entschuldigung verfüge ich nicht.

Vielleicht bin ich gemütsmäßig zu weich, aber meine Hauptsorge ist immer, andere Leute glücklich zu machen und ihnen auf keinen Fall Sorgen zu bereiten.

Träume

Ich hatte meinen Freund gebeten, mir seine Träume niederzuschreiben, worauf er mir nach kurzer Zeit gesammelte Träume zuschickte mit folgendem Begleitschreiben:

„Mein lieber Freund,

Du hast vielleicht etwas angerichtet mit Deiner Aufforderung, meine Träume niederzuschreiben! Ich fürchte, das wird zu einer Leidenschaft werden, von der ich nicht mehr loskomme, so sehr fasziniert es mich. Man müßte wie *Chagall* malen können, um diese Träume schön darzustellen.

Du glaubst nicht, wie glücklich ich bin, die Träume auf Dein Anraten niederzuschreiben und vor allem, Dich als interessierten Zuhörer für Dinge zu haben, die doch eigentlich nur für mich interessant sind. Das bedeutet mir unsagbar viel. Mit herzlichen Grüßen
Dein Freund"

Und nun einige seiner Träume:

Traum 1:
Eine Autokolonne bewegt sich morgens in Richtung Innenstadt. Ich möchte gern überholen, komme aber am vorherfahrenden Auto nicht vorbei, das eine Dame von 40-50 Jahren steuert. Schließlich kommt die Kolonne zum Stehen, und wir steigen aus. Ich nehme den Kopf der Dame zärtlich in die Hände und sage: „Lassen Sie Ihr Auto ruhig stehen. Zu Fuß kommen Sie schneller zu Ihrem Arbeitsplatz. Heute abend können sie es abholen. Ich werde Ihr Auto so lange bewachen.

Traum 2:
Eine Hotelpension in einer schönen Landschaft mit Wiesen und Wäldern und einem in der Nähe liegenden See. Ich liebe ein Mädchen von etwa 14 Jahren. Sie hat kein schönes Antlitz, und auch ihr Körper strahlt keine Anziehungskraft aus. Sie ist klein, blaß und mager. Aber offensichtlich erlebt sie ihre erste Liebe. Wir stehen mit den übrigen Gästen am großen Fenster des Saales und schauen zum See hinunter, der blau in der schönen Landschaft liegt. Hierbei streichle ich unentwegt ihre nasse Scham. Meine Hand ist unter ihrem Kleid, und sie trägt keinen Slip. Die übrigen Gäste nehmen das Geschehen wahr, aber niemand hält sich daran auf. Das Mädchen ruht an meiner Brust. Plötzlich kommt ein Gewitter auf. Etwas wie eine Bombe schlägt in den See ein und meterhohe Wellen schwappen bis ans Fenster, ein außergewöhnliches Naturereignis, bei dem aber nichts Schlimmes passiert.

Traum 3:
Ich fasse einige Träume zusammen, die immer wieder auftreten.
Ich übe Geschlechtsverkehr mit Mädchen und Frauen jeden Alters aus, die sehr lieb zu mir sind und sich bereitwillig hingeben. Typisch für diese Träume ist, daß sie sich immer in der Öffentlichkeit ab-

spielen und meist fremde Personen hinzukommen und zuschauen. Der Akt wird dann unterbrochen.

Manchmal handelt es sich um den Ehepartner bzw. meine eigene Frau, aber nie gibt es unangenehme Worte. Dieses Hinzukommen anderer Leute hat nie etwas Bedrohliches an sich, sondern es kommt einfach etwas dazwischen.

Traum 4:

Ein Traum vor etwa 4 Wochen:

Ich verkehre intim mit der Königin *Elisabeth von England.* Ich weiß genau wo das stattfand, und zwar in einer Hauptgeschäftsstraße in meiner Nähe in einer mir bekannten Boutique. Wir lagen auf dem Boden zwischen den Kleiderständern.

Traum 5:

Ich habe mit meiner Frau eine neue Wohnung bezogen, die sehr schön eingerichtet ist. Wir liegen zusammen im Bett, und da merken wir erst, daß der Aufzug in unserem Schlafzimmer hält und Leute aussteigen. Wir hatten einen Fehler begangen und sagen beide wie aus einem Munde: „Diese Wohnung hätten wir niemals mieten dürfen. Wie konnten wir das nur übersehen."

Traum 6:

Oft träume ich von meinen Jugendjahren. Ich gehe dabei alle Wege, welche ich in meiner Jugend zurückgelegt hatte und erlebe alles wieder von neuem.

Beim Erwachen wird mir dann immer wieder schmerzlich bewußt, wie ich mich danach zurücksehne, jedoch nicht, um die Chance zu erhalten, alles noch einmal und besser zu machen, sondern weil ich dort verharren will. Ich trauere meiner Jugend mit ihren Idealen nach und bin bedrückt, daß ich mit meinem jetzigen Leben nicht zurechtkomme.

Mein Freund hatte mir 23 Träume aufgeschrieben, und ich hatte nur einige auffällige ausgesucht, aus denen ersichtlich ist, daß die Sexualität nicht nur im Leben, sondern auch im Traum eine wesentliche Rolle spielt und ferner, daß er sich nicht reif fühlt für die heutige Zeit, sondern seinen Jugendjahren nachtrauert.

Auswertung

Das Besondere an dieser Anamnese ist die Flucht des Patienten in seine Traumwelt. Er hat sich an vielen Stellen eine Zuflucht aufgebaut, wo er die Realität verlassen und sich seinen Phantasien hingeben kann.

Das Hauptmittel für die Flucht in die Traumwelt ist Anhalonium (1). Er fühlt sich überall dort wohl, wo er die Realität nicht mehr wahrnehmen muß und sich seinen träumerischen Gedankengängen überlassen kann. Es ist das Bett, wo er sich am wohlsten fühlt, wenn er seinen Kopf in den Schoß seiner Frau legen kann, wie ein von der Mutter behütetes Kind, das keine Verantwortung zu tragen hat. Er fühlt sich wohl in seinem Kraftfahrzeug, das ihn gegen die Umwelt abschirmt, wo er sich seiner klassischen Musik hingeben kann, die mithilft, ihn der Realität zu entfremden (2).

Seinen Urlaub verlebt er am liebsten mit Nudisten zusammen, weil er auch da in seiner paradiesischen Traumwelt leben kann, wo ihn nicht einmal die Kleidung die Zivilisation wahrnehmen läßt.

Auch die Masturbation gibt ihm Gelegenheit, in laszive Phantasievorstellungen zu versinken. Ihm vermittelt die Masturbation, die er seit seiner Kindheit ununterbrochen durchführt, das größte Lustgefühl, das sogar größer ist als das beim Koitus und zwar aus zwei Gründen: Bei seiner Flucht in die Traumwelt möchte er geborgen sein und sich wieder wie ein Kind fühlen. Er bettet seinen Kopf deshalb in den Schoß seiner Frau, wie er es früher bei seiner Mutter tat, und liebt deshalb die Mütterlichkeit älterer Partner mehr als die Anschmiegsamkeit jüngerer. Auch durch seine Vorliebe zum Onanieren zeigt er, daß er sich in seine Kindheit versetzen möchte, ist die Masturbation doch die angenehmste Kinderkrankheit, die wir kennen.

Aber auch eine andere Charaktereigenschaft ist bei ihm mit der Vorliebe für Masturbation verbunden, nämlich sein Narzißmus, seine Verliebtheit in den eigenen Körper, die nach *Freud* eine normale Durchgangsstufe der Entwicklung darstellt und bei ihm noch vorhanden ist. Er liebt seinen Körper mehr als jeden anderen, was auch dadurch bewiesen wird, daß er sowohl bei der Selbstbefriedigung als auch bei der Selbstdarstellung in den Zeltlagern der Nudisten die größte Selbstgefälligkeit empfindet (3).

Mit dieser Flucht in die Kindlichkeit ist das Unvermögen verbunden, sich in dem heute vorhandenen harten Machtkampf zu behaupten. Er ist ohne Zweifel befähigt, Lehrer zu sein, fühlt sich sonderbarerweise aber nicht befähigt, sich gegenüber seinen Kindern durchzusetzen und ihnen das richtige Wissen zu vermitteln. Er zweifelt an sich selbst und fühlt sich unfähig, hart zu sein gegenüber den Schülern und gegenüber der Zeit (4).

Er kommt dadurch zum nächtlichen Grübeln und erwartet mit Sehnsucht die Zeit seiner Pensionierung, was ihm viel zu lange dauert. Einmal hatte er bei einer Konsultation zu mir gesagt:

„Ich würde gern einen Antrag an die Behörde schicken und zwar am liebsten am heutigen Tage. Der Wortlaut würde sein: ‚Ich bitte um Versetzung in den Ruhestand, weil ich mich nicht mehr in der Lage fühle, meinen Beruf auszuüben und meine Pflichterfüllung gegenüber den Kindern zu verantworten'" (5).

Dieser Mensch liebt seinen Körper über alles und hat trotzdem den sehnlichen Wunsch, anderen Leuten Freude zu bereiten. Wie soll man diese Ungereimtheit erklären?

Er haßt die Ellenbogengesellschaft, wie sie sich bei uns immer mehr ausbreitet, den Kampf jedes Einzelnen gegen jeden Einzelnen, die harte Selbstbehauptung gegenüber der rücksichtslosen Konkurrenz. „Wieviel besser würde es mir in der DDR gefallen", hatte er gesagt, „wo der Einzelne nicht die Verantwortung trägt wie hier, sondern sich nur in die Gemeinschaft eingliedern muß."

Bei den Kinderspielen mochte er nie der Hauptmann sein, sondern lieber ein untergeordneter Soldat. „Ich will kein Führender sein", hatte er gesagt, „sondern nur ein Dienender!"

Seine schönste Erinnerung ist die an die Zeit, als er Flakhelfer war. Auch diese Tatsache ordnet sich in die Persönlichkeit ein, wenn es auch zunächst als ein Widerspruch erscheint, daß ein Mensch, der so voller Weichheit und Nächstenliebe ist, gern getötet haben soll.

Zum einen gab er nicht den Befehl zum Töten, sondern dieser Befehl kam von oben, zum anderen vereitelte er durch den Abschuß eines Bombers eine sehr viel größere Menschenvernichtung, als der Besatzung eines Bombers entsprach.

Er ist kein harter Kämpfer, sondern ein zartbesaiteter und dienstbeflissener Untergebener, der sich am wohlsten in der strengen Gemeinschaft fühlt. Er verabscheut die Brutalität der heutigen Zeit und sieht einen Ausgleich darin, Liebe zu empfinden und Liebe zu geben (6).

Eine Besonderheit bei ihm ist es, daß er nicht lügen kann, außerdem, daß er nicht nur seinen eigenen Körper liebt, sondern auch gern über sich redet. Er spricht offen und ausführlich über sein Leben und auch über seine Fehler (7). Mir fällt ein, daß in meinem 1981 erschienenen Buch über Psychoanamnese ein Anhaloniumfall enthalten ist, der mit diesem viele Parallelen zeigt. Sowohl jene Patientin als auch mein Freund sind zwei Menschen, in deren Verhalten sich die größte Widersprüchlichkeit zeigt, und in beiden Fällen ist das Sexuelle einbezogen. War im ersten Fall ungeklärt, ob es sich um „eine Sünderin oder eine Heilige" handelte, so widerspricht in unserem jetzigen Fall der Narzißmus der Selbstlosigkeit und Opferbereitschaft für die Mitmenschen, die Liebe für den eigenen Körper der Liebe für die anderen (8).

Weil die Parallelität dieser beiden Anhaloniumfälle so einzigartige und dabei widersprüchliche Kriterien zeigt, lohnt sich eine Analyse:

Diese Frau hatte keinerlei moralische Hemmungen. Sie gab sich jedem Mann, auch, wenn sie ihn erst einige Stunden vorher kennengelernt hatte, hin, nahm dafür kein Geld und hatte keine geschlechtliche Befriedigung dabei, sondern im Gegenteil Übelkeit und Erbrechen. Ich glaube, daß ich nicht fehlging mit der Annahme, daß dieses Mädchen nur deshalb so handelte, wiel sie dem jeweiligen Mann Freude bereiten und ihn glücklich machen wollte.

Ist es bei unserem Patienten nicht ähnlich gelagert? Auch bei ihm spielt die Sexualität eine große Rolle, aber auch er legt keinen Wert darauf, sexuell befriedigt zu werden, denn dafür hat er ja die Masturbation, die er höher bewertet als den Koitus. Aus zwei ganz anderen Gründen sucht er den sexuellen Kontakt, nämlich einmal, weil er mit seinem noch kindhaften Empfinden mütterliche Zärtlichkeit und Betreuung sucht, zum anderen, weil er wie die Patientin Liebe verteilen will.

Wie ein Kind ist er in sexueller Beziehung ziemlich ungehemmt, wie auch aus seinen Träumen hervorgeht, denn sie handeln überwiegend vom Koitus mit allen möglichen Frauen und das unter Beteiligung der Öffentlichkeit.

Auf der anderen Seite kenne ich kaum einen anderen Menschen, der so viel tun würde, um einem anderen einen Gefallen oder eine Freude zu bereiten, wie ihn.

Zwei Seelen wohnen in der Brust der zwei Anhalonium-Menschen, die mir bis jetzt bekannt sind, und es bedarf weiterer Anhalonium-Fallbeispiele, um mit Sicherheit sagen zu können, ob die Gemeinsamkeit des Unmoralischen und der Hilfsbereitschaft bis zur Selbstaufopferung zum AMB des Anhaloniums gehören.

Wie wir aus vielem herausgefunden haben, möchte der Patient sich am liebsten in seine Jugendzeit versetzt fühlen. Er zieht die Masturbation und damit die Lieblingsbeschäftigung der Jugend und Pubertät dem Koitus vor und hat Verlangen nach mütterlicher Zärtlichkeit, weshalb er ältere Partnerinnen bevorzugt.

Bei Hebephrenie (9) ist unter vier Mitteln Anhalonium aufgeführt. Wenn wir der Bedeutung des Wortes nachgehen, so finden wir nach *Hecker* und *Kahlbaum* ein Stehenbleiben oder Wiedererscheinen von Pubertätssymptomen, die unser Patient ohne Zweifel aufweist.

Anhalonium ist übrigens die in Mexiko heimische Kakteenart Peyotl, die eine berauschende und narkotische Wirkung ausübt.

Hinweise auf das Simillimum Anhalonium

1. Flucht in die Traumwelt (SR I 402): Einziges Mittel und einwertig
   Flucht vor der Wirklichkeit (SR I 800): Einziges Mittel und einwertig
   Alles erscheint unwirklich (SR I 1024): Einwertig
   Empfindung, er ist abgetrennt von der Welt (SR I 334): Nur 3 Mittel, dabei Anhalonium zweiwertig
   Trennung von der Umgebung (SR I 400): Einziges Mittel und einwertig
   Sichzurückziehen von der Wirklichkeit (SR I 1066): Einziges Mittel einwertig
2. Musik beeinflußt günstig (SR I 756): Einwertig
3. Gesteigertes Körperbewußtsein (SR I 101): Einziges Mittel und zweiwertig
   Drang zur Selbstdarstellung (SR I 871): Einziges Mittel und einwertig
4. Mangel an Initiative (SR I 613): Einwertig
   Mangel an Selbstbehauptung (SR I 871): Einziges Mittel und einwertig

Geistige Unsicherheit (SR I 627): Einwertig
Unentschlossenheit (SR I 630): Einwertig
Resignation (SR I 810): Einwertig
Tatkraft geht unter dem Einfluß der visuellen Halluzinationen verloren (SR I 448): Einziges Mittel und einwertig
Mangel an Selbstvertrauen (SR I 151): Einwertig
5. Brütet, sieht alles schwarz (SR I 110): Einwertig
Selbstbetrachtung (SR I 629): Zweiwertig
In Gedanken versunken (SR I 4): Einwertig
Zeit vergeht zu langsam (SR I 355): Einwertig
6. Selbstlosigkeit (SR I 871): Einwertig
7. Offenherzige Geschwätzigkeit (SR I 696): Nur 2 Mittel, dabei Anhalonium einwertig
8. Gefühl, zwei Willen zu haben (SR I 1065): Zweiwertig
9. Hebephrenie (SR I 868): Einwertig

Therapie und Verlauf

Ich verabreichte Anhalonium C30 als intravenöse Injektion.

Als der Patient nach sechs Wochen wiederkam, diesmal, um sich nur vorzustellen und mir zu berichten, sagte er, daß er merke, wie er allmählich seiner Arbeit gegenüber eine andere Einstellung bekäme. Er meinte, daß er morgens zwar nicht mit besonderer Lust zu seiner Dienststelle fahre, die Fahrt ihn aber nicht mehr eine solche Überwindung kosten und ihm diese Qual vermitteln würde wie bisher. Er bäte um eine neue Injektion und zwar in C200. Diese Injektion konnte aus verschiedenen Gründen erst Ende des Jahres verabreicht werden.

Diese Veränderung konnte nicht durch unser ausführliches Gespräch verursacht sein, denn ich brauchte zur Ausarbeitung der Psychoanamnese bis zur Verabreichung der 1. Injektion sechs Wochen, und in dieser Zeit war keine Besserung eingetreten. Sie kann auch keine Einbildung nach der Injektion sein, denn der Patient hatte schon einige Injektionen bekommen, ohne daß eine solche Reaktion eingetreten war. Über den Reaktionsverlauf nach der 2. Injektion erhielt ich den folgenden Brief:

Lieber H.!

Mit diesen Zeilen möchte ich meinen Dank zum Ausdruck bringen für die unglaubliche Hilfe, welche mir Deine Anamnese bzw. deren Auswertung gebracht hat.

Erhofft hatte ich mir diese Hilfe sehnlichst, jedoch war ich sehr skeptisch, ob sie mir wohl zuteil werden würde.

Das Jahr 1982 (Anamnese am 9.11.1981) verlief zunächst einmal recht enttäuschend und ernüchternd; zwar verspürte ich insofern eine Besserung meines Zustandes, als ich einige berufliche Situationen zu meinem Vorteil in den Griff bekam und imstande war, mich gegen unbillige Anforderungen zur Wehr zu setzen – meine Grundstimmung blieb jedoch von Lebensangst, Pessimismus und Depressionen geprägt.

Seit Beginn des Jahres 1983 hat sich indes ein grundlegender Wandel vollzogen. Ich führe dies auf die Injektion vom 6.12.1982 zurück (Anhalonium C 200).

Auch jetzt will ich mich vor Übertreibungen hüten – obwohl ich so richtig aus meinem Innersten heraus jubeln möchte!! Meine bisherige Lebenserfahrung flüstert mir jedoch zu: „Freue dich nicht zu früh! Morgen umfängt dich wieder die so wohlvertraute Finsternis." In mir schwingt einfach noch die Lebensangst, welche mich von Kind an begleitet, nach. Ich kann einfach noch nicht glauben, daß diese Angst endgültig von mir gewichen sein soll.

Tatsache ist aber, daß ich seit nunmehr einem halben Jahr fröhlich und unbeschwert bin, daß ich immer mehr optimistisch in die Zukunft sehe, meine lähmenden Depressionen und meine (Lebens)-Müdigkeit von mir gewichen sind, daß ich aktiv bin, nichts mehr vor mir herschiebe, alles sofort erledige, kurzum, daß ich mich einfach wohl und leistungsfähig fühle und glücklich bin.

Ein einziger Wermutstropfen begleitet dieses Hochgefühl, und das ist der Gedanke: Warum wurde mir dieses Glück nicht schon früher zuteil?? Möglicherweise hätte ich dann eine berufliche Karriere machen können.

    Mit freundlichen Grüßen,
    Dein J.

Der Patient erhielt 1985 die erste Gabe von Anhalonium M in Form von fünf Globuli, weil er nach seiner eigenen Auffassung eine Auffrischung gut gebrauchen könnte. Seine Frau war schwer krank geworden, wodurch große Leistungsforderungen an ihn gestellt wurden. Danach war bis 1989 keine neue Gabe notwendig. Der Patient erfreut sich nach wie vor bester Gesundheit und zwar sowohl in körperlicher als auch in seelischer Hinsicht.

Dieser Patient wurde behandelt, bevor ich mit Farben arbeitete. Er gab nachher als Lieblingsfarbe „Gold" an. Später bestätigten andere Anhalonium-Fälle die Goldfarbe des Mittels, was wiederum Hilfe bei der Mittelsuche für mich bedeutet.

Vielleicht sollte man noch zu erklären versuchen, warum eine Person mit solchen Minderwertigkeitsgefühlen mit Vorliebe Auto fährt und sogar Pilot sein möchte. Er kann hierbei nämlich seine Leistung zeigen, ohne in direkte Konkurrenz mit anderen treten zu müssen. Er empfindet es als Wohltat, dadurch sein Image aufbessern zu können.

Fall 5

Ich wußte, daß die Patientin (55 Jahre), die mir gegenübersaß, schwierig war.

Trotz allen Bemühens war sie nicht ansprechbar und gab kaum Antworten.

Sie sah weder schlecht aus noch war sie schlecht gekleidet. Besonders ihre Augen, aber auch alles andere, wirkten starr und unbeweglich. Sie sah wie versteinert aus oder wie eine Puppe, die man erst zum Leben erwecken muß.

Ich erfuhr bald, woran das lag. Sie war vor kurzem wegen eines Valiumabusus zur Entziehung in einer Klinik und stand jetzt unter vielen Medikamenten, die ihr in der Hauptsache wegen ihrer Angstzustände und ihrer Depression verabreicht wurden. Weniger von ihr als von ihrem Mann hörte ich schließlich, daß sie vor allen Leuten Angst habe, besonders vor Fremden.

Sie habe sogar Angst, überhaupt mit anderen zu reden, so auch zu telefonieren, aber am schlimmsten ist es, wenn sie anderen gegenübertreten soll. Sie hat Angst, mit einer Arbeit anzufangen, weil ihr alles mißlingen wird. Sie sagt, daß sie bisher alles falsch gemacht habe und deshalb keinen Mut habe, überhaupt noch etwas zu tun. Diese Inaktivität, zusammen mit ihrer Depression, ist das Schlimmste an ihr. Sie wollte sich schon oft die Pulsader aufschneiden, hat es aber noch nie getan.

Aufregungen schlagen ihr immer auf den Magen. Sie hat schon mehrmals Magen- und Zwölffingerdarmgeschwüre gehabt. Sie zieht sich lieber zurück und will in Ruhe gelassen werden, weint aber nie.

Mehr bekam ich nicht aus ihr heraus, und auch ihre Lieblingsfarbe konnte sie mir nicht sagen.

Es hatte nicht viel Sinn, die Patientin zu einem ausführlichen Gespräch zu bestellen, denn davon wäre auch nicht mehr zu erwarten gewesen.

Stattdessen gab ich ihr folgendes Mittel, das eine grundlegende Änderung und Wandlung bei ihr vollzog und mir ermöglichte, sie später zu einer Psychoanamnese zu bestellen, damit ich das Arzneimittelbild voll entwickeln konnte.

Hinweise auf ein Mittel durch das erste Gespräch

	Arg-n.	*Ars.*	*Lyc.*	*Sil.*	*Nux-v.*
Furcht, etwas zu unternehmen (SR I 515):	2	2	1	1	
Unternimmt nichts aus Furcht vor Mißerfolg (SR I 1022):	2		1		1
Wahn, alles wird fehlschlagen (SR I 271):	2		1		1
Wahn, hat keinen Erfolg (SR I 348):	2				
Wahn, macht nichts richtig (SR I 331):	1				

Ich gab Argentum nitricum M als Globuli und hatte damit einen durchschlagenden Erfolg. Nach 6 Wochen kam ein vollständig anderer Mensch in meine Praxis. Sie redete, war aufgeschlossen und konnte sogar lachen, was vorher überhaupt nicht denkbar gewesen war. Auch an ihrer äußeren Erscheinung erkannte man schon, welcher Wandel sich in ihr vollzogen hatte. Die Kleidung war adrett, buntfarbig und modern, und ebenso hatte sich auch ihre Frisur geändert.

Sie erzählte mir, daß sie zuerst keine Änderung bemerkt habe, sondern erst nach ein bis zwei Wochen feststellte, daß das Leben wieder ein Gesicht bekam. Sie begann, sich nicht mehr wie eine Marionette oder ein lebloses Stück Geschirr zu fühlen, sondern sie fing an, sich wieder für ihre Umgebung zu interessieren. Sie zeigte Interesse für ihren Haushalt und begann sogar zu kochen, was lange nicht mehr vorgekommen war. Es war dann immer besser geworden, jedoch fühlte sie sich erst richtig gut, nachdem sie alle anderen Tabletten weggelassen hatte.

Ein längeres Gespräch wäre jetzt nicht mehr nötig gewesen, jedoch bestellte ich die Patientin trotzdem, denn wann bot sich mir wieder ein so überzeugender Argentum-Fall?

Psychoanamnese

„Wenn ich an meine Kindheit zurückdenke, werde ich richtig schwermütig, denn alles war von Anfang an schwierig für mich.

Ich erinnere mich noch an sehr viele Einzelheiten. So, daß ich mit etwa zwei Jahren auf den Schoß meines Vaters sollte und dabei so gebrüllt habe, daß ich tüchtig verprügelt wurde. Ich war die drittletzte von insgesamt neun Geschwistern, und ich weiß noch, daß wir viel geprügelt wurden und zwar mit einer Birkenreiserpeitsche. Ich weiß auch noch, daß ich nie geweint habe und auch dann nicht, wenn es noch so weh tat.

Ich hatte immer den Eindruck, daß meine Eltern sich zu wenig um mich kümmerten. Sie steckten mich in unserem Hof in den Sand und ließen mich dort alleine spielen. Ich war dann traurig und wütend zugleich, habe meine Wut aber nie gezeigt.

Für mich war alles schon damals sehr schwierig, weil ich mit nichts zurechtkam. In der Schule habe ich mich aus Angst nie gemeldet, und so kam es dazu, daß der Lehrer sich bei meinen Eltern über meine angebliche Faulheit beklagte und mich im fünften Schuljahr sitzen ließ.

Die schwierigsten Probleme hatte ich mit der Religion und den Geboten. Mein Elternhaus war sehr religiös, und so lebte ich in der ständigen Angst, Sünden zu begehen. Damals wie später wuchsen mir die Probleme über meinen Kopf, weil ich nichts bewältigen konnte. Das sechste Gebot, die Keuschheit, war für mich eine einzige Schwierigkeit. Uns wurde gesagt, daß wir uns an bestimmten Stellen nicht gegenseitig anfassen durften, obwohl ich aber sah, daß das geschah. Ich steigerte mich so in eine Selbstverschuldung, daß ich es als Sünde ansah, wenn ich mich selbst anfaßte. Schlimm war das Rosenkranzbeten für mich, aber noch schlimmer die Beichte, weil ich dabei alles von meiner Gefühlswelt preisgeben mußte. Ich wollte nie zur Beichte gehen, mußte es aber, weil ich mich sündig fühlte und mein Gewissen erleichtern wollte, um keine schwere Strafe erwarten zu müssen. Anfangs ging ich zwei- oder dreimal in der Woche zur Beichte, später aber noch öfter und sogar mit 16-18 Jahren jeden Tag. Das war bei uns möglich, weil man nur zu klingeln brauchte, und der Pastor kam, um die Beichte abzunehmen. Da ich immer nur beichtete, daß ich wieder einmal meinen Bauch oder meine Brust angefaßt hatte, sagte der Pastor mir schließlich, es sei nicht notwendig, jeden Tag zu kommen.

Mein sündiges Leben war nur eines meiner Probleme schon in der Kindheit, mit dem ich nicht fertig wurde. Ich war oft unglücklich und verbittert und erinnere mich, wie ich ein Huhn im Sand sitzen sah und mir gewünscht habe, ein solches Huhn und damit alle meine Kümmernisse und Sorgen los zu sein.

Ich weiß auch noch, daß ich häufig mit einem Kissen unter dem Arm nachts aufgestanden bin und zu meiner Mutter ins Bett wollte, die das aber nicht zuließ.

Mit 21 lernte ich meinen Mann kennen. Ich weiß heute noch nicht, wie es dazu kam, weil ich Männern gegenüber sehr scheu und schüchtern war. Die Zärtlichkeiten von ihm machten mir Gewissensbisse oder vielmehr, weil ich diese zuließ. Ich hatte aber auch nicht den Mut, mich dagegen zu wehren. Ich sorgte aber auf jeden Fall dafür, daß wir erst nach der Hochzeit zusammen schliefen. Ich hatte aber auch beim Verkehr Hemmungen und Ängste, und das wurde erst besser, als wir nach Köln zogen und ich dadurch in eine andere Umgebung kam. Ich war damals 25 Jahre alt.

Vielleicht bekam ich deshalb in den ersten sechs Jahren keine Kinder. Jetzt habe ich fünf. Auch der erste Orgasmus stellte sich erst ein, als ich 30 war. Von dieser Zeit an habe ich den Verkehr als Genuß empfunden.

Eigentlich hätte nun alles in Ordnung sein müssen. Doch wuchsen mir die Probleme wieder über den Kopf und das schlimmer als früher. Vielleicht trug die rasche Folge der ersten drei Geburten die Schuld daran, denn mit jedem Jahr kam das nächste Kind.

Meine Tage bestanden nur aus Kindergeschrei und Babywäsche und der Verantwortung, die auf mich zukam und mit jedem Kind größer wurde. Mein Mann wollte, daß alles, was die Kinder anging und mit diesen geschah, perfekt war. Ich schaffte die Arbeit mit den Kindern und deren Schulaufgaben nicht mehr, und wenn ich zu meinem Mann ging, sagte dieser: „Es ist Deine Aufgabe, schaff es allein!" Ganz schlimm wurde es, als er als Maurermeister seinen eigenen Betrieb aufmachte und gar keine Zeit mehr für die Familie hatte. Er zwang mich damals, meinen Führerschein zu machen und zu fahren, obwohl ich immer wieder panische Angst vor dem Autofahren hatte.

Ich konnte mich dadurch den Kindern noch weniger widmen, und so geschah es, daß Oliver in der Grundschule sitzen blieb und unsere Älteste von der Realschule mußte.

Damals beging ich wahrscheinlich den verhängnisvollsten Fehler meines Lebens, weil ich mit meinen Beschwerden zum Arzt ging. Er verschrieb mir Valium, und so wurde ich valiumsüchtig. Ich nahm immer mehr Valium, weil mich dieses für eine Zeit beruhigte und meine damaligen schweren Kopfschmerzen besser ertragen ließ, die aber, wenn ich es richtig überlege, erst seit der Valiumeinnahme entstanden sind. Damals war man nicht so streng, und ich bekam Valium auch ohne Rezept. Ich nahm es immer, wenn ich Angst hatte, weil wieder etwas auf mich zukam oder wenn ich irgend etwas unternehmen mußte.

Später hatte ich keine Übersicht mehr über die Menge der Einnahme. Als ein Sohn von uns bei meinem Mann in der Lehre war und dieser ihn rauswerfen wollte, wurde das zur Katastrophe für mich. Jeder Körperteil und selbst die Haarspitzen schmerzten, und ich kam in eine Entziehungsanstalt. Wegen der Unmenge meiner Einnahme konnte das Mittel nur langsam abgesetzt werden, und ich mußte lange dortbleiben.

Nach der Entlassung aus dem Krankenhaus hatte man mich zwar vom Valium entwöhnt, mich dafür aber unter eine Menge von anderen Mitteln gesetzt, die mich vollkommen abstumpften und mich nicht mehr denken und überlegen ließen. Ich brachte kein Wort mehr heraus, weil ich mich tot fühlte. Ich fühlte mich erst wieder normal, als sie mir ihr Mittel gegeben hatten und die anderen absetzten.

Jetzt kann ich wieder frei reden und konnte Ihnen meine Lebensgeschichte erzählen, wozu ich vorher niemals fähig gewesen wäre. Einiges habe ich aber vergessen, Ihnen zu sagen:

Immer, wenn ich aufgeregt bin, bekomme ich Durchfälle und muß lange auf der Toilette sitzen. Daß mir auch alles auf den Magen schlägt, habe ich Ihnen schon gesagt. Als ich 18 war, hatte ich mein erstes Zwölffingerdarmgeschwür, das ich später öfter bekam, wie auch Magengeschwüre.

Ich mag kein helles Licht, sondern fühle mich besser in der Dunkelheit. Meine Lieblingsfarbe ist schwarz. Beim Fernsehen ist es mir lieber, wenn kein anderes Licht an ist.

Ich rede nicht gern mit anderen und erst recht nicht gern mit Fremden. Es war immer so, daß ich nie gern zur Tür ging. Wenn es sein mußte, ging ich hin und habe die Tür nur einen winzigen Spalt aufgemacht, und meine Kinder sagten ‚Mama, das kannst Du doch nicht machen, Du mußt doch zur Tür gehen und diese richtig aufmachen!'

Ich erledige alles lieber per Telefon. Dann macht mir das Reden nichts aus.

Ich ziehe mich gern gut an und kaufe mir auch gern teure Sachen. Billiges mag ich nicht.

Ich habe Angst vor Hunden, und ich meine, daß der Hund das immer merkt.

Ich gehe nie mehr in die Kirche, denn mit deren Geboten kam ich früher nicht zurecht und auch heute nicht. Sie macht mir Angst damit, und ich lasse mir keine Angst mehr einjagen."

Auswertung

Wenn ich schon alleine durch das erste Gespräch genügend Hinweise auf Argentum erhielt, so vervollständigte das zweite Gespräch doch noch viel eindeutiger das Argentum-Bild.

Da ist zunächst die Furcht davor, etwas zu unternehmen, weil das nötige Selbstvertrauen und damit die Hoffnung auf ein Gelingen fehlen. Statt dessen ist immer die Furcht vor einem Mißlingen und dem Fehlschlagen aller Unternehmungen da. Schlimm war auch für sie, als ihr Mann sie dazu zwang, den Führerschein zu machen und den Wagen zu steuern, denn da bekam sie erst recht Angst vor einem Fehlschlag (1).

Neben dieser Angst vor dem Mißlingen einer Tat ist noch eine andere Angst da, die ebenfalls durch ihre mangelhafte Selbstsicherheit entsteht. Es ist die Angst, von Menschen beobachtet zu werden und mit Menschen sprechen zu müssen. Besonders schlimm ist es, wenn beides zusammen geschieht, sie also sprechen muß und dabei angesehen wird, wie es ja eigentlich üblich ist. Dies ist der Grund dafür, daß sie lieber telefoniert, als mit jemanden zu sprechen, der ihr gegenübersteht, und den Türspalt nur so weit aufmacht, daß der andere sie nicht richtig sehen kann.

Die Argentum-Menschen haben keine Angst, daß der andere ihnen etwas antun könnte, sondern nur, daß die anderen sie beobachten und dadurch ihre ganze Schwäche erkennen, was eben besonders während einer Unterhaltung geschehen kann (2). Es ist klar, daß damit auch Furcht vor Prüfungen, vor Terminen und vor Verabredungen besteht, da all dies Beobachtung und die Unterhaltung beinhaltet.

Es besteht bei ihr eine Angst vor allem, was auf sie zukommt, eine Erwartungsangst, die sich auf sie selbst und auf die Kinder bezieht (3).

Sie hat keine angenehmen Erinnerungen an ihre Kindheit und beklagt sich darüber, daß ihr viel Unrecht geschehen sei. So hätten ihre Eltern sie nur in einen Haufen Sand gesteckt und im übrigen sehr vernachlässigt, und auch in der Schule sei ihr Unrecht widerfahren, denn man habe ihre Schüchternheit und ihre Hemmungen als Faulheit ausgelegt (4).

Noch schlimmer wurde es aber, als sie in ihrer Religion mit dem sechsten Gebot, dem der Keuschheit, konfrontiert wurde. Sie kam mit den Begriffen des Erlaubten und Verbotenen nicht mehr zurecht und glaubte von sich, unkeusch und verdorben zu sein, weswegen sie wegen Lappalien zur Beichte ging und das längere Zeit sogar jeden Tag (5). Dieser Widerstreit mit den Geboten ließ ihr bis zum heutigen Tag jeden Kirchgang zur Qual werden, und dann plagten sie, wenn etwas Unerwartetes und Unerwünschtes auf sie zukam, Magenbeschwerden und Durchfälle (6).

Sie fühlte sich so gedemütigt, daß sie sich wünschte, ein Huhn zu sein, und später dachte sie an Selbstmord (7).

Als eine Belastung nach der anderen auf die Patientin zukam, zuerst die Auseinandersetzung mit den Geboten, dann die rasch aufeinanderfolgenden Geburten, der große Haushalt und schließlich dazu der Zwang, Auto fahren zu müssen, wußte sie keinen anderen Ausweg, als zum Arzt zu gehen. Durch die Verschreibung von Valium und dem folgenden Abusus wurde die Verschlimmerung eingeleitet, die schließlich zur vollkommenen Stupidität und damit zur Katastrophe führte.

Auch diese Patientin zeigte vieles, was in keinem wiedergegebenen AMB und auch in keinem Repertorium über Argentum nitricum zu finden ist, nach meinen Erfahrungen und aus der Auswertung vieler Fälle heraus aber zu diesem AMB gehört.

Es ist die Furcht, anderen gegenüberstehen zu müssen und von diesen angeschaut zu werden. Sie telefonierte ja lieber, als an die Tür zu gehen. Mußte sie das aber tun, machte sie den Spalt nur um eine solche Winzigkeit auf, daß dies auffallen mußte. Daraus ist auch erklärlich, daß sie kein helles Licht mag und ihre Lieblingsfarbe Schwarz ist.

Die Argentum-Menschen sind Menschen mit vielen Ängsten. Sonderbarerweise haben sie aber keine Angst vor der Dunkelheit, wovor die meisten ängstlichen Menschen Angst haben. Dunkelheit und die Schwärze der Nacht (darum die Lieblingsfarbe Schwarz) geben ihnen nämlich Sicherheit, denn dann können sie nicht gesehen und beobachtet werden.

Hinweise auf das Simillimum Argentum nitricum
1. Furcht, etwas zu unternehmen (SR I 515): Zweiwertig
Unternimmt nichts aus Furcht vor Mißerfolg (SR I 1022): Zweiwertig
Wahn, alles wird fehlschlagen (SR I 271): Zweiwertig
Wahn, hat keinen Erfolg (SR I 348): Zweiwertig
Wahn, macht nichts richtig (SR I 331): Einwertig
Furcht vor Mißerfolg (SR I 486): Einwertig
2. Erwartungsspannung (SR I 13): Dreiwertig
Erwartungsspannung vor einer Verabredung (SR I 61): Dreiwertig
Schüchtern, scheu (SR I 1000): Einwertig
Lampenfieber (SR I 52): Einwertig
Abneigung zu reden (SR I 962): Zweiwertig
Angst vor Terminen (SR I 92): Zweiwertig
3. Erregung in Erwartung von Ereignissen (SR I 439): Zweiwertig
Furcht vor Unheil (SR I 484): Zweiwertig
4. Traurig durch unverdiente Geringschätzung (SR I 864): Einziges Mittel und einwertig
Glaubt, er würde vernachlässigt (SR I 314): Zweiwertig
Bildet sich ein, er sei von Verwandten verstoßen (SR I 330): Einwertig
Bildet sich ein, er würde verachtet (SR I 253): Einziges dreiwertiges Mittel
5. Religiöse Gemütsbewegungen (SR I 803): Zweiwertig
Religiöse Verzweiflung um die ewige Seligkeit (SR I 382): Zweiwertig
6. Beschwerden durch Furcht (SR I 16): Einwertig
Beschwerden durch Erwartungsspannung (SR I 13): Dreiwertig
Furcht, wenn fertig zur Kirche (SR I 471): Dreiwertig
Diarrhö durch Erregung vor einer Veranstaltung (K III 606): Dreiwertig
7. Selbstmordgedanken (SR I 956): Einwertig

Fall 6

Der mir gegenübersitzende Patient (35 Jahre) gibt das typische Bild eines Basedow-Kranken wieder: Eine stark ausgeprägte Struma und den typischen Exophthalmus.

Er sagt, daß er diese Krankheit schon seit über 10 Jahren habe, jedoch sei es nie so schlimm gewesen wie jetzt, als er zur Behandlung Thyroxin 100 und Carbimazol bekommen habe. Innerhalb eines Monats nach Einnahme dieses Mittels habe die Schilddrüse wahnsinnig zugenommen und auch die Vergrößerung seiner Augen sei erheblich stärker geworden. Ebenso schlimm aber sei das ständige Herzjagen. Er berichtet folgendes:

„Mir ist immer zu warm, und ich schwitze sogar in kalter Luft. Ich mag ein kühleres Klima lieber als ein warmes und habe trotzdem den Sommer lieber als den Winter, weil man da mehr unternehmen kann. Besonders das, was ich gern tue, nämlich mit dem Motorrad rasen oder schwimmen, was ich genau so gern tue wie mich waschen. Ich dusche jeden Tag zwei- bis dreimal.

Kleider sind für mich etwas Schreckliches. Darum ziehe ich mich so spät wie möglich an, also kurz vor dem Weggehen, und aus, sobald ich zu Hause bin. Ich trage nicht gern eng anliegende Kleidungsstücke, weil sie mich beengen. Ich trage auch nie eine Uhr und zwar nicht nur aus demselben Grund, sondern weil ich mich ärgere, wenn schon wieder fünf Minuten verstrichen sind.

Ich bin lieber allein als mit anderen zusammen. Ich traue mir immer soviel zu, daß ich alles allein machen kann und keine Hilfe brauche. Die anderen kümmern sich vielzuviel um andere. Ich will nicht, daß andere meine Arbeit beurteilen, denn ich will nur vor mir selbst bestehen, und nichts finde ich entwürdigender als Kritik. Genauso schlimm wie Kritik ist Mitleid für mich. Ich meine, daß jeder sich um sich kümmern soll und weniger um andere.

Wenn ich mit anderen zusammen bin, rede ich niemals über mich und meine Probleme. Niemand soll meine Schwächen kennenlernen, denn er könnte das gegen mich ausnutzen. Ich bin mißtrauisch gegen jeden. Schlimm ist, daß die Leute sich so wenig in die Augen schauen. Wenn sie alles ehrlich meinen würden, hätten sie keine Scheu davor. Wenn ich mit jemandem rede, möchte ich, daß er mir in die Augen schaut, denn ich tue das auch. Nur dadurch kann es zu einem richtigen Kontakt kommen. Was mich an anderen faszinieren kann, sind übrigens nur schöne Augen.

Es gibt nur zwei Menschen in meinem Leben, zu denen ich eine festere Bindung hatte und habe, und das ist einmal meine Mutter, die ich wirklich gern habe, und dann noch meine Freundin, mit der ich seit 18 Jahren zusammen lebe. Ich lebe mit ihr zusammen, weil das Leben dadurch bequemer geworden ist, aber ich kann niemals einen Menschen richtiggehend lieben. Wenn mein Partner da ist, stört er mich nicht, aber es stört mich auch nicht, wenn er weg ist. Ich bin niemals eifersüchtig. Ich will meine Freiheit haben, und dieses Recht hat jeder.

Ich weiß, daß ich vielleicht zuviel Stolz habe. Ich habe ja schon gesagt, daß ich niemals Hilfe und auch keine Kritik haben will. Habe ich jemanden beleidigt, was sicher vorkommt, wenn ich wütend werde, tut mir das nachher sehr leid, aber ich kann mich niemals entschuldigen."

Dieser eigenwillige und eigenbrötlerische Einzelgänger saß also mit seinem Exophthalmus, seiner Struma, seinem Herzjagen und dem Puls, der bis ins Ohr geht, vor mir. Die ihm von der Schulmedizin verordneten Mittel nimmt er trotz der vielen Nebenbeschwerden, und eine Operation lehnt er auf jeden Fall ab.

Das Gespräch muß ihn erregt haben, denn das Zucken seines linken Auges ist sehr auffällig. Ich messe einen Puls von knapp über 120 und einen Halsumfang von 43 cm.

Zunächst muß ich die alten Mittel allmählich absetzen und dafür sorgen, daß er ruhiger wird. In solchen Fällen verordne ich ein Medikament, mit dem ich bisher immer Erfolg hatte und in dem Baldrian, Adonis, Arnica und Scilla und für die Schilddrüse Yohimbin und Lycopus virginicus enthalten sind, alles noch nicht potenziert. Dazu kommen Spongia D 12 im täglichen Wechsel mit Ferrum jodatum D 12, jeden Abend eine Tablette.

Diese Verabreichung hat in den nächsten Monaten einen recht schönen Erfolg, denn der Puls geht über 112 auf 96 herunter und der Halsumfang schließlich auf 41 cm. Dieser Erfolg erspart mir aber nicht die Suche nach einem Simillimum, weshalb ich den Patienten zu einem längeren Gespräch bestelle.

Psychoanamnese

„Mich hat schon als Kind nichts zu Hause gehalten. Ich lief mit 4 Jahren in den Wald, weil ich mich dort, wo ich allein war, wohl fühlte. Ich setzte mich hin und träumte, wie ich es heute auch noch tue. Ich lese und fange an zu träumen. Ich bin dann in einer ganz anderen Welt und schwer ansprechbar.

Ich kann keinen Zwang vertragen und haßte deshalb immer meinen Vater. Wegen Prügel von ihm bin ich zweimal von zu Hause ausgerissen und habe ihn antelefoniert und gesagt, ich käme erst wieder zurück, wenn ich keine Prügel mehr bekäme.

Ich bin nicht gern in den Kindergarten gegangen und auch nicht in die Schule, weil ich mich eben lieber mit mir beschäftige. Mathematik hat mich interessiert, weil man dabei überlegen muß, und auch kunstgewerbliche Arbeiten, wobei ich es schlecht ertragen kann, wenn ein anderer besser ist.

Mit 10 Jahren bemühte ich mich schon, Geld zu verdienen. Ich habe leere Flaschen gesammelt und eingetauscht oder für Bauarbeiter eingekauft. Ich sammelte das ganze Geld in einem Sparschwein, um mir ein Fahrrad zu kaufen. Als es fast voll war, hat mein Vater das Geld kassiert. Ich habe deshalb aber keine Wut auf meinen Vater gehabt. Warum soll ich mich ärgern? Wenn ich mich ärgere, freut er sich doch nur. Ärgert er sich aber, so freue ich mich. Ich habe ihn geärgert, daß ich an seine geheime Kiste ging. Er hat immer gemerkt, daß jemand dran war, konnte mir aber nie nachweisen, daß ich es war, und hat sich sehr darüber geärgert. Ich hoffe, daß er noch lange lebt, damit er sich noch lange ärgern kann.

Ich wollte Bäcker werden und ging gegen den Willen meines Vaters in die Lehre, obwohl ich Prügel dafür bekam. Ich habe dafür gesorgt, daß ich bei meinem Lehrherrn wohnen konnte, weil ich von zu Hause weg wollte.

Bäcker zu sein hat mir viel Spaß gemacht, und ich habe 18 Jahre in diesem Beruf gearbeitet. Mir kam es darauf an, viel Geld zu verdienen, weil ich mir etwas leisten und denen zu Hause zeigen wollte, was ich kann.

Ich habe in der Woche 60 Stunden oder mehr gearbeitet und eigentlich nur gegessen, geschlafen und gearbeitet. Mit den über Tausend Mark in der Woche konnte ich mir immer neue Motorräder leisten und dazu einen Mercedes und schließlich kam ich sogar zu einem eigenen Haus. Ich hatte zu Hause gesagt, daß ich es zu einem Haus bringen würde und habe damit gezeigt, daß ich mein Versprechen einhalten konnte. Danach hatte ich keine Lust mehr, weiter zu arbeiten.

Mir geht es immer so, daß ich nämlich ein Ziel setze und aufhöre, wenn dieses erreicht ist. Ich muß auch immer allein arbeiten, denn jeder andere nimmt mir etwas von der Arbeit und der Zeit weg.

Als ich genug Arbeit und Geld hatte, fuhren wir für fünf Wochen nach Südfrankreich und haben dort gezeltet. Eines Tages kam ein 50jähriger Franzose zu uns und lud uns zu seiner Familie in der Nähe ein. Wir aßen dort mit seiner Frau und seinen beiden Töchtern zu Abend und erfuhren, daß er Direktor eines Atomkraftwerkes war. Er machte es so ähnlich wie ich. Er arbeitete auch so lange, bis er genug Geld hatte, dann machte er einige Tage Pause und ließ sich von jemandem vertreten.

Wir verstanden uns so gut, daß er uns täglich zum Abendessen einlud. Als wir im nächsten Jahr wieder hinkamen, legte er sofort seine Arbeit nieder, um seine Tage mit uns zu verbringen. Das war 1980. Voriges Jahr hat er uns besucht.

Das Beispiel des Franzosen hat mich in meiner Absicht bestärkt, auch nur „von der Hand in den Mund zu arbeiten". Ich arbeite jetzt nur noch, wenn ich Lust dazu habe und zwar handele ich mit BMW-Motorrädern, die gebraucht sind und die ich zunächst gründlich überhole, bis ich sie mit gutem Gewinn verkaufe. Eine große BMW-Motorrad-Werkstatt in Bonn schickt mir die Motorräder, mit denen sie nicht klar kommt, und der Bundesgrenzschutz macht es ebenso. Das beweist, ich verstehe mein Handwerk.

Mir liegt nicht viel am Geld, denn sonst würde ich mir Mühe geben, viel zu verdienen. Aber ich gebe es auch nicht unnötig aus. Für Kleidungsstücke gebe ich so gut wie nichts aus, denn ich bin mit Hose und Hemd zufrieden. Meine Freundin sorgt dafür, daß ich überhaupt etwas zum Anziehen habe. Eitel bin ich also auf keinen Fall.

Ich lebe jetzt 18 Jahre mit ihr zufrieden zusammen. Mehr ist es nicht, denn sonst hätten wir vielleicht geheiratet. Sie läßt mich in Ruhe und will mich nicht umkrempeln, und das genügt mir. Ich bin in bezug auf Frauen nicht wählerisch und könnte wohl mit jeder zusammen leben. Nur viel Sexualität brauche ich, und da bediene ich mich nur zu Hause. Ich habe auch gern, wenn ich gestreichelt werde, nur kann ich selbst nicht viel Zärtlichkeit aufbringen.

Ich will leben und andere leben lassen. Nur kann ich es nicht vertragen, wenn jemand mein Vertrauen bricht. Dann ist die Beziehung zu Ende.

Mein einziges Hobby außer der Sexualität, wenn man das überhaupt so nennen will, ist das Motorrad. Nur auf diesem erlebe ich die richtige Entspannung. Ich bin dort allein, und ich muß rasen, möglichst mit einer wilden Musik. Mir gefällt die Leistung, die dabei von mir verlangt wird. Mir gefällt, daß ich mich nicht nur konzentrieren muß, um richtig zu fahren, sondern auch für andere denken muß, berechnen muß, wie diese fahren und welche Fehler sie machen könnten. Wenn jemand ausschert, ohne daß ich das in den Bereich des Möglichen mit einkalkuliert habe, so würde das mit hoher Wahrscheinlichkeit meinen Tod bedeuten.

Ich habe zwar keine Angst vor dem Sterben und will keinesfalls 100 Jahre auf der Erde sein, aber ich will das Leben doch noch etwas genießen.

Wann genieße ich mein Leben? Außer auf dem Motorrad fühle ich mich wohl, wenn ich in der Dunkelheit sitze, im dunklen Wald oder zu Hause. Auf dem Motorrad fühle ich mich frei und ungezwungen und in der Dunkelheit auch, denn weder da noch dort begegne ich anderen und können andere mich belästigen. Ich habe deshalb auch helles Licht nicht gern und Schwarz als Lieblingsfarbe.

Eine schöne Freizeitbeschäftigung ist für mich auch Lesen. Ich kann Ihnen nicht sagen, welche Lektüre ich vorziehe, denn es gibt keine, die ich nicht schätze. Ich weiß nicht genau, ob ich 8000 Bücher habe oder 10000 oder 12000, aber ich kann Ihnen sagen, daß ich die meisten davon schon gelesen habe, nicht natürlich die Lexika und Nachschlagewerke. Viele Bücher habe ich schon zum zweiten Mal gelesen.

Ob ich nun lese, rase oder träume, es sind dies die Beschäftigungen, die mich befriedigen. Beim Träumen habe ich auch gern Musik, eine weiche und warme und nicht so eine schnelle wie auf dem Motorrad, wie etwa vom Bolero bis zum heißesten Rock.

Ich liebe vor allem die Freiheit. Ich glaube, daß das auch der Grund dafür ist, daß ich nicht heiraten will. Ich bin dann kein freier Mensch mehr, weil ich nichts mehr freiwillig mache. Jeder Zwang stiehlt mir meine Freiheit, der Zwang in der Ehe, der Zwang, einen Beruf auszuüben und auch der Zwang bei der Bundeswehr. Als ich dort war, habe ich mich gegen alles gewehrt, was von mir verlangt wurde, bis ich auf die Idee kam, mich freiwillig für alles zu melden. Meine Vorgesetzten sahen das gern und ich noch viel lieber, denn dann war die Handlung kein Zwang mehr für mich.

Ich bin ehrlich und bis zur Selbstaufgabe zuverlässig. Ich liebe meine Freundin nicht, weil ich wahrscheinlich keinen Menschen lieben kann, aber ich würde sie niemals vernachlässigen. Einmal verabredete Termine halte ich ein und selbst dann, wenn sie mit hohen Verlusten verbunden sind. Ich bin zu stolz, einen Vertrauensbruch zu begehen und kann deshalb auch nicht ertragen, wenn das mit mir geschieht.

Ich habe einen Hund, obwohl ich eigentlich keine Tiere leiden mag. Aber der Hund sollte eingeschläfert werden, und da habe ich mich entschlossen, ihm das Gnadenbrot zu geben.

Lassen Sie mich Ihnen noch einmal erzählen, wie ich mich auf dem Motorrad fühle. Ich bin frei und ungezwungen und fahre so schnell, daß mich niemand mehr einholen kann. Ich kenne dann keinen Raum mehr und keine Zeit und möchte am liebsten immer nur fahren, tagelang und wochenlang und immer geradeaus. Das erinnert mich daran, daß ich als Kind immer davon geträumt habe, auf einem Pferd in die Unendlichkeit zu reiten.

Vielleicht sollte ich noch sagen, daß ich vor dem Vollmond immer schlecht schlafe."

Träume

Traum 1:

Im Haus verfolgte mich ein Mann, vom Dachboden bis zum Keller. Dort war die Tür verschlossen und er bekam mich zu fassen. Er legte mich auf einen Klotz und wollte mir den Kopf abschlagen.

Traum 2:

Ich liege im Zimmer und sehe, wie die Zimmerdecke herunterkommt. Ich suche Zuflucht im Ofen, aber dann kommt ein Mann und will dort Feuer anmachen.

Traum 3:

Dieser Traum kam so oft, daß ich jetzt keine Angst mehr dabei habe.

Ich sitze im Wald, und es kommen Wölfe, die mich fressen wollen. Ich denke, daß ich die Wölfe ärgern müßte und nehme einen Löffel, um mich selbst aufzuessen.
Dieser Traum kam sehr oft.

Auswertung

Die Lieblingsfarbe dieses Patienten ist Schwarz. Ich kannte zu diesem Zeitpunkt nur zwei Mittel, die dieser Farbe entsprachen und zwar Arg-n. und Conium.

Das erste Mittel entsprach in keiner Art und Weise dem Gemütsbild dieses Patienten, so daß ich darauf verzichten konnte. Das zweite hatte ich ihm schon einmal gegeben, ohne daß eine Reaktion aufgetreten wäre.

Die Ausarbeitung und Verwendung der Gemütssymptome dieses Patienten, die nichts an Vielfalt und Eigenart vermissen lassen, führten mich aber zu keinem Mittel, so daß ich mich entschließen mußte, von den Organsymptomen auszugehen.

Die wichtigsten davon sind der Morbus Basedow (1) und der Exophthalmus (2), und beim Vergleich stellte ich eine ganze Reihe von übereinstimmenden Mitteln fest, die mir aber meist der Farbe nach bekannt waren. Die einzigen drei Mittel, deren Gemütsfarbe ich nicht kannte, waren Badiaga, Lycopus virginicus und Secale.

Bei der Heranziehung des Carotispulsierens (3), deren Zunahme durch Erregung (4) und die schrecklichen Träume (5), blieb schließlich nur Badiaga übrig.

Auch das Zucken im Lid und speziell im linken Oberlid (6), was vielleicht rein zufällig ist, bestätigte die Wahl von Badiaga.

Hinweise auf das Simillimum Badiaga

1. Struma (K III 308): Zweiwertig
   Basedow (K III 308): Einwertig
2. Exophthalmus (K III 3): Einwertig
3. Pulsieren der Carotiden (K III 303): Zweiwertig
4. Pulsieren durch Erregung (K III 303): Einziges Mittel und zweiwertig
5. Schreckliche Träume (SR III 291): Einwertig
6. Lidzucken (K III 33): Einwertig
   Zucken des linken Lides (K III 33): Einwertig

Therapie und Verlauf

Nach Badiaga M trat eine deutliche und auffällige Reaktion ein, deren Wertigkeit sich umso mehr bestätigte, als ich vorher natürlich schon andere Mittel gegeben hatte, wie das bereits genannte Conium in der M. Potenz, bei denen aber nichts geschehen war.

Drei Tage nach der Gabe trat folgende Reaktion ein: Es begann mit Pulsrasen, starken Kopfschmerzen und Anschwellen des Halses. Das Druckgefühl am Hals wurde fast unerträglich, die Empfindlichkeit gegenüber dem Kragen wurde noch stärker und die Unruhe im Körper und auch im Gemüt nahmen zu, so daß er noch waghalsiger fuhr als vorher. Nach zehn Tagen einer zermürbenden Verschlimmerung der Beschwerden wurde alles in kürzester Zeit besser und erreichte einen Zustand, der besser als vorher war.

Er hatte wieder diesen schrecklichen Traum, in dem sein Kopf abgetrennt werden sollte. Der Traum war so schlimm, daß er voller Angst hochfuhr. Das war vorher nie geschehen.

Als die Besserung nach insgesamt 6 Wochen stagnierte, behandelte ich weiter mit Badiaga D 12, worauf es ständig besser wurde. Letzter Puls 88, letzter Halsumfang 39 cm. Mir gelang es dann, mit seiner Freundin ein Gespräch zu führen, und sie sagte folgendes:

„Er war früher launisch und wegen jeder Kleinigkeit eingeschnappt. Man konnte meist kein vernünftiges Wort mit ihm reden. Die Freunde haben ihr Kommen eingestellt, weil er im Umgang unmöglich war. Er konnte mit seiner Krankheit nachher nicht mehr fertig werden.

Jetzt ist alles sehr schnell anders geworden. Ich kenne ihn 18 Jahre, habe ihn aber noch nie so aufgeschlossen wie jetzt erlebt."

Es gibt weder in der inländischen noch in der ausländischen Literatur eine Wiedergabe des Gemütsbildes von Badiaga, so daß ich keine Vergleiche ziehen kann.

Umso wertvoller erscheint mir diese Aufzeichnung. Leider fehlten mir solche von anderen Badiaga-Patienten, um das Gemütsbild von Badiaga vervollständigen zu können.

Fall 7

Meine 33jährige Patientin ist mir schon seit langem bekannt. Sie war öfter mit ihrem Jungen von Norddeutschland zu mir gekommen. Wegen seines endogenen Ekzems hatte ich ihn mit Erfolg behandelt. Jetzt bat sie selbst um meinen Rat.

Die vor mir sitzende junge Dame strahlt den typischen Reiz Skandinaviens aus, obwohl Angst und Unruhe von ihr ausgehen und ihr während des Gesprächs immer wieder die Tränen in die Augen kommen. Sie hat immerfort eine Todesangst, die Angst, daß ihr Herz aussetzen und der Tod auf sie zukommen würde.

Die Angst ist seit 8 Monaten da und zwar, seitdem sie so leichtsinnig war und während ihrer Menstruation eine Sauna genommen hatte. Seitdem war auch ihre Regel weggeblieben. Ihre Menses waren vorher in einem Abstand von 25-27 Tagen gekommen und haben 5-6 Tage gedauert. Zuerst war das Blut bräunlich, hellte dann etwas auf bis zum Dunkelroten und wurde zuletzt schießlich wieder bräunlich.

Beschwerden hat sie sonst keine, kann aber noch folgende wichtige Angaben machen:

Während jeder ihrer beiden Graviditäten hatte sie viel Übelkeit mit Erbrechen, und beides wurde schlimmer durch Küchengerüche.

Während der Regel schwitzt sie und zwar während des Schlafes und vorwiegend auf der Brust. Vor und während der Regel ist sie deprimiert.

Seit dem Auftreten der Ängste war sie natürlich in Behandlung bei ihrem Hausarzt, der sie schließlich zum Psychiater geschickt hatte. Sie war enttäuscht, daß dieser ihr nur Psychopharmaka verordnete, die ihr nicht bekamen.

Psychoanamnese

„Früher besaß ich eine ziemliche Selbständigkeit, aber nach meiner Eheschließung vor neun Jahren habe ich sie verloren.

Mein Mann verfolgte mich anfangs ständig, obwohl ich ihn nicht mochte. Er verehrte mich wie kein Mann vorher und wollte mich schon nach drei Monaten unserer Bekanntschaft heiraten. Ich habe dann nachgegeben, und wir verstanden uns immer gut, allerdings nicht auf sexuellem Gebiet. Mein Mann ist sehr dynamisch und konnte nie verstehen, daß ich keinen Scheidenorgasmus, also einen Orgasmus beim Verkehr, hatte. Er hatte vor mir so viele Freundinnen gehabt und meinte, daß er so etwas noch nie erlebt habe. Ich strengte mich sehr an, hatte aber trotzdem keinen Erfolg, woran vielleicht die Hemmungen vor meinem Mann die Ursache waren.

Nach der Geburt meiner Tochter nach eineinhalb Jahren unserer Ehe hatte ich kein sexuelles Verlangen mehr nach meinem Mann und versagte mich ihm und zwar für etwa ein Jahr. Ich hatte mich in den Gynäkologen verliebt, der meine Geburt durchführte. Ich sah in ihm wohl den Vater, den ich als Kind vermißt hatte. Zwar hatte ich einen, vermißte jedoch jede väterliche Zärtlichkeit, und so habe ich immer nach einem Ersatz für meinen Vater gesucht.

Ich wurde auf einer dänischen Insel geboren. Ich war das erste Kind, und meine Mutter bekam nach vier Jahren einen kleinen Jungen, der aber nach fast zwei Jahren starb.

Mein Vater war Geiger und beim Rundfunk in Kopenhagen angestellt. Ich habe nie eine Liebkosung von ihm erfahren, und ich hatte immer das Gefühl, ihm im Wege zu sein. Ich habe das Begräbnis meines Bruders miterlebt und sah, wie meine Mutter dabei von ihrem Vater in den Arm genommen wurde, was mich sehr wehmütig machte. Meine Eltern haben den Tod meines Bruders nie verkraften können, und mein Vater kam kurz nachher in ein Nervensanatorium. Er konnte nicht mehr geigen, weil er keine Gewalt mehr über seinen Arm hatte.

Der Vater meiner Mutter war Tierarzt, und ich besuchte diese Großeltern oft. Ich war gern dort und wollte von dort nie nach Hause zurück. Nach dem Tod meines Bruders geschah es, daß meine Mutter sich mit ihren Eltern entzweite und meinem Vater und mir verbot, sie jemals wiederzusehen, was mich sehr traf. Ich besuchte sie trotzdem nach meinem Abitur und erzählte das leichtsinnigerweise meiner Mutter, die daraufhin wild wurde und mir das nie verziehen hat.

Als Kind war ich viel allein, weil ich kein geselliger Mensch bin. Mit sieben oder acht Jahren fing ich an, mir Traumbilder aufzubauen. Es drehte sich immer um einen Mann, den ich mochte, der aber unerreichbar für mich war. Ich bildete mir ein, daß dieser Traummann, der Schauspieler war, mich mochte und bei mir war. Er sah mir bei dem, was ich tat, zu.

Ich habe auch heute noch ein solches Traumbild. Immer, wenn ich Sorgen habe, ziehe ich mich zurück und tanze. Ich löse mich von der Realität. Ich schicke die Kinder raus und lege eine Platte auf. Im Dunklen tanze ich mit geschlossenen Augen vor meinem Traummann, der in meiner Nähe sitzt und mir zuschaut. Ich tanze und löse mich von der Realität und schwebe auf einer Wolke, während er mich bewundert. Ich tanze weniger zu meiner Entspannung als vielmehr, um mich begehrlich zu machen. Das ist sogar die Hauptsache. Ich will bewundert werden, und das werde ich von dem Traummann, der dort sitzt und mir zuschaut. Ich muß dabei allein und nicht einmal die Kinder dürfen dabei sein. Ich würde mich vor ihnen schämen.

Ich brauche das immer dann, wenn ich Sorgen habe. Als meine Tochter geboren wurde, hatten wir Existenzschwierigkeiten. Ich verliebte mich ja damals in den Gynäkologen. Ich ging zu ihm, um mit ihm zu schlafen, worauf er aber nicht eingegangen ist. Ich mußte damals tanzen, während er mein Traummann war. Ich tanze immer, wenn ich von meinen Kümmernissen loskommen will. Dieses Tanzen hilft mir sehr.

Ich schäme mich oft. Als Kind wurde ich immer rot und bekam Schweißausbrüche, wenn ich angeschaut wurde oder an die Tafel mußte. Ich hänge an meinen Eltern, kann aber meiner Mutter nicht verzeihen, daß sie wiederum meiner geliebten Großmutter nicht verzeihen kann. Ich weiß nicht, was damals los war, und meine Mutter spricht nicht darüber, aber dieser Haß meiner Mutter beschäftigt mich sehr.

Als ich 13 war, kam es zu meiner ersten Liebe, aber es kam dabei zu keinem Intimkontakt. Zum ersten Mal ging ich mit 16 mit einem Mann ins Bett, und dann ging es Schlag auf Schlag, und ich muß sagen, daß ich eigentlich immer sehr schnell mit einem Mann ins Bett ging. Es kam dabei aber nie zum Orgasmus.

Mit 17 hatte ich ein Verhältnis mit einem Jungen, der auf derselben Schule war wie ich. Ein Holländer kam zu uns in Urlaub, und ich ließ mich mit diesem ein, sagte natürlich nichts davon meinem Freund. Dieser erfuhr aber davon und rächte sich an mir. Er verkehrte mit mir und sperrte mich dann in seinem Zimmer ein. Dann rief er meine Eltern an und erzählte ihnen alles, wodurch es zu Hause eine schlimme Szene gab.

Nach dem Abitur ging ich nach Berlin und zwar wegen eines jungen Mannes, den ich in Kopenhagen kennengelernt hatte. Er wollte aber nichts mehr von mir wissen und verleugnete sich vor mir. In Berlin begann ich meine Lehre im Hotelfach.

Ich hatte dann einen Mann nach dem anderen und verlobte mich mit einem und weiß heute noch nicht, warum. Ich war todtraurig am Tag unserer Verlobung, und ich löste sie bald wieder.

Ich war immer gern im Hotel. Mich ziehen dort die vielen Menschen an, die internationale Atmosphäre und daß dort ständig etwas passiert. Mit 23 wechselte ich zur Skandinavischen Fluggesellschaft, wo ich als Schmetterling anfing, wie die jungen Stewardessen genannt werden. Wegen einer Unkorrektheit bei der Essensverteilung, die mir ohne Absicht passierte, wollte man mich dort nicht behalten. Es war nur eine kleine Sache, wurde mir aber sehr zur Last gelegt. Nach meinem Ermessen war eine Mahlzeit zuviel geliefert worden, und ich teilte sie dem Chefpiloten zu, der immer sehr viel Hunger hatte. Nachher fehlte aber einem Fluggast die Mahlzeit.

Ich ging wieder zum Hotelgewerbe zurück und wurde Chefsekretärin in einem großen Hotel in Kopenhagen, wo ich meinen Mann kennenlernte, den ich aber zunächst nicht mochte. Am ersten Tag unserer Bekanntschaft eröffnete er mir sofort, daß er mich heiraten wollte. Bei unserer ersten Verabredung ließ ich ihn sitzen, aber er kam nach drei Tagen wieder, um mich zu sehen. Dieser Mann, meinetwegen extra von Hamburg angereist, war anders als die anderen. Er ließ mich am ersten Tag unserer Bekanntschaft in Ruhe, und das habe ich noch nie bei einem Mann erlebt.

Kurz darauf nahm ich eine Stelle in Lugano an, und bald entstand ein Verhältnis mit einem Italiener. Als mein Mann kam, erzählte ich ihm davon und daß er für mich nicht in Frage käme, worauf er ohne ein Wort abreiste.

Bald bereute ich meine Verhaltensweise und war überzeugt, daß er für mich der richtige Mann sei. Ich rief ihn an, und er kam sofort und machte mir unmittelbar einen Heiratsantrag. Wir heirateten noch in demselben Jahr. Ich war am Anfang unserer Ehe sehr leidenschaftlich und wollte jede Nacht mit meinem Mann ins Bett, obwohl ich keinen Orgasmus hatte. Es dauerte nicht lange, bis mein Mann auf meine sexuellen Wünsche nicht mehr so einging wie ich wollte und schließlich nur noch alle zwei bis drei Monate mit mir verkehrte. Während dieser Zeit onanierte ich ziemlich viel, was ich mir übrigens seit meiner Kindheit, seit etwa meinem siebten oder achten Lebensjahr, zur Gewohnheit gemacht hatte.

Ich glaube, daß ich meinen Mann sexuell nicht mehr reize. Ich glaube sicher, daß er mehr sexuelle Bedürfnisse hat, als er mir zeigt. Ich habe erfahren, daß er vor unserer Ehe viele Freundinnen hatte und finde oft pornografische Lektüre unter seinen Sachen.

1977 kam das erste Kind zur Welt, und ich erlebte nach der Niederkunft meine sexuelle Leidenschaft für den Gynäkologen, die sich übrigens nach der zweiten Geburt wiederholte, allerdings für einen anderen, denn ich hatte nach der Abfuhr durch den ersten den Gynäkologen gewechselt.

Nach der ersten Geburt wurde eine Spirale eingeführt und es kam trotzdem zur Schwangerschaft, weil sie in die Bauchhöhle durchgerutscht war. Sie wurde herausgeholt und die Schwangerschaft unterbrochen, was mich sehr deprimierte. Ich litt so darunter, daß mein Mann und ich wieder mehr zusammenfanden, und dabei kam ich zum ersten Mal zum Orgasmus, was auch bestehen blieb. Bald kam unser kleiner Junge zur Welt, weil ich einen Ersatz für die abgebrochene Schwangerschaft brauchte.

Nach dieser Geburt hatte ich mich ja wiederum in den Gynäkologen verliebt und baute mir mit ihm meinen Traummann auf. Vielleicht spielte dabei eine Rolle, daß ich mich von meinem Mann nicht geliebt fühlte. Er schaut oft anderen Frauen nach, und ich sehe darin eine Mißachtung meiner Person.

Mit Roger haben wir sehr viel mitgemacht, denn er hatte nach drei Monaten ein endogenes Ekzem bekommen und erlitt jede Nacht Qualen durch den starken Juckreiz. Ich bin lange Zeit jede Nacht aufgestanden und habe ihn auf meinem Arm geschaukelt, und ich tue es auch heute noch, wenn auch nicht mehr so viel wie früher, weil sein Ekzem und damit sein Juckreiz durch Ihre Behandlung verschwunden ist. Aber ich tue es noch, weil es zur Gewohnheit geworden ist und er einfach danach verlangt.

Seit einer Sauna vor acht Monaten kam es dann zu meinen furchtbaren Ängsten und zum Ausbleiben meiner Regel. Ich war während meiner Tage zur Sauna gegangen.

Ich habe viele Todesängste und besonders dann, wenn ich alleine bin. Ich habe Angst, daß mein Herz stehen bleibt und ich bald sterbe.

Ich habe Angst, wenn ich an hohen Häusern vorbeigehe. Wenn ich ins Bett gehe, habe ich das Gefühl, durch das Bett zu fallen. Von homöopathischen Ärzten habe ich bis jetzt folgendes bekommen: Ignatia, Calcium, Stramonium, Sepia, Tarantula, Sulfur, Natrium muriaticum, Psorinum, Asarum und Kalium carbonicum."

Träume

Traum 1:
Sie fährt in einem Lift, und dieser fährt immer schneller, bis er schließlich durch das Dach des Hauses hindurchstößt und in die Unendlichkeit fliegt.

Traum 2:
Sie sieht eine Gefahr auf sich zukommen und will weglaufen, kommt aber nicht von der Stelle.

Traum 3:
Sie träumt von dem Tod ihrer Eltern, obwohl diese noch leben.

Da dieser Fall vor der Einbeziehung der Farben ausgearbeitet worden war, habe ich die Patientin erst später nach ihrer Farbe gefragt. Es war ein sattes Butterblumen-Gelb (Rubrik 3 A 8). Immer wieder fand ich bestätigt, daß Belladonna diese Farbe hat.

Auswertung

Zuerst dachte ich an Crocus, denn dieses Mittel hat die Freude durch Musik (131), das Vermögen, sich leicht und körperlos zu fühlen (304), und vor allem das vollkommene Aufgehen im Tanz (183).

Besonders fällt Crocus auf, wenn man an ihr erfolgloses Wegrennen im Traum denkt (III, 346), denn dabei ist es neben Indium das einzige Mittel.

Ich gab Crocus C30, bevor ich die Anamnese ausgearbeitet hatte, leider ohne Erfolg.

Auch Argentum nitricum M (Höhe verschlimmert die Gemütssymptome: 559; Wahn, hohe Mauern stürzen ein: 367 u.a.) brachte keinen Erfolg, so daß ich den Fall ausarbeiten mußte.

Wie so oft, kam dabei ein ganz anderes Mittel zum Vorschein, als vorher angenommen. Die vielen übereinstimmenden Symptome machten die Richtigkeit der Wahl immer deutlicher, und schließlich bewies der Erfolg dasselbe.

Nicht der Freude bereitende Tanz ist die Hauptsache, sondern ihre Vorstellung, daß ihr Traummann als Zuschauer dabei ist und sie bewundert.

Das von mir gefundene Mittel, Belladonna, ist bei beiden Symptomen aufgeführt und zwar nicht nur bei der Fröhlichkeit mit Tanzen (1), sondern vor allem bei der Einbildung, daß jemand anwesend sei (2), der auch Kontakt mit ihr hat.

Bei diesem Traumtanz mit ihrem Traummann hat sie das Gefühl, in der Luft zu schweben (3).

Außer dieser Vision der Anwesenheit eines anderen, was ich als charakteristisches Symptom ansah, fand ich noch ein anderes, nämlich die Nymphomanie nach der Niederkunft, die auffälligerweise jedes Mal auftrat. Auch hier ist Belladonna aufgeführt (4).

Die Nymphomanie ist bei unserer Patientin eigentlich immer vorhanden gewesen, denn mit diesem Begriff ist weniger das sexuelle Verlangen überhaupt gemeint, sondern das Verlangen nach immer wieder einem neuen Partner, egal, aus welchem Grund heraus. Ich glaube, daß diese Patientin ein gewisses Maß von Minderwertigkeitsgefühl und deshalb sowohl das Verlangen nach dem Traumtanz als auch nach den Partnern hatte, um eine Selbstbestätigung zu finden. Auch das gehört zum Begriff der Nymphomanie, denn die Motivation spielt dabei schließlich keine Rolle (5).

Sie empfand einen Enthusiasmus und war schnell für alles begeistert (6). Anscheinend war sie vertrauensselig und leichtgläubig, und es war für sie unfaßbar, daß der Mann, der ihr in Kopenhagen versprochen hatte, den Himmel für sie herunterzuholen, sie sitzen ließ, als sie ihm nach Berlin nachreiste (7).

Sie hatte viele Beschwerden, wenn ihre Liebe wieder einmal enttäuscht wurde, besonders aber, als sie an der Liebe ihres Mannes zweifeln mußte. Nachdem er anfangs begeistert für sie war, zeigte er auf einmal kein sexuelles Verlangen mehr, legte sich pornografische Schriften zu und schaute zuviel nach anderen Frauen. Sie wurde dadurch traurig und schwermütig (8).

Das schlimmste für sie war der Kälteschock durch die Sauna, dem sie sich leichtsinnigerweise während ihrer Regel aussetzte.

Nachher bekam sie viele Ängste, besonders Angst vor einem drohenden Tod, die alle schlimmer beim Alleinsein waren (9).

Nach dem Kälteschock vor acht Monaten war die Regel weggeblieben und hatte sich bis heute nicht wieder eingestellt (10).

Ein sonderbares Symptom gab es noch und zwar das nur „nächtlich vorkommende Schwitzen während der Regel". Ich fand es schließlich in *Gentry's* Repertorium [7] Band 4, 422, wobei 4 Mittel angegeben sind: Asarum, Belladonna, Kalium carbonicum und Sulfur (11). Auf derselben Seite fand ich sogar beim „Schwitzen auf der Brust" nur ein Mittel und zwar Belladonna (12).

Schließlich ist noch zu erwähnen, daß sie das Gefühl hat, durch das Bett zu fallen, wenn sie sich ins Bett legt (13).

Belege für das Simile Belladonna

1. Froh mit Tanzen, Lachen, Singen (SR I 130): Zweiwertig
   Tanzen (SR I 183): Zweiwertig
2. Wahn und glaubt zu träumen (SR I 263): Nur einziges Mittel und einwertig
   Wahn und sieht Personen (SR I 319): Zweiwertig
   Wahn, Personen sind neben ihr (SR I 320): Einwertig
   Wahn, unterhält sich mit abwesenden Personen (SR I 320): Einwertig
   Wahn, sieht Phantome (SR I 294): Dreiwertig
   Wahn, sieht angenehme Phantome (SR I 297): Einwertig
   Wahn, sieht Gesichter (SR I 269): Dreiwertig
   Phantasien mit Luftschlössern (SR I 454): Dreiwertig
   Wahn, sieht Personen beim Augenschließen (SR I 320): Zweiwertig
   Sieht Phantome beim Augenschließen (SR I 295): Einwertig
   Sieht Phantome im Dunkeln (SR I 295): Zweiwertig
   Sieht Gesichter beim Augenschließen (SR I 269): Dreiwertig
3. Wahn, schwebt in der Luft (SR I 277): Einwertig
   Gefühl von Schweben (K I 167): Einwertig
4. Puerperale Nymphomanie (SR I 764): Einwertig
5. Nymphomanie (SR I 762): Zweiwertig
6. Enthusiasmus (SR I 423): Einwertig
7. Leichtgläubig (SR I 180): Zweiwertig

8. Beschwerden durch enttäuschte Liebe (SR I 19): Zweiwertig
   Traurigkeit durch enttäuschte Liebe (SR I 859): Einwertig
   Schwermut durch enttäuschte Liebe (SR I 698): Einwertig
9. Furcht vor dem Tod, wenn allein (SR I 476): Einwertig
   Furcht vor dem drohenden Tod (SR I 477): Dreiwertig
   Furcht vor dem Alleinsein, weil sie fürchtet, zu sterben (SR I 466): Einwertig
10. Unterdrückte Menses durch kaltes Wasser (SR I 549): Einwertig
11. During menses perspiration at night *(Gentry* 4, 422): Einwertig
12. During menses perspiration on chest at night *(Gentry* 4, 422): Einziges Mittel
13. Gefühl, als ob sie mit dem Bett oder durch das Bett sänke (K I 164): Einwertig

Therapie und Verlauf

Nach einer Gabe von Belladonna M bekomme ich nach drei Wochen einen Anruf mit der Mitteilung, daß die Menses vor drei Tagen eingetreten seien, wodurch sie sich insgesamt erleichtert fühlte. Auch ihre Verhaltensweise wurde besser. Es dauerte Monate, bis ihre Selbstsicherheit und ihr Selbstvertrauen zugenommen hatten. Sie fühlte auch, wie sich immer mehr eine innere Ruhe ausbreitete. Sie schrieb mir:

„Acht Tage nach der Einnahme von Belladonna M fühlte ich eine große Müdigkeit, die mir wie nach Valium vorkam, vielleicht noch intensiver. Sie hielt über eine Woche an und nahm nur langsam ab.

Meiner Tochter bringe ich mehr Zuwendung und Geduld entgegen und versuche bewußt, immer gelassen zu bleiben und nicht zu schreien. Der kleine Roger schafft mich noch ab und zu, aber das mag auch an seinem Alter liegen und daran, daß er während seiner Ekzemzeit, die zum Glück jetzt vorbei ist, übermäßig verwöhnt und dadurch anspruchsvoll geworden ist. Auch mit meinem Mann verstehe ich mich besser – es ist alles viel entspannter geworden, obwohl unser Sexualleben noch nicht sehr gut ist.

Aber ich habe immer noch Schwierigkeiten im Umgang mit anderen und Angst, bei ihnen nicht anzukommen. Mein Ekzem in der Handfläche und zwischen den Fingern, das jetzt vor der Regel immer schlimmer wird, ist noch nicht viel besser geworden. Kann ich überhaupt noch Hoffnung haben, daß es einmal besser wird?"

Drei Monate nach der ersten Gabe gab ich eine zweite in der Potenz M und schließlich eine dritte in der Potenz CM wiederum neun Monate später.

Sechs Wochen nach der zweiten Gabe erhielt ich folgenden Brief:

„Mein Mann findet, daß ich mich sehr zum Besseren gewandelt habe. Er sagt, ich sei eine richtig anschmiegsame Frau geworden, und ich fühle selbst auch, daß ich die Nähe meines Mannes sehr stark brauche. Ich umarme und küsse ihn oft aus heiterem Himmel und genieße es, wenn er mich in den Arm nimmt und mich streichelt. Früher war ich verschlossen und wehrte ab – ich wollte nicht angefaßt werden, und das Küssen war mir unangenehm. Ich merke auch, daß ich nicht mehr so verbohrt bin, sondern daß ich langsam fröhlicher werde, versuche meine Fehler zu ändern und an mir selbst zu arbeiten. Die Angst weicht jetzt auch langsam; es bleibt aber eine Art Ängstlichkeit vor der Zukunft, gerade weil ich spüre, daß ich nicht so leicht aus eigener Kraft Haushalt, Kinder usw. unter einen Hut bringen kann. Es ärgert mich, daß ich nicht wie mein Mann bin oder wie viele andere Frauen, resolut zupackend, ohne ständig sich Gedanken zu machen, ob alles richtig ist oder nicht. Mein Mann sagte schon immer, daß ich auf einer Wolke schwebe, und ich glaube sogar, daß er das gut findet, nur möchte ich lieber realistisch und voller Kraft sein. Auf jeden Fall fühle ich mich schon viel besser, und ich glaube auch, daß es jetzt richtig bergauf geht."

Zwei Monate nach der dritten und bis jetzt, nach einem Jahr, letzten Gabe erhielt ich folgende Schlußworte eines langen Briefes:

„Dank Ihrer Hilfe entwickele ich mich jetzt zu einem glücklichen, wohlfühlenden Menschen, der nicht immer negativ und nörglerisch ist. Ich bin Ihnen so dankbar – erst helfen Sie meinem Sohn und dann der Mutter – es ist wirklich einmalig."

Fall 8

Der vor mir sitzende 33jährige Patient sieht mit seinem Bart männlich aus und erscheint mir im Gespräch sehr selbstsicher. Das ist auch Voraussetzung für seinen Beruf, denn er macht Verhaltenstraining für Mitarbeiter in Großbetrieben.

Doch er ist gar nicht so selbstsicher, wie man zunächst glaubte, und deswegen kommt er zu mir. Er fühlt sich immer dann unsicher, wenn er den Kontakt zur Wirklichkeit, zur Realität, verliert, und das geschieht immer häufiger. Er ist dann nicht mehr Herr der Situation und hat damit verbunden viele Ängste.

Zu seinem Allgemeinzustand ist zu sagen, daß er öfter erkältet ist und seit über zehn Jahren eine Sinusitis hat, die 1978 gefenstert wurde. 1977 wurde ein Nierenkelchstein links festgestellt. Die BKS betrug zunächst 20/35, zuletzt 8/19.

Vielleicht sollte noch erwähnt werden, daß er sehr schmerzempfindlich ist, was mir bei Injektionen auffiel und von ihm bestätigt wurde. Seine Lieblingsfarbe ist ein warmes Gelb, das ich als Butterblumen-Gelb bezeichne (Rubrik 3 A 8).

Psychoanamnese

„Ich wurde in einer Stadt am Niederrhein geboren und bin mit einer Schwester, die elf Jahre älter ist, aufgewachsen. Meine Eltern waren relativ alt, was mich sehr störte. Als sie mich einmal in einem Zeltlager besuchten, meinten die anderen, ob das meine Großeltern gewesen wären. Ich hatte zu meinem Vater einen guten Kontakt, obwohl er längere Zeit weg und in einer Lungenheilstätte gewesen war.

An meine ersten Kinderjahre habe ich wenige Erinnerungen. Ich weiß nur, daß ich mich nie von meinen Eltern lösen konnte. So war es schon damals und auch später. Auch als ich von zu Hause weg war, bin ich immer häufig zu meinen Eltern gefahren, und besonders dann zu meiner Mutter, als diese nach dem Tod meines Vaters, der 1978 starb, allein war. Ich denke mir immer, daß die anderen viel von mir erwarten und fühle mich verpflichtet, diesen Erwartungen nachzukommen. Ich kann schlecht ‚Nein' sagen, denn ich will die anderen auf keinen Fall enttäuschen.

Ich habe in unserer Klasse immer eine Funktion ausgeübt und auch bei den Pfadfindern. Dabei bin ich aber nie der Erste gewesen, sondern immer der Zweite. Ich habe dabei kein Problem, einen anderen als besser anzuerkennen, wenn er es wirklich ist. Wenn ich aber Aufträge von jemandem bekomme, dessen Kompetenz ich nicht anerkennen kann, dann führe ich diese zwar aus, bekomme aber nachher Schwierigkeiten, vor mir selbst zu bestehen.

Wenn ich in Konfliktsituationen komme wie z.B. in schwierige Diskussionen, dannmache ich ironische Bemerkungen und kann mich durch diese Lockerung in humorvoller Art aus der Schwierigkeit lösen. Wenn ich aber unter Alkohol stehe, dann kann ich so zynisch werden, daß ich die anderen sogar verletze.

Überhaupt spielt Alkohol bei mir eine besondere Rolle. Ich habe öfter das Bedürfnis zu trinken. Wenn ich Probleme habe, komme ich am besten mit Alkohol darüber hinweg. Ich vertrage den Alkohol aber schlecht. Ich bin sehr schnell betrunken und fühle mich auch schlecht, was am nächsten Tag aber noch schlimmer wird. Ich habe dann das Gefühl, daß meine Seele meinen Körper verlassen hat, und ich habe verwirrende Gedanken. Ich fühle dann, daß ich mit meinen Gedanken nicht mehr beim Autofahren bin. Ich weiß zwar, daß alles automatisch abläuft, fühle mich aber sehr beunruhigt, wenn mir zu Bewußtsein kommt, daß meine Gedanken ganz weit weg sind und ich die Kontrolle über das Fahren verloren habe. Zunächst geschah das nur beim Autofahren. Es sind dann zwei verschiedene Welten da. Hier ist die materielle und dort ist die feinstoffliche. Die Gedanken sind weg, und ich sitze gar nicht mehr am Steuer. Ich habe schon vor dem Fahren Angst, daß meine Gedanken sich selbständig machen und ich sie nicht mehr unter Kontrolle habe. War das zunächst nur im Auto, konnte es später immer geschehen, sogar beim Essen. Wenn ich in unserer Kantine sitze und viele Leute um mich sind, dann läuft alles wie ein Film vor mir ab, und ich habe das Gefühl, nicht mehr anwesend zu sein. Ich bin dann bedrückt, weil ich die Kontrolle über mich verloren habe und nicht mehr Herr der Lage bin. Ich habe Angst und möchte am liebsten aufstehen und rausgehen.

Wenn ich mich mit Leuten unterhalte, die in meinem Alter sind, komme ich mir immer älter vor, weil ich fühle, daß meine Spannkraft aus meinem Körper heraus ist. Oft bin ich abends müde und abgespannt, obwohl der Tag gar nicht anstrengend war, und meine Frau sagt dann ‚Opa' zu mir, weil sie das auch merkt. Das alles führt dazu, daß ich mich sehr viel mit mir beschäftige und andauernd über mich und meinen Zustand nachdenke.

Sonderbar ist es mit meinem Spiegelbild. Ich komme mir im Spiegel immer fremd vor, und ich schaue mir oft in die Augen, um mich zu überzeugen, daß ich es tatsächlich bin, der vor dem Spiegel steht, und ich komme mir dabei wie ein anderer vor. Das ist sonderbar und zugleich schrecklich für mich, und ich habe Angst, in einen Spiegel zu schauen. Ich habe Angst, verrückt zu sein.

Ich mag keine glitzernden Gegenstände und auch kein Neon. Wenn beim Autofahren die Sonne durch an der Seite stehende Bäume scheint und dadurch das auf mich fallende Licht andauernd flackert, bekomme ich Unruhe und Angst, auch wenn ich vom Licht in den Schatten komme oder umgekehrt.

Mich beunruhigt Dunkelheit und auch schon Dämmerung, weil ich dann weniger das Bewußtsein habe, da zu sein. Mich würde das nicht so beängstigen, wenn ich wüßte, daß ich sofort wieder da sein könnte, aber so weiß ich nicht, ob ich von da, wo ich bin, überhaupt zurückkommen kann.

Ich meine, daß wir unsere Rollen vertauscht haben, ich meine, daß meine Frau sehr viel stabiler ist als ich.

Beim Gespräch kommt es mir vor wie beim Autofahren. Ich habe das Gefühl, der Unterhaltung nicht folgen zu können und gar nicht mehr anwesend zu sein. Wie beim Autofahren geht dann alles automatisch. Meine Stimme ist fremd wie eine künstliche Stimme, wie eine auf Tonband. Meine Gedanken sind woanders und überhaupt nicht identisch mit dem, was ich sage.

Bei Entscheidungen bestehen Schwierigkeiten, die sich sogar dann einstellen, wenn es um Kleinigkeiten geht, die gar nicht wichtig sind, die ich aber als schwerwiegend empfinde. Ich sollte Waschbetonplatten mitbringen, um sie in unserem Garten auszulegen, und die Entscheidung nur über die Größe fiel mir so schwer, daß ich zu zittern begann und der Schweiß bei mir ausbrach.

Ich habe Sozialwissenschaft studiert mit Organisationspsychologie. Ich bin Kursleiter mit Informationen über die Organisation in großen Betrieben, wie und nach welchen Richtlinien man die Mitarbeiter einsetzt und arbeiten läßt usw. Bei Gesprächen mit anderen fühlte ich mich bis jetzt sicher, weil ich die Reaktionen der anderen voraussehen konnte, aber ich merke, daß das schwindet. Was kann ich sonst sagen? Ich glaube, daß ich so etwas wie Kreativität besitze, denn ich schreinere und bastele.

Wenn ich mich hinlege, habe ich oft das Gefühl, in die Tiefe zu fliegen oder zu gleiten. Ich bin für eheliche Treue und habe meine Frau noch nie betrogen. Ich bin übersteigert eifersüchtig und träume immer wieder, daß meine Frau Interesse für einen anderen Mann hat und mich nicht mehr beachtet."

Auswertung

Was unseren Patienten besonders belastet, ist das Weggleiten seiner Gedanken, so daß er sich nicht mehr konzentrieren und seine Handlungsweise auch nicht kontrollieren kann. Das geschieht beim Autofahren, aber auch bei Gesprächen (1).

Dazu kommt, daß er sich selbst in besonderen Situationen nicht mehr anwesend fühlt. Er hat keinen Kontakt mehr zu seiner Umgebung. Wenn er dasitzt, läuft alles wie ein Film vor ihm ab, und er ist nur Zuschauer einer nicht existenten Handlung (2).

Das dritte auffällige Symptom ist der Zweifel an seiner Identität vor dem Spiegel, deshalb fürchtet er sich auch vor dem Anblick eines Spiegels oder vor glitzernden Gegenständen. In Dämmerung und Dunkelheit hat er besonders Angst, aber nicht etwa davor, daß ihm etwas aus der Dunkelheit heraus passieren könnte, sondern vielmehr davor, daß er seine Identität verliert und nicht mehr zurückkommen kann (3).

Diese drei Leitsymptome weisen wie die noch aufzuzählenden Symptome alle auf Cannabis indica.

Außer seiner Angst, nicht mehr in die Wirklichkeit zurückkommen zu können, hat er auch Furcht davor, verrückt zu werden (4), wenn er in den Spiegel schaut und sich nicht mehr erkennt oder bei banalen Entscheidungen keinen Entschluß treffen kann, sondern statt dessen beginnt zu schwitzen und zu zittern.

Zu dem Zweifel an seiner Identität gehört auch, daß seine Stimme sonderbar klingt (5) und daß er bei Unterhaltungen zynisch und sarkastisch wird (6), um zu überspielen, daß er sich nicht mehr als Realität fühlt und dabei ist, abzugleiten. Wahrscheinlich ist er auch besonders anfällig für Alkohol, weil er sich immer in einem gewissen Rausch befindet.

Auch die Angst vor Verletzungen, wie z.B. vor der Injektion, gehört zum AMB von Cannabis (7).

Und schließlich war beim Zubettgehen noch das Gefühl des Gleitens oder Fliegens in die Tiefe. Es ist dies ein ganz besonderes Gefühl, dem ich noch nie begegnet war und nicht zu verwechseln mit dem ähnlichen des Schwindels, das oft ebenfalls beim Zubettgehen vorkommt. „Ich habe dann das Gefühl, daß ich mit dem Bett in die Tiefe falle", wird berichtet, und das ist etwas anderes als das des „eleganten Gleitens oder Fliegens" (8) wie bei unserem Patienten.

Hinweise auf das Simillimum Cannabis indica
1. Wahn, Seele sei vom Körper getrennt (SR I 340): Einwertig
   Unzusammenhängende Gedanken (SR I 976): Einwertig
   Gedanken drängen sich auf und schwirren durcheinander (SR I 979): Zweiwertig
   Hartnäckige Gedanken (SR I 980): Dreiwertig
   Verwirrung wie im Traum (SR I 159): Zweiwertig
2. Wahn und Zweifel an seiner Existenz (SR I 268): Einziges Mittel und einwertig
3. Furcht vor Spiegeln im Zimmer (SR I 497): Einwertig
   Furcht vor glitzernden Gegenständen (SR I 470): Einwertig
   Irrtümer in der eigenen Identität (SR I 293): Einwertig
   Furcht vor Dunkelheit (SR I 474): Dreiwertig
4. Furcht, verrückt zu werden (SR I 493): Dreiwertig
5. Wahn, seine Stimme klingt sonderbar (SR I 366): Einwertig
6. Sarkasmus (SR I 738): Einwertig
7. Furcht, verletzt zu werden (SR I 493): Einwertig
8. Gefühl des Fliegens (SR I 278): Einziges zweiwertiges Mittel
   Gefühl des Fliegens von einem Felsen in einen dunklen Abgrund (beim Zubettgehen) (SR I 278): Einziges Mittel und einwertig

Therapie und Verlauf

Nach einer Gabe von Cannabis indica C 200 setzte nach einigen Tagen eine positive Wirkung ein. Der Patient berichtete:

„Als erstes hat sich mein Zustand beim Autofahren gebessert. Die Gedanken lenkten mich nicht mehr ab, und ich konnte mich ohne große Überwindung auf das Fahren konzentrieren.

Ich konnte mich dann auch bei meinen Vorträgen konzentrieren, und es waren keine verrückten Gedanken mehr da, die abschweiften. Die Unruhe, die von allen möglichen Reizen ausging, so vom Licht, von Geräuschen, wie schon Klappern des Geschirrs u.a., trat nicht mehr auf.

Ich kann jetzt auch in jeden Spiegel sehen, ohne dabei Zweifel zu empfinden, daß ich es bin.

Der gesamte Druck, der mich in meinem Lebensgefühl beengte, ist gewichen, und ich fühle mich endlich frei. Ich kann jetzt Arbeiten ausführen, die vorher unmöglich für mich waren, weil ich mich nicht konzentrieren konnte, wie knifflige handwerkliche oder Gartenarbeiten und Lesen."

Nach drei Monaten war eine neue Gabe notwendig, diesmal im M, was eine endgültige Wiederherstellung zur Folge hatte.

Die erste und zweite Gabe wurden 1984 verabreicht. Bis heute, 1989, war keine neue Gabe notwendig. Der Patient darf als geheilt betrachtet werden.

Fall 9

Ein Lehrer (36 Jahre) sitzt vor mir, einer der vielen Lehrer, die zu mir kommen. Er sieht nicht sehr gepflegt aus, sondern alles an ihm erscheint eigenwillig, von seiner ungepflegten Frisur bis zu seinem Schnauzbart, und auch die Finger mit ihren Nägeln, auf die ich mit Vorliebe schaue, machen keinen gepflegten Eindruck.

Er ist doch Studienrat für Chemie und Biologie und müßte eigentlich als Vorbild für seine Klasse gepflegter sein. Er muß sehr eigenwillig sein, dachte ich, und nur Wert legen auf das, was er schätzt. Sein Aussehen hat für ihn anscheinend überhaupt keine Bedeutung.

Er kommt zunächst wegen seiner organischen Beschwerden, und da hat er viel vorzubringen:

Von Kindheit an hat er Asthma, ein Asthma, das fast ständig da ist, sich aber während der Blütezeit in jedem Jahr verschlimmert. Besonders schlimm war es, als er noch bei seinen Eltern lebte, und es besserte sich dann auffällig, als er mit 20 Jahren zunächst zum Zivildienst ging und sich dann eine eigene Wohnung zulegte. Schlimmer ist es bei Anstrengungen und abends.

Seit Jahren hat er Beschwerden beim Wasserlassen, und alle seine Beschwerden sprechen für eine chronische Prostatitis und Urethritis. Er hat Beschwerden im vorderen Penisbereich und zwar einen brennenden Schmerz sowohl am Anfang des Urinierens als auch am Schluß und nachher. Es sind besonders die letzten Tropfen, die ihm wehtun. Oft hat er nur am Blasenhals Schmerzen und zwar ebenfalls zu Beginn des Urinierens, aber auch im Stehen, wenn er nicht uriniert. Er hat dann ein ziehendes Gefühl nach unten, das aber weder mit Stuhl- noch mit Harndrang identisch ist. Die Vorhaut ist öfter rissig und schmerzhaft.

Nicht nur das Asthma ist eine Reaktion auf die Pollen, sondern diese Pollinose erstreckt sich auch auf Nase und Augen. Er muß morgens niesen und hat immer wieder einen wäßrigen Ausfluß, von dem er nicht sagen kan, ob es draußen oder drinnen schlimmer ist. Ebenso ist es mit den Augen, die morgens verklebt sind.

Die weitere Befragung läßt auch auf eine chronische Sinusitis und Eustachitis schließen, wofür auch ein häufiger und tiefliegender Ohrschmerz spricht.

Auch undefinierbare Bauchbeschwerden sind da, die auf eine Mitbeteiligung der Leber schließen lassen, was durch die Palpation bestätigt wird. Nach Milch und nach Kaffee tritt Durchfall ein.

Eine auf dieser Symptomatik aufgebaute Behandlung mit verschiedenen Mitteln brachte recht gute somatische Erfolge, doch ließ es sich allein wegen des Asthmas nicht umgehen, das Simillimum des Patienten zu finden, weshalb ich ihn zu einem längeren Gespräch bestellte.

Psychoanamnese

„Ich war das einzige Kind, und ich weiß noch, daß meine Mutter mich immer rügte, weil ich so kreischen würde. Ich hätte eine laute und durchdringende Kasernenstimme, meinte sie.

Mir war später erzählt worden, daß ich als Kind immer Krämpfe am Magenpförtner gehabt hätte, außerdem sehr früh Hautkrankheiten und Rachitis. Ich soll sehr früh, etwa mit acht Monaten schon, laufen gelernt haben.

Ich weiß noch, daß ich mit Vorliebe allein gespielt habe und zwar stundenlang. Wenn ich mit anderen spielte, dann war ich am liebsten der Indianer, der sich an den Feind heranpirschte, aber nie einer, der angegriffen wurde.

Ich hatte nur wenige Freunde. Ich machte mit Vorliebe das Gegenteilige von dem, was die anderen machten. Ich weiß noch, daß die anderen zu Karneval als Cowboys gingen, und ich setzte alles in Bewegung, nicht in diesem Kostüm herumlaufen zu müssen. Ich erinnere mich, daß Feuer mich magisch angezogen hat und ich immer damit gespielt habe. Abends habe ich brennende Kerzen neben mein Bett gestellt und bin dann eingeschlafen, sehr zum Mißfallen meiner Mutter.

Meine Mutter hatte überhaupt viel an mir auszusetzen. Ich war nie gut in der Rechtschreibung und schreibe auch heute noch, da ich Lehrer bin, oft Fehler an die Tafel, was mich aber nicht stört. Schließlich bin ich kein Lehrer in Deutsch oder Rechtschreibung und glaube, daß ich meine Fächer tadellos beherrsche. Meine Mutter hatte meine Rechtschreibung immer zu bemängeln. Sie war immer eine Bedrückung für mich, weil sie mich unterdrückte. Wenn ich Briefe schreiben sollte, mußte ich diese meiner Mutter vorlegen, worauf sie diese korrigierte, und ich mußte diese korrigierten Briefe dann noch einmal ins Reine schreiben. Durch diesen Zwang brachte meine Mutter es fertig, daß mir nichts mehr widerwärtiger erschien als die deutsche Rechtschreibung, und ich glaube, daß es ihr Verdienst ist, daß ich nie gern lesen mochte und die Rechtschreibung auch heute noch nicht beherrsche. Mein Protest gegen diese Willkür dauerte über Jahre und schließlich hatte sie mich so weit, daß ich alles ohne große Anfangsbuchstaben und ohne Satzzeichen schrieb. Ich muß etwa 16 gewesen sein, und keine ihrer Vorhaltungen und Drohungen brachte mich von diesem Entschluß ab. Ich wußte alle Satzregeln, denn meine Mutter hatte sie mir eingebläut, aber ich weigerte mich, sie anzuwenden.

Meine Mutter hatte es fertiggebracht, daß ich mich ihr in allem widersetzte. Wenn es sonntags zur Kirche gehen sollte, fing ich immer an, so zu erbrechen, daß ich nicht mitgehen konnte. Meine Mutter merkte das und wußte auch, warum ich das tat, aber sie war machtlos dagegen. Einmal hatte sie mich trotzdem zum Gottesdienst mitgenommen, und ich erbrach in der Kirche soviel, daß sie mich wieder nach Hause bringen mußte, wenn sie nicht als grausame Mutter gebrandmarkt werden sollte.

Meine Mutter saß immer wie ein Glucke auf mir. Ich war ja das einzige Kind und damit, das war sicher so, ihre einzige Lebensaufgabe. Als ich verheiratet war und selbst Kinder hatte, kontrollierte sie uns laufend weiter. Ich sollte mich in allem und auch in der Erziehung der Kinder nach ihr richten, und sie erwartete von uns, daß wir uns immer um sie kümmerten. Ich muß gestehen, daß ich mich befreit fühlte, als sie mit 65 Jahren starb.

Ich glaube sogar, daß diese Verhaltensweise meiner Mutter den Anstoß dafür gegeben hat, daß ich mich später mehr für England und die Engländer interessiert habe. Die Engländer und ihre Sprache sind mein Hobby geworden.

Ich bin in der Schule zweimal sitzen geblieben, woran wohl schuld war, daß wir umgezogen sind und ich mit dem Unterricht in der neuen Schule nicht mitkam, denn die Klasse war im Unterrichtsstoff weiter als ich. Ich hatte gern die beiden Fächer Mathematik und Englisch, aber gerade hier schlechte Noten. Ich sei bei Aufsätzen immer zu nüchtern, warf man mir vor. Ich müßte blumiger schreiben.

Mit 16 bin ich zum ersten Mal nach England gefahren, und dieser Aufenthalt dort war ein Erlebnis für mich. Mir gefiel, wie tolerant und großzügig dort die Leute sind, ganz anders als bei uns. Sie standen in der Schlange, und keiner hat sich beschwert. Alles wurde mit Gleichmut ertragen. Meine saloppe Aufmachung wurde von ihnen nicht wahrgenommen, sondern sie haben mich als vollwertigen Menschen behandelt. Wenn ich in demselben Aufzug hier herumgelaufen bin, wurde ich von jedem kritisiert, wenigstens in der Verhaltensweise oder im Blick. Es gefiel mir so gut dort, daß ich mich entschlossen hatte, nach Schottland zu gehen und dort Lehrer zu werden. Aber ich verlor das später irgendwie aus den Augen. Meine Frau und ich benutzen aber jede Gelegenheit, dorthin zu fahren.

Sie wissen ja, daß ich in Chemie und Biologie unterrichte. Ich baue meinen Unterricht nur auf englischen Lehrbüchern auf, die ich mir immer wieder von England mitgebracht habe. Deren Unterrichtsgestaltung gefällt mir in ihrem didaktischen Aufbau sehr viel besser als die bei uns übliche. Ich möchte Ihnen das mit einem Beispiel erklären.

Ich habe in der Biologie über die Kuh zu sprechen. Im Deutschen würde man über die Kuh sprechen, über die einzelnen Organe, die Physiologie, die Verhaltensweise und die Fortpflanzung. Man würde nicht weitergehen, bis das Thema ‚Kuh' abgeschlossen wäre.

Im Englischen ist der Aufbau ein ganz anderer. Wenn man über die Atmung und die Atemtechnik spricht, dann behandelt man dieses Thema in Bezug auf das ganze Tierreich und zieht Vergleiche, ebenso mit der Fortpflanzung oder jedem anderen Thema. Ich überlasse Ihrem Urteil, welche von beiden Lehrmethoden Sie für interessanter und einprägsamer halten.

Wenn ich in Chemie über die Halogene sprechen muß, gehe ich vom Meerwasser aus und bespreche die verschiedenen Halogene, die darin enthalten sind, und ihren Aufbau und ihre Reaktionsweise, alles bezogen auf das Meerwasser, während man im Deutschen jedes einzelne Halogen in erschöpfender Weise abhandeln würde.

Ich habe inzwischen einen solchen Vorrat von englischen Lehrbüchern wie keiner meiner Kollegen. Es ist bedauerlich, daß sie kaum Englisch können, obwohl man doch gerade hier wertvolle Anleitungen auch für den Unterricht gewinnen kann.

Ich habe ein Bankkonto in England und mir dort einen alten Wagen gekauft, einen Morris minor traveller aus dem Jahre 1968. Mir gefällt, daß man in England unwahrscheinlich viele alte Wagen sieht, für die die Leute sich bei uns zu schade sind. Diese Autos erscheinen den Deutschen zu überholt und zu langsam, während die Engländer sich in ihrer Tradition wohl fühlen. Mit anderen zusammen zerlege ich den ganzen Wagen und schweiße ihn wieder zusammen, und dies wird der Wagen werden, der mir etwas bedeutet, weil er nicht nur ein Auto darstellt, sondern meine Lebensauffassung und meine Fähigkeit. Wenn die Deutschen diesen alten Wagen mißachten und damit mich, so ist mir das vollkommen egal. Dieser Wagen drückt nicht meine Bescheidenheit aus, sondern meine Aufsässigkeit gegenüber der deutschen Pedanterie.

Nicht viel anders ist es im Unterricht. Meine anfängliche Zurückhaltung läßt bei meinen 17- und 18jährigen Schülern den Fehlschluß zu ‚Diesen Luschi werden wir um den Finger wickeln', und sie wundern sich später, daß nicht sie mich, sondern ich sie erzogen habe, daß ich sie so geformt habe, wie ich sie haben will. Sie müssen schließlich zugeben, daß sie bei keinem Lehrer so viel gelernt haben wie bei mir.

Es ist nicht nur im Unterricht so, sondern ich schwimme immer gegen den Strom. Was die anderen machen, gefällt mir nicht, sondern ich gehe meinen eigenen Weg, und dieser ist genau entgegengesetzt. Als die anderen sich für die *Beatles* begeisterten, hörte ich *Beethoven*, *Bruckner* oder *Tschaikowsky* und lernte sie schätzen, obwohl ich erst 16 Jahre alt war. Die anderen mögen meist helles und sogar Neon-Licht, während ich mich am wohlsten bei Kerzenlicht fühle. Als die anderen salopp und in Jeans rumliefen, trug ich einen geschlossenen Kragen und eine rote Krawatte oder sogar die Fliege. Dabei trug ich aber die Haare lang, und ich bin von meinem 20. bis zum 26. Lebensjahr nie zum Friseur gegangen, so daß sie mir bis zum Gesäß reichten.

Ich weiß, daß ich Oppositionist und ultrakonservativ bin, aber ich fühle mich wohl in meiner Haut und kann gar nicht anders sein. Ich bin ein ehrgeiziger Idealist und leide darunter, wenn ich ein gestecktes Ziel nicht erreiche. Als man meinen Freund und nicht mich zum Klassensprecher wählte, wurde mein Asthma, das ich ja von Kindheit an habe, so schlimm wie nie zuvor.

Ich war aktiver Jusosprecher und ging mit 18 in die SPD, in der ich auch heute noch bin, ohne allerdings aktiv tätig zu sein. Man sagt von mir, daß ich arrogant sei, und meine Frau behauptet, daß ich zuviel angeben würde, weil ich nie Hemmungen habe, von meinen früheren und jetzigen Erfolgen zu reden. Warum sollte ich meine Leistungen verschweigen? Auch verspüre ich immer die Notwendigkeit, meinen oppositionellen Gefühlen nachzugeben. Als ich 18 war, mochte ich einen Lehrer überhaupt nicht leiden. Bei einer Klassenfahrt zur Notre-Dame stiftete ich eine Kerze und zündete sie mit der Bitte an, daß diesen Lehrer der Schlag treffen möge. Da das leider nicht eintraf, brachte ich eine Axt mit in die Schule, auf die ich mit roter Farbe geschrieben hatte 'Der Tod für Dich!' und legte diese auf seinen Pult.

Natürlich war ich Wehrdienstverweigerer und konnte im Zivildienst so bleiben, wie ich war.

Ich war 20, als ich auf einer gemeinsamen kirchlichen Veranstaltung meine Frau kennenlernte. Ich fiel ihr wohl dadurch auf, daß ich bei Diskussionen absurde Bemerkungen machte und Fragen stellte, die gar nicht in den Rahmen paßten. Das sagte sie mir nachher. Da ich merkte, daß sie sich irgendwie für mich interessierte, war ich wie immer hartnäckig und blieb am Ball. Wir lernten uns kennen und kamen uns näher, und dabei beeindruckte meine Frau, daß ich viel von Kunst verstehe.

Da ich nie Hemmungen hatte, krumm auch einmal gerade sein zu lassen, bin ich, als meine spätere Frau vor schwierigen Klausurarbeiten stand, in das Lehrerzimmer eingebrochen und habe für sie die Lösungen entliehen. Ich hatte keine moralischen Bedenken, weil ich mir sagte, daß niemand dadurch einen Schaden erleiden würde. Meine Frau stand bei mir hoch im Kurs, weshalb ich alles unternahm, um ihr zu helfen.

Meine Frau kommt aus einer Adelsfamilie, und meine Schwiegermutter ist eine Frau ‚von', die öfter betont, daß Göbbels ihr einmal die Hand gegeben habe. Ich, mit meiner Linkseinstellung, war für sie natürlich ein Prolet, und sie versuchte immer wieder, unser Verhältnis auseinanderzubringen. Meine spätere Frau ließ sich aber nicht beeinflussen, und so kam es schließlich zur Hochzeit, die aber ein Dilemma war. Es fing damit an, daß ich nicht damit einverstanden war, daß meine Frau in Weiß heiraten sollte und hörte damit auf, daß meine Schwiegermutter uns eine schreckliche und nur kurzdauernde Ehe prophezeite.

Das hat sich nicht bewahrheitet, denn unsere Ehe ist die einzige ihrer Kinder, die noch Bestand hat, und trotzdem verstehe ich mich auch heute mit meiner Schwiegermutter noch nicht zum Besten. Mit meinem Schwiegervater ist es anders. Er diskutiert gern, und da ich das auch gern tue, verstehen wir uns.

Vor 3 Jahren bekam meine Mutter Krebs, und sofort hatte ich eine panische Angst, auch Krebs zu bekommen. Ich war sogar überzeugt, daß ich Krebs hatte, und als meine Mutter starb, wußte ich, daß ich ihr bald folgen würde. So etwas kommt bei mir öfter vor. Als ich einmal Schwindel hatte, war ich der festen Meinung, einen Hirntumor zu haben.

Ich habe zwei Jungen, Emil ist fünf und Eric Robin drei Jahre alt. Ich liebe sie sehr, und ich erzähle Emil jeden Abend eine Geschichte, während meine Frau Eric ein Lied vorsingt. Ich verstehe mich mit meiner Frau gut, obwohl wir nicht oft verkehren. Meine Frau hat in dieser Hinsicht nicht viele Bedürfnisse. Früher animierte ich sie dazu, stellte dann aber fest, daß sie nie zum Orgasmus kam. Ich weiß jetzt, daß sie selbst kommen muß, wenn sie Lust dazu hat, und das geschieht meist um den Eisprung herum.

Ich bin sehr impulsiv und kann jähzornig werden. In der Schule kann ich sehr wütend sein, wenn ein Schüler mir dazu Anlaß gibt, und ich stauche ihn dann so zusammen, daß ihm Hören und Sehen vergeht. Ich verzeihe ihm aber, wenn ich merke, daß er sich bessern will.

Noch einige meiner Besonderheiten:

Meine Lieblingsfarbe ist Rot und zwar 8 A 8 (Zinnoberrot) in Ihrem Buch. Im Zimmer darf aber nicht zuviel Rot sein, denn sonst wirkt das auf mich zu unruhig.

Mit dem Flugzeug fliege ich nicht gern. Mir wird dabei immer übel, und ich muß mich übergeben, besonders beim Sinken. Wenn ich nach England fahre, dann nehme ich weder das Flugzeug noch die Eisenbahn, sondern nur das Auto. Schlimm wird es aber auch dann, wenn wir den Kanal überqueren. Am schlimmsten war es einmal, als wir mir dem Hovercraft übersetzten. Es war fast so schlimm wie im Flugzeug, und ich werde nie mehr damit fahren. Wenn ich auf dem Wasser bin, muß ich dieses auch sehen. Schlimmer ist es immer, wenn ich keinen Blick auf das Wasser habe.

Auch in der Eisenbahn wird mir übel, selbst, wenn ich in Fahrtrichtung sitze. Wenn ich aussteige, geht es mir unmittelbar, sogar auf dem Bahnsteig noch, besser.

Mit dem Aufzug fahre ich nicht gern, sondern ich laufe immer.

Am besten geht es mir noch im Auto, aber auch dort nur, wenn ich selbst fahre. Deshalb fahre ich, wenn es irgendwie möglich ist, immer selbst. Meine Frau fährt nur selten, weil mir dann auch übel wird.

Was die Musik betrifft, so hatte ich Ihnen schon gesagt, daß ich mit 16 oder 17, als die anderen sich für die *Beatles* begeisterten, Stücke von *Bruckner* oder *Beethoven* vorzog. Meine Vorliebe für eine bestimmte Musik änderte sich aber oft. Als ich nach England kam, gefiel mir besonders die psychedelische Musik von *Pink Floyd*, später Rock-and-Roll und dann erst interessierten mich die *Beatles*. Auch Jazz lernte ich schätzen und lieben. Früher mochte ich laute Musik, heute aber nur gedämpfte und zwar jetzt am liebsten die von *Händel* oder *Mozart*. Wenn ich lese, mag ich keine Musik hören. Jedes zu seiner Zeit.

Ich singe oft mit meinen Kindern, besonders jeden Morgen, oder ich spiele auf meiner pentatonischen Flöte, mit der man so schön improvisieren kann und die die Erinnerung an schottische oder irische Musik in mir wachruft.

Im Dunkeln hatte ich schon als Kind Angst. Wenn meine Eltern abends weggingen, habe ich viel geweint und geschrien und mußte alle Lichter anmachen, was ich sonst gar nicht so gerne mag. Aber ich mußte Licht machen, weil ich sonst nicht wußte, was in der Dunkelheit auf mich lauerte. In den dunklen Keller konnte ich nie gehen, und es freute mich, als dort Licht gelegt wurde. Ich mußte dann zuerst um eine dunkle Ecke gehen, bis ich zum Schalter kam, und auch diese wenigen Schritte waren schon furchtbar für mich. Ich fühle mich auch heute nicht wohl in der Dunkelheit.

Ich telefoniere nicht gern. Ich rede zwar sonst gern, aber nicht am Telefon.

Ich habe mir überlegt, woran das liegen mag, und ich bin zu dem Schluß gekommen, daß ich die Reaktion auf dem Gesicht meines Partners bemerken muß, um zu wissen, wie ich mein Gespräch fortführen muß. Ich muß sehen, wie das, was ich gesagt habe, bei dem anderen ankommt, um zu wissen, wie ich mein weiteres Verhalten einstellen muß.

Bei guten Bekannten habe ich beim Telefonieren nicht so große Schwierigkeiten, weil ich deren Verhaltensweise schon kenne.

Ich habe ein Faible für scharfe Messer. Messer, mit denen ich umgehe, müssen immer superscharf sein.

Bei meinem Verhalten zu Tieren spielt nur unser Hund eine Rolle. Er war unser erstes Kind.

Bezüglich der Anschaffung von Kindern hatten wir Schwierigkeiten. Zunächst wollte ich eher ein Kind als meine Frau, was sie unbedingt ablehnte, und so haben wir uns den Hund angeschafft. Schließlich wollte meine Frau ein Kind, und dann wollte ich keines. Nach vielen und langen Überlegungen habe aber auch ich mich dazu entschlossen.

Meine Liebe zu meinen Kindern und auch zu meiner Frau entdeckte ich erst im letzten Sommer. Auf einmal und ganz plötzlich wurde ich mir dessen bewußt, und ich weiß nicht, wie es dazu kam. Ich kann mir nur denken, daß das durch eines der Mittel ausgelöst worden ist, die ich von Ihnen bekommen habe, denn ich war da etwa ein halbes Jahr in Ihrer Behandlung.

Ich hatte vorher auch öfter mit meinen Kindern gespielt, aber nie mit diesem Bewußtsein wie jetzt. Ich glaube, ich spiele jetzt sogar noch mehr mit meinen Kindern als meine Frau.

Auswertung

Der Farbe nach und aus verschiedenen Besonderheiten seiner psychischen Verhaltensweise heraus kam ich zunächst auf Platinum, aber es gab Verschiedenes, was mich veranlaßte, nach einem anderen Mittel zu suchen.

Man darf bei der primären Erfassung des psychischen Gesamtbildes nicht die organischen Beschwerden übersehen, vor allem nicht die vorrangigen. Da ist zunächst das Asthma, das gerade in diesem Fall sehr stark von der psychischen Verfassung abhängig ist und sein Pollenasthma, das noch dazu allergisch bedingt ist.

Anders ist es mit der Urethro-Prostatitis, die seit vielen Jahren besteht. Das Mittel, das für diesen Patienten in Frage kommt, muß also vorrangig Urethra- und Prostata-Beschwerden in seinem AMB beinhalten.

Welches Mittel käme also in Frage?

Da ich mit der Auswertung nur der psychischen Symptome nicht weiterkam, richtete ich meine Aufmerksamkeit auf Mittel, welche nicht nur die Harnsymptome, sondern auch einige wichtige psychische Symptome abdeckten.

Ich stieß auf Clematis. Zunächst entspricht das AMB dieses Mittels weitgehend den Beschwerden des Patienten im Uro-Genital-Bereich:

Es ist ein brennender Schmerz in der Urethra zu Beginn des Wasserlassens da (1), aber auch nachher (2), und zwar ist dieser Schmerz an der Urethramündung (3). Typisch ist, daß gerade die letzten Tropfen sehr weh tun, und auch das finden wir im AMB von Clematis (4).

Außer an der Urethramündung verspürt der Patient auch Schmerzen am Blasenhals, dort also, wo sich die Prostata befindet. Auch hier verspürt er einen Schmerz zu Beginn des Wasserlassens, und in den betreffenden Rubriken steht Clematis dreiwertig bzw. zweiwertig (5). Auch der dort verspürbare ziehende Schmerz nach unten gehört zum AMB (6).

Was das Asthma anbetrifft und den chronischen Husten, so finden wir wenig davon im AMB von Clematis, wenn wir uns der deutschsprachigen Arzneimittelbücher oder Repertorien bedienen. Hier war Clematis nur aufgeführt bei „Asthma bzw. Luftnot abends" (7) und „Luftnot beim Treppensteigen" (8), das seiner Verschlimmerung durch Anstrengung entspricht. Anders ist es dagegen, wenn wir im *Allen** nachschauen, wo eine ganze Rubrik den Atemwegen gewidmet ist [6].

Wenn wir jetzt nach mit der Psyche des Patienten übereinstimmenden Symptomen von Clematis suchen, so finden wir zwar nicht viele, aber doch einige sehr zutreffende:

Er ist nicht sicher in der deutschen Rechtschreibung, was für ihn als Studienrat immerhin auffällig ist, wenn er auch in anderen Fächern unterrichtet. Es macht ihm auch nichts aus, Fehler an die Tafel zu schreiben, denn seinen Schülern gegenüber fühlt er sich als Autoritätsperson. Er ist ein eigenwilliger Mensch, der in seiner eigenen Gedankenwelt lebt und keinen Zwang verträgt. Er geht seinen eigenen Weg und verträgt keine Unterdrückung, d.h. die Aufzwingung eines anderen Willens. So war die Unterdrückung durch seine Mutter das Schlimmste, was er in seiner Kindheit erlebt hat und bezeichnend für das Ausmaß dieser Demütigung ist, daß er froh war, als seine Mutter starb. Es verwundert nicht, daß im *Allen* bei der Beschreibung der Psyche von Clematis (S. 368) aufgeführt ist: „Viel verdrießlich und mürrisch, wortkarg, meidet andere, überwältigt durch Beleidigungen."

Seine fehlende Beziehung zur deutschen Rechtschreibung führt er auf die zwanghafte Erziehung durch seine Mutter zurück und auch seine Abneigung zu lesen. Gerade das letzte ist für einen Lehrer ungewöhnlich und bei den Mitteln, die dafür aufgeführt sind, finden wir tatsächlich Clematis (9). Wenn er lesen soll, ist es ihm sogar lieber, wenn ihm vorgelesen wird, wie eine spätere Befragung ergab, und da ist Clematis tatsächlich unter nur drei Mitteln aufgeführt (10).

Er fühlt sich als Autoritätsperson vor seiner Klasse und verträgt nicht, wenn ihm von dort Widerstand entgegengebracht wird. Er kann sich dann nicht beherrschen und ist wütend und jähzornig, und dafür genügt schon ein geringer Anlaß. Bei beiden ist Clematis aufgeführt (11).

Furcht hat er in der Hauptsache vor dem, was auf ihn zukommen kann, seien es nun Krankheiten oder ein anderes Mißgeschick. Hier finden wir Clematis bei „Furcht vor einem Unglück" (12).

Eine besondere Beziehung hat unser Patient zu Feuer. Wir können diese Besonderheit bis in die Kindheit verfolgen. Er spielte als Kind immer gern mit Feuer und bekam Schimpfe von seiner Mutter, weil er die Flamme der Kerze liebte und sich vor dem Einschlafen mit brennenden Kerzen umgab. Auch Clematis hat eine besondere Beziehung zu Feuer, und wir finden es bei „bildet sich ein, Feuer zu sehen" (13) und bei „Traum vom Feuer" (14).

Er mag also lieber Kerzenschein, weil er helles Licht ablehnt, und da ist Clematis aufgeführt bei „Verschlimmerung durch Licht" (15) und schließlich bei „Besserung durch Dunkelheit" (16), denn er mag lieber Dunkelheit, vorausgesetzt, daß er nicht allein ist, denn dann hat er Ängste.

Weitere Übereinstimmungen finden wir bei den Symptomen, die die Pollinose betreffen. Hier steht Clematis bei „Niesen morgens" (17), „wäßriger Ausfluß aus der Nase" (18) und „Augen morgens verklebt", was sogar dreiwertig aufgeführt ist (19). Doch schon das bisher Aufgeführte genügte, eine Gabe von Clematis M zu rechtfertigen.

Als ich diesen Fall 1988 im Kurs D in Bad Brückenau vortrug, war der Kommentar des inzwischen verstorbenen *Martin Stübler* zu diesem Mittel interessant. Er stellte fest, daß dieser Patient aus Widersprüchlichkeiten zusammengesetzt sei. So konnte er anderen und besonders seinen Schülern und Kindern gegenüber eine starke Milde und Mitgefühl entgegenbringen (20), konnte aber auch mürrisch, unberechenbar und sogar hart wie z.B. gegenüber seiner Mutter sein (21). Genauso sah es mit seiner Verhaltensweise gegenüber Licht und Dunkelheit aus. Auf der einen Seite mußte er, wenn er abends alleine war, alle Lichter anmachen, weil er Angst in der Dunkelheit hatte, auf der anderen Seite mochte er aber kein Licht, sondern fühlte sich wohl, wenn Kerzen nur etwas erhellten. *Stübler* bezeichnete ihn als den „milden Bock" oder den „zahmen Rebell", und er meinte, daß er als solcher an eine ähnliche Eigenschaft der Clematis erecta erinnere, der „aufrechten Waldrebe". Diese Pflanze, die an und für sich ein Schlinggewächs ist, erscheint hier in einer Abweichung, die absolut kein Schlinggewächs mehr darstellt.

Hinweise auf das Simillimum Clematis

1. Brennen in der Urethra zu Beginn des Urinierens (K III 708): Zweiwertig
2. Brennen Urethra nach dem Urinieren (K III 708): Zweiwertig
3. Schmerz Mündung der Urethra (K III 706): Einwertig
   Brennen Mündung der Urethra (K III 709): Einwertig
4. Brennen bei den letzten Tropfen (K III 709): Zweiwertig
5. Schmerz Blase bei Beginn des Urinierens (K III 702): Dreiwertig
   Schmerz Blasenhals bei Beginn des Urinierens (K III 703): Zweiwertig
6. Prostata ziehender Schmerz nach unten (K III 701): Nur vier Mittel, dabei einwertig
7. Luftnot abends (K III 335): Einwertig
8. Luftnot beim Treppensteigen (K III 342): Zweiwertig
9. Abneigung gegen Lesen (SR I 799): Einwertig
10. Wünscht, ihm werde vorgelesen (SR I 799): Einwertig
11. Jähzorn (SR I 24): Einwertig
    Jähzorn über Kleinigkeiten (SR I 37): Einwertig
12. Furcht vor Unglück (SR I 497): Zweiwertig
13. Wahnvorstellung, sieht Feuer (SR I 275): Einwertig
14. Traum von Feuer (SR III 286): Einwertig
15. Licht verschlimmert (K I 506): Zweiwertig
16. Dunkelheit bessert (K I 496): Zweiwertig
17. Niesen morgens (K III 174): Einwertig
18. Wäßriger Schnupfen (K III 171): Einwertig
19. Augen morgens verklebt (K III 22): Dreiwertig
20. Milde, Mitgefühl (SR I 721): Einwertig
21. Mürrisch, mißmutig (SR I 743): Einwertig

Therapie und Verlauf

Nach der Gabe von Clematis M in Form von fünf Globuli fand sich der Patient nach sechs Wochen wieder bei mir ein. Er hatte alles sorgfältig niedergeschrieben oder vielmehr, wie es ja auch nicht anders zu erwarten war, hatte er seiner Frau alles diktiert, die alles niedergeschrieben hat.

Am Tag nach der Einnahme hatte er die Vorstufe von Aphthen, die sich öfter bei ihm einstellten und er rechnete damit, daß er wieder wie immer zwei bis drei Wochen damit zu tun haben würde. Am nächsten Tag waren die Aphthen aber verschwunden. Dafür war sein Gesicht heiß und geschwollen. In der Schule war er fahrig und zerstreut und konnte keine klaren Gedanken fassen, was ihn deprimierte. Er war nachmittags unsagbar müde und mußte sich gegen seine Gewohnheit hinlegen, wo er einige Stunden fest schlief. Die Harnwege taten an diesem Tag mehr weh als sonst.

Am dritten Tag nach der Einnahme keine Änderung.

Am vierten Tag waren seine Schmerzen in den Harnwegen weg, sowie das schon lange bestehende Jucken am After und ebenso sein Asthma. Dafür war er aber nervös und unleidlich, so daß er in der Schule gereizt war und die Kinder anbrüllte.

Am fünften Tag war er nicht mehr so reizbar, dafür aber deprimiert. Die verkommene Moral der Jugend und besonders ihre immer mehr anwachsende Abhängigkeit von Video und der modernen Technik überhaupt bedrückten ihn. Er wollte fliehen und am liebsten auf eine einsame Insel auswandern. Nachts hatte er wilde Träume, an die er sich aber nicht erinnern konnte.

Am sechsten Tag hatte er starke Kopfschmerzen und viel mit den Ohren zu tun, vor allem Stiche im Ohr und Jucken.

Am siebten Tag waren seine Depressionen weg, dafür war er aber so benommen, daß er kaum in der Lage war, Auto zu fahren. Er konnte keine klaren Gedanken fassen und wollte sich am liebsten nur ans Fenster setzen und hinausschauen, eine Tatenlosigkeit, die man nicht von ihm gewohnt war.

Am achten Tag war seine Benommenheit nicht besser. Er unternahm einen kurzen Spaziergang, von dem er vollkommen erschöpft zurückkam.

Am neunten Tag war er immer noch bleiern müde, wozu aber viel Wut gekommen war. Er war aggressiv, fand alle Leute in der Umgebung doof und schimpfte auf die anderen Autofahrer.

Er berichtete dann:

„Ich erlebte also nach neun Tagen eine Änderung und zwar war ich in einem Reizzustand, wie ich ihn vorher kaum erlebt hatte. Ich kann mich sonst in der Schule ja nicht beherrschen und brülle dann wie ein Stier, aber verzeihe dem Schuldigen wiederum schnell, wenn ich eine Besserung sehe. Dieses Mal war es aber ganz schlimm und noch sonderbarer war meine Verhaltensweise nachher. Ich habe mich nachher tatsächlich bei dem Schüler entschuldigt, was mir früher nie eingefallen wäre.

Es geschahen dann überhaupt sonderbare Dinge. Ich bin in einer Waldorf-Schule, und wir Lehrer sind in einem schulischen Waldorf-Verein und treffen uns in bestimmten Zeitabständen, so jetzt vor Weihnachten, weil ich ‚Die Oberuferer Weihnachtsspiele' inszeniere, in denen ich dieses Jahr als Lakai des Herodes mitspiele. Ich mußte vor etwa 30 Kollegen sprechen, was mir vorher nie etwas ausgemacht hatte. Dieses Mal war ich aber nervös und bekam sogar einen Schweißausbruch und war schließlich froh, als ich fertig war.

Vor der Aufführung bekam ich eine richtige Erkältung und dachte, daß ich nicht mitmachen könnte und zwar nicht nur wegen der Erkältung, sondern wegen des Asthmas, das dann immer sehr viel schlimmer wurde.

Es war dieses Mal eine sonderbare Erkältung. Es geschah etwas, was ich früher nie erlebt hatte, daß nämlich die Symptome so schnell wechselten. Zuerst kam der Husten, der aber nach einem Tag vorbei war und durch eine Laufnase abgelöst wurde, die auch nicht länger dauerte. Dann kamen alle die Krankheitserscheinungen, die ich früher schon einmal hatte. Ich bekam einen wahnsinnigen Prostata-Druck im Darmbereich und dann einen weißen Ausfluß und zwar in einem solchen Ausmaß, wie ich es eigentlich noch nie erlebt hatte. Das, worauf ich angstvoll wartete, kam aber nicht, nämlich mein Asthma, sondern statt dessen Muskel- und Gelenkschmerzen, die ständig die Stellen wechselten, um nach einigen Tagen ganz verschwunden zu sein.

Nach einigen Tagen war überhaupt alles vorbei, und ich fühlte mich wie ein Mensch, der eine Entschlackungs- oder Verjüngungskur mitgemacht hatte. Ich bin seitdem keinem Asthma mehr ausgesetzt gewesen, und ich hoffe, daß das so bleibt.

Ich müßte noch viel mehr dazu sagen, aber mir fällt jetzt auch nicht alles ein. Genau weiß ich aber noch, daß ich, es muß der 13. oder 14. Tag nach der Einnahme gewesen sein, einen Brief nach England schreiben wollte, und ich bekam ihn einfach nicht fertig. Ich konnte mich nicht konzentrieren, mir fiel nichts ein, und ich verschrieb mich dauernd. Ich hatte eine regelrechte Gehirnblockade. Schließlich riet meine Frau mir, es aufzugeben, und ich tat das dann auch. Nach einer Woche setzte ich mich wieder hin, um diesen Brief zu schreiben und siehe da, es ging mir ganz flüssig von der Hand."

Drei Jahre sind nach der ersten Gabe vergangen. Der Patient ist in ausgezeichnetem Gesundheitszustand. Er hatte während der ganzen Zeit kein Asthma mehr, genausowenig wie Beschwerden beim Wasserlassen. Auch die Pollenallergie hat inzwischen ganz nachgelassen. Vor allem freut sich der Patient auch darüber, daß er jetzt keine Schwierigkeiten mehr hat, in einem Aufzug oder in anderen engen Räumen zu sein. Eine neue Gabe war bisher nicht notwendig.

Fall 10

Ein befreundeter Kollege schickte die junge Patientin (17 Jahre), die als Lehrling in seiner Praxis arbeitet, zu mir. Er hat ein gutes Verhältnis zu ihren türkischen Eltern, die Patienten bei ihm sind. Langes gemeinsames Zureden und schließlich die Befehlsgewalt des Vaters brachten es fertig, sie zu einem Gespräch mit mir zu bewegen, gegen das sie sich mit allen Mitteln gewehrt hatte. Der Kollege teilte mir mit, sie habe ihn mehrmals belogen und auch betrügerische Handlungen ausgeführt. Er wolle sie aber trotzdem behalten, weil sie eigentlich gar nicht so unsympathisch sei und er auch ihren wirklich lieben Eltern keine unnötigen Sorgen bereiten möchte. Nach mehreren Gesprächen mit ihr, bei denen sie durchaus aufgeschlossen gewesen war, habe er sonderbare Gedanken und Anschauungen bei ihr festgestellt. Er meinte, daß ich mit einem passenden homöopathischen Mittel vielleicht etwas erreichen könnte.

Die junge Patientin war nicht unnahbar oder verschlossen, wie ich es befürchtet hatte, sondern erzählte mir bei ihrem dritten Besuch in einem längeren Gespräch vieles aus ihrer Gedankenwelt. An ihrem etwas vollen aber hübschen Gesicht fiel mir auf, daß sie ihre Haare weit über die Stirn hinuntergezogen hatte, so daß sie noch einen Teil ihrer Augen verdeckten. Ich stellte außerdem fest, daß der ganze Oberkiefer aus Jacketkronen bestand, was nach meiner Schätzung mindestens 5000,– DM gekostet haben dürfte, eine ziemlich teure Ausgabe für ein noch so junges Mädchen. Sie war 15, als diese Kronen angelegt wurden, sagte sie, und es hätte manchen Kampf mit ihrem Vater gekostet, fügte sie stolz hinzu. Mich interessierte, wie sehr verunstaltet die Zähne gewesen waren, daß sie sich so stark für neue Zähne eingesetzt hatte. Sie meinte, daß sie schief gestanden und zu lang gewesen waren, was nicht schön ausgesehen hätte. Jetzt habe sie durch ihre Lehrstelle ihr eigenes Geld und brauche niemanden mehr zu fragen, wenn sie es ausgeben wolle.

Mich interessierte, was sie sich bei meinem Kollegen hatte zuschulden kommen lassen. Er erzählte mir, daß verschiedenes vorgefallen sei und schilderte mir folgenden Vorfall: Vor einem Kongreß war es notwendig, Termine abzusagen, und er beauftragte diesen Lehrling damit. Er sah, wie die entsprechenden Benachrichtigungen geschrieben und auch von ihr eingesteckt wurden, um sie bei der Post abzugeben. Sie kamen aber bei den acht Patienten nie an, so daß diese oft aus größeren Entfernungen zu ihren Terminen anreisten. Als mein Kollege den Lehrling zur Rede stellte, behauptete sie, daß sie die Karten eingeworfen habe und wurde sogar frech, als mein Kollege sie mit einer der Patientinnen, die die Karten nicht erhalten hatten, konfrontierte.

Oft habe er ihr einen Auftrag gegeben, den sie, wie Nachprüfungen ergaben, aber nicht ausgeführt hatte, obwohl sie behauptete, es getan zu haben. Er habe immer mehr den Eindruck gewonnen, daß sie nur das tue, was sie selbst für notwendig und wichtig halte, wobei ihr die Meinungen anderer anscheinend unbedeutend erschienen.

Vielleicht sei noch erwähnenswert, daß sie immer wieder versuche, einen Keil zwischen ihn und seine Frau zu treiben, die auch in der Praxis beschäftigt ist. Ihr gefalle z.B. nicht, daß die Ehefrau eines Arztes diesem gegenüber alle Einnahmen abrechnen müßte, daß sie wie die anderen Angestellten ein festes Gehalt beziehen würde u.a.m., und sie könne nicht verstehen, daß sie, die Ehefrau, der sie das alles erzählte, das akzeptiere. Seine Frau sagte ihr, sie solle sich um ihre eigenen Sachen kümmern, aber der Erfolg war gleich null. Er müsse das Lehrverhältnis lösen, wenn seine einzige Hoffnung, daß ich aus ihr einen anderen Menschen machen könnte, fehlschlägt.

Psychoanamnese

„Ich war schon als Kind sehr selbständig und wollte nicht, daß mir jemand half. Ich muß vier Jahre alt gewesen sein, als mein Vater mir ein paar Turnschuhe kaufte, die geschnürt werden mußten. Da ich das nicht konnte, wollte meine Mutter mir helfen, und ich wurde dadurch so wütend, daß ich ihr das Gesicht so zerkratzte, daß man heute noch die Narben sieht.

Ich war immer schon eifersüchtig und besonders auf meine Schwester, die acht Jahre jünger ist als ich. Schon die Schwangerschaft meiner Mutter war furchtbar für mich, und ich hatte immer gehofft, daß sie das Kind verlieren würde. Wenn sie im Fenster stand und die Scheiben putzte, betete ich: ‚Lieber Gott, bitte sorge dafür, daß sie runterfällt und das Kind stirbt!'

Die Geburt war grauenhaft für mich, denn ich wußte, daß ich einen Rivalen bekommen würde, der mir die Liebe meines Vaters streitig macht. Meine damals geborene Schwester ist meine schlimmste Feindin. Mein Vater gehört mir, nur mir, und ich kann es auch nicht sehen, wenn meine Mutter meinen Vater einmal umarmt oder sich auf der Straße bei ihm einhakt. Ich bin dann beleidigt und ziehe mich in mein Zimmer zurück, wo ich so lange bleibe, bis ich weiß, daß die beiden wieder zwei Meter Abstand voneinander haben.

Meine Schwester hat meinen Vater neulich umarmt und ihn ‚Schätzchen' genannt, und ich war wieder beleidigt. Mein Vater ist mein Besitz, den ich mit niemandem teilen will.

Ich komme mir immer älter und reifer vor als die anderen, die mir so unvernünftig erscheinen. Ich wundere mich immer wieder darüber, was meine Altersgenossen für einen Blödsinn reden und Dummheiten machen, und nicht nur diese, sondern die meisten Menschen, mit denen ich zusammenkomme. Ich komme mir dagegen viel vernünftiger vor. Ich weiß, daß ich alles kann und alles beherrsche. Oft versuche ich anderen etwas zu erklären, aber sie kapieren es einfach nicht und sind noch dümmer, als ich dachte. Ich verachte sie, weil sie mir unbedeutend vorkommen. Ich fühle mich viel hochwertiger als die anderen.

Meist verachte ich die anderen nur, aber ich kann auch hassen, und zwar schnell hassen. Ich hasse den, der mir etwas Böses zufügt, mit einer Tat, einem Wort oder schon mit einem Blick. Meistens geschieht das schon mit seinem Blick. Wenn ich in eine Bahn einsteige und die anderen gaffen mich an, dann habe ich mörderische Gedanken, und nur mein Stolz hindert mich daran, auf die anderen zuzugehen und sie zu schlagen. Die anderen haben mich nicht anzusehen. Sie haben kein Recht dazu, denn ihre Blicke wirken beleidigend auf mich.

Ich lasse es die anderen aber nicht merken, daß ich mich beleidigt fühle, denn sie sollen sich nicht darüber freuen. Ich habe mich oft gefragt, warum ich die Blicke der anderen nicht ertragen kann. Es ist nicht der erste Blick, denn der macht mir nichts aus, sondern es ist der fortgesetzte Blick, das zu lange Anschauen. Warum stört mich das so?

Ich bin ein Einzelgänger. Ich ziehe mich nach Möglichkeit von den anderen zurück und lebe mein eigenes Leben. So kann ich mir nicht vorstellen, daß ich einmal mit einem Mann verheiratet sein könnte, den ich jeden Tag sehen müßte. Ich weiß schon jetzt, daß ich ihn höchstens zweimal in der Woche sehen möchte. Mit Kindern ist es dasselbe, weshalb ich niemals Kinder haben möchte. Ich müßte sie jeden Tag sehen und mich sogar um sie kümmern, und das wäre furchtbar für mich, denn ich hätte keine Zeit mehr für mich.

Ich will keinen Kontakt mit anderen, und deshalb hasse ich die Leute, die mich zu lange ansehen, denn jeder dieser Blicke ist der Beginn einer Kontaktaufnahme. Das ist auch der Grund dafür, daß ich die Dunkelheit so liebe, denn das ist die Umgebung, in der ich mit Sicherheit den Blicken anderer nicht mehr ausgesetzt bin. Nur die Dunkelheit bietet die Gewähr für meine Sicherheit und vor allem für meine Freiheit. Nur im Dunkeln fühle ich mich frei. Vielleicht hängt damit zusammen, daß Schwarz meine Lieblingsfarbe ist.

Wenn ich einmal heiraten sollte, was für mich noch in weiter Ferne liegt, dann einen Mann, der mir überlegen ist, der noch härter ist als ich und mich zusammenstaucht, wenn etwas an mir ihm nicht gefällt. Ich kann nur Achtung vor dem Mann haben, der mich beherrscht.

Aber auch diesen Mann werde ich nicht viel sehen wollen und werde mich genau so freuen, wenn er weg ist und mich alleine läßt, wie jetzt öfter meine Eltern. Ich bin froh, wenn sie weg sind, denn sie stören mich immer und allein schon durch ihr Dasein. Ich will nur wissen, daß sie wiederkommen und da sind, wenn ich sie einmal brauche.

Man müßte meinen, daß mir die Meinung der anderen nichts bedeutet, da ich so von meiner Stärke und meinem Können überzeugt bin. Das ist aber nicht so. Mir genügt nicht, daß nur ich von meiner Überlegenheit weiß, sondern mir liegt daran, daß die anderen es auch wissen und sie anerkennen. Wenn ein anderer daran zweifelt, bin ich schnell beleidigt und kann das schlecht vergeben. Besonders viel liegt mir an der guten Meinung der Leute, die über mir stehen.

Ich habe kein Sexualverlangen und habe mich noch nie befriedigt, kann mir auch nicht vorstellen, daß ich es einmal tun könnte. Mir bedeutet eine sexuelle Befriedigung nichts, weil ich eben kein Verlangen danach habe. Ich empfinde deshalb auch nichts für Männer, und sie ziehen mich überhaupt nicht an. Ich kann auch keine Berührung von anderen vertragen. Mich hat eben niemand anzufassen.

Meine Altersgenossinnen kommen mir immer wieder blöd und albern vor, wenn sie von Jungen oder Popstars schwärmen. Mir kommt das so albern vor, daß ich Witze darüber mache, die immer gut ankommen. Ich kann eine ganze Gesellschaft damit unterhalten, und sie kugeln sich vor Lachen und merken nicht, wie ich sie veralbere. Ich amüsiere mich darüber, durch welche Banalitäten diese blöden Menschen zum Lachen zu bringen sind.

Mir macht es Spaß, die blöden Gesichter der anderen zu sehen, und so ist es schon, wenn ich mit anderen auch nur rede. Deshalb telefoniere ich nicht gern, denn dabei sehe ich den anderen nicht, und ich habe deshalb auch nicht gern Leute im Rücken, sondern immer lieber vor mir.

Ich kann nicht gut warten, und besonders schlimm ist es für mich im Lokal, wenn man auf das Essen warten muß. Ich werde dann ungeduldig und möchte am liebsten aufstehen und weglaufen.

Musik bedeutet mir sehr viel und besonders so langsame wie Blues oder die von *Jennifer Rush*, *George Michael* oder *Julio Iglesias*. Wenn ich im Dunkeln sitze und diese Musik höre, kann ich alles andere abschalten. Ich vergesse Wut und Haß und bin in einer anderen Welt. Ich kann mich dann meinen Gedanken hingeben, die sich nur mit der Vergangenheit beschäftigen. Ich grübele über das, was ich falsch gemacht habe. Ich erwarte viel von mir und kann es nicht ertragen, wenn mir Fehler unterlaufen sind. Ich bin Arzthelferin und als solche sehr ehrgeizig. Von mir begangene Fehler beschäftigen mich noch lange, und ich denke darüber nach, wie ich diese Fehler beim nächsten Mal vermeiden kann. Übersinnliche Gedanken beschäftigen mich nie, denn ich bin Realist.

Ich bin ein schneller Denker. Wenn mir fremde Menschen begegnen, habe ich mich innerhalb von Sekunden dafür entschieden, ob sie mir sympathisch sind oder ich sie hassen muß. Es gibt nur Böse und Gute für mich, und die Bösen sind in der Überzahl.

Ich mag keine Kinder und keine Tiere. Ich weiß mit Kindern nichts anzufangen, und die Tiere sind mir widerlich, weil sie schmutzig sind und so viele Haare haben. Ich finde es ekelhaft, wenn alte Weiber Hunde oder Katzen knuddeln und sogar küssen. Diese Tiere sind für mich ekelhaft, und ich halte Abstand von ihnen, empfinde aber keine Furcht vor ihnen. Die einzigen Tiere, die mir sympathisch sind, sind Fische. Sie machen nicht viel Dreck, sind sauber, ruhig und sogar schön. Ich weiß das, weil wir zu Hause ein Aquarium mir 15 Fischen haben. Es gibt aber noch eine Ausnahme, und das sind Großkatzen wie Puma oder Leopard, die ich gern sehe.

Ich bin kein zufriedener Mensch. Wenn ich über den Sinn des Lebens nachdenke, erscheint es mir sinnlos. Jeden Abend setze ich mich hin und denke. Die ganze Sinnlosigkeit des Tages kommt mir zu Bewußtsein und damit das Wissen darüber, daß der Tod dem Leben immer vorzuziehen ist. Jeder Mensch wird ja auch erst dann wichtig, wenn er stirbt.

Ich würde gern sterben, lieber heute als morgen. Am schönsten wäre es, wenn der Tod einen während des Schlafes überraschen würde. Ich habe schon oft an Selbstmord gedacht und würde mir dann ein Messer in das Herz stoßen. Dann habe ich aber wieder Angst, daß die Rippen das behindern und ich das Herz nicht treffe und daß man mich weiter und vielleicht unter Qualen leben läßt. Vor allem würde ich mich dann darüber ärgern, daß die anderen mit Sicherheit denken würden: Diese Doofe war sogar zu doof, sich umzubringen!

Warum werden Selbstmörder mit Gewalt dazu gezwungen, weiter zu leben, oft vollkommen verblödet weiter zu leben? Warum hat der Mensch kein Recht, über sein Leben und seinen Tod zu entscheiden?

Meine Vorstellung, daß das Sterben leicht ist, beziehe ich auch auf andere. Ich glaube, daß es für niemanden schwer ist, zu sterben. Wenn jemand aus meiner Verwandtschaft stirbt, bin ich der festen Überzeugung, daß der Betreffende das nur getan hat, um mich zu ärgern."

Auswertung

Als besonders auffällig finde ich die Widersprüchlichkeit in dieser Krankengeschichte.

Sie spricht viel über ihren Ehrgeiz. Sie setzt sich jeden Abend in die Dunkelheit und grübelt nach, welche Fehler sie begangen habe und was sie besser machen könnte. Angeblich, denn ich nehme ihr das nicht ab. Sie grübelt bestimmt nicht über ihre Fehler nach, denn sie begeht ja keine. Es sind nur die anderen, die Fehler begehen. Ich weiß nicht, welche schwarzen Gedanken abends in dieser schwarzen Seele sind, aber sicher keine guten.

Wenn sie wirklich so ehrgeizig wäre, würde sie in der Praxis und auch zu Hause nicht diese Betrügereien und Intrigen durchführen, von denen sie eigentlich annehmen müßte, damit aufzufallen. Kann sie überhaupt Fehler begehen, kann sie etwas falsch machen?

Mir ist selten ein Mensch begegnet, der so überheblich ist und sich so schöpferähnlich fühlte wie diese junge Frau. Ich schlug bei den Symptomen „Überheblichkeit" (SR I 425), „Leichtes Beleidigtsein" (768), „Egoismus" (871) und anderen auffälligen Symptomen wie „Tötungsverlangen" (662), „Fehlendes Pflichtgefühl" (419), „Abneigung gegen Mitleid" (961) oder „Empfindlichkeit gegen Berührung" (882) nach, ohne aber ein Mittel zu finden, das mir für diesen Fall angezeigt erschien.

Nach verschiedenen Fehlschlüssen und Umwegen ging ich schließlich von einem ganz anderen Symptom aus, der Beziehung zur Farbe Schwarz und der damit anscheinend verbundenen Vorliebe für Dunkelheit. In der Rubrik „Flieht das Licht" sind nur fünf Mittel angegeben, darunter als einziges dreiwertiges Mittel Conium (1). Das veranlaßte mich, in den entsprechenden Rubriken nach dem Vorkommen von Conium zu suchen. Ich fand dieses tatsächlich öfter, als ich vermutet hatte.

Sie ist nicht ehrlich und lügt dummdreist (2), wobei sie wissen müßte, daß man es merkt, aber wahrscheinlich ist ihr sogar das egal, denn sie steht doch über allem, arrogant, wie sie ist (3).

Sie hat kein Gewissen, denn ihr war es egal, ob die bestellten Leute durch ihr Verschulden nutzlose weite Fahrten machen mußten, und ihrer Mutter hatte sie sogar gewünscht, vom Fenster hinunterzufallen (4).

Daraus ergibt sich auch, daß sie kein Mitgefühl für andere hat (5), sondern so bösartig und hartherzig ist, daß sie versucht, in der Arztfamilie, in der sie angestellt ist, Unruhe und Streit zu stiften (6).

Man muß zu der Ansicht kommen, daß sie die anderen nicht zufrieden oder glücklich sehen kann, weil sie selbst Zufriedenheit nicht kennt (7).

Wenn sie sich von anderen beleidigt fühlt, wünscht sie diesen alles Schlechte und möchte sie am liebsten töten (8). Sie kommt über unangenehme Vorkommnisse schlecht hinweg und grübelt lange darüber nach (9).

Sie ist überhaupt unduldsam gegen andere (10) und duldet z.B. nicht, angeschaut, getröstet, berührt oder angesprochen (11) zu werden.

Sie ist in Bezug auf Geld verschwenderisch, was sich nicht nur auf ihre Jacketkronen bezieht, sondern generell auf ihre Geldausgaben (12).

Es gibt zwei Widersprüchlichkeiten im Gemütsverhalten dieser Patientin, mit denen ich mich noch auseinandersetzen muß.

Da ist zunächst ihre Behauptung, daß sie Einzelgängerin sei. Sie sagte:

„Ich ziehe mich nach Möglichkeit von den anderen zurück und lebe mein eigenes Leben. Ich will keinen Kontakt mit anderen, und deshalb hasse ich die Leute, die mich ansehen. Nur die Dunkelheit bietet mir die Sicherheit vor anderen."

An einer anderen Stelle:

„Meine Altersgenossen kommen mir blöd und albern vor. Mir macht es Spaß, Witze über sie zu machen und sie zu veralbern. Ich kann eine ganze Gesellschaft damit unterhalten, und die anderen kugeln sich vor Lachen."

Und wieder an einer anderen Stelle:

„Mir genügt nicht, daß nur ich von meiner Überlegenheit weiß, sondern mir liegt daran, daß die anderen das auch wissen und anerkennen."

Obwohl sie also ein Einzelgänger ist, braucht sie doch die Gegenwart anderer, um sich über sie lustig zu machen und ihre Überlegenheit herauszukehren, und sie braucht auch die Anerkennung durch die anderen. Diese Einzelgängerin sucht also die Gesellschaft auf, um ihre Macht immer wieder vor sich und den anderen zu beweisen.

So widersprüchlich, wie es zunächst scheint, ist das also nicht. Sie ist und bleibt ein Einzelgänger, ob sie allein oder unter ihren Bekannten ist, denn auch dort geht sie ihren eigenen Weg und macht sich über die anderen lustig.

So ist Conium einmal vertreten bei „Abneigung" (13), aber auch bei „Verlangen nach Gesellschaft" (14) und auch bei „Abneigung gegen Fremde" (15).

Ein anderer Widerspruch erscheint mir in dem Wesen der Sexualität des Conium-Menschen vorzuliegen. Unsere Patientin hat kein übermäßiges und noch nicht einmal ein normales Verlangen, sagt sie doch:

„Ich habe kein Sexualverlangen und habe mich noch nie befriedigt, kann mir auch nicht vorstellen, daß ich es einmal tun könnte. Mir bedeutet eine sexuelle Befriedigung nichts, weil ich kein Verlangen danach habe. Ich empfinde deshalb auch nichts für Männer."

Dieses fehlende sexuelle Verlangen ist mir bisher bei jedem Conium-Patienten männlichen oder weiblichen Geschlechts begegnet, wurde dann aber öfter durch hochpotenziertes Conium umgekehrt, ist aber auf jeden Fall im Bild meiner Conium-Patientin zunächst vorhanden. Man findet zwar Conium in der Rubrik des verminderten männlichen sexuellen Verlangens (SR III 417), aber nicht in der des verminderten weiblichen Verlangens (SR III 579), wohl aber in der des erhöhten, wo es dreiwertig ist (SR III 580), wie es ja auch als Vorzugsmittel bei der vorhandenen aber unterdrückten Sexualität, wie z.B. bei Witwen, angegeben wird (SR III 584, 585).

Hinweise auf das Simillimum Conium

1. Flieht das Licht (SR I 686): Dreiwertig
   Helles Licht ist unerträglich (SR I 788): Einziges Mittel und einwertig
2. Lügner (SR I 685): Einwertig
3. Hochmütig und arrogant (SR I 556): Einwertig
4. Gleichgültig gegen sein Gewissen (SR I 595): Einwertig
   Unzuverlässig in seinen Versprechungen (SR I 1025): Einwertig
5. Gefühllos (SR I 1023): Einwertig
6. Hartherzig, unerbittlich (SR I 554): Einwertig
   Boshaft, tückisch, rachsüchtig (SR I 699): Einwertig
7. Unzufrieden, mißvergnügt (SR I 390): Zweiwertig
8. Mangel an moralischem Empfinden (SR I 742): Einwertig
9. Verweilt bei vergangenen unangenehmen Ereignissen (SR I 419): Zweiwertig
10. Unduldsamkeit (SR I 628): Einwertig
11. Will nicht angesprochen werden (SR I 920): Einwertig
12. Verschwenderisch (SR I 922): Einwertig
    Macht nutzlose Einkäufe (SR I 625): Einwertig
13. Abneigung gegen Gesellschaft (SR I 138): Zweiwertig
    Besserung beim Alleinsein (SR I 139): Einwertig
    Meditation (SR I 707): Einwertig
14. Verlangen nach Gesellschaft (SR I 142): Zweiwertig
    Verschlimmerung beim Alleinsein (SR I 143): Einwertig
    Besserung in Gesellschaft (SR 144): Einwertig
15. Abneigung gegen Anwesenheit Fremder (SR I 141): Zweiwertig
    Gegenwart Fremder verschlimmert (SR I 934): Einwertig

Therapie und Verlauf
Nach einer Gabe von Conium M in Form von drei Globuli erhielt ich nach 14 Tagen folgenden Brief:

„Ich habe in den ersten Tagen nichts gemerkt, und ich war von Ihrer Behandlung enttäuscht.

Am sechsten Tag erlebte ich aber, daß ich reizbar und streitsüchtig wurde und mich über jede Kleinigkeit aufregte. Ich wurde im Kopf benebelt und schwindlig und ließ alles, was ich in der Hand hielt, fallen.

Egal, was zu Hause gesagt wurde, so habe ich das immer auf mich bezogen und fing jedes Mal an zu heulen. In mir war es wie ein Alptraum, und ich hatte das Gefühl, daß mein ganzes Selbstvertrauen zusammenbrach.

Ich bin nachmittags immer allein zu Hause, weil meine Eltern berufstätig sind und ich früher zu Hause bin als sie. Sonst habe ich mich wohl dabei gefühlt und wurde immer wütend, wenn meine Eltern nach Hause kamen und mich störten.

Jetzt konnte ich aber nicht allein sein, weil ich eine ungewohnte Unruhe und Angst hatte. Ich rief alle zehn Minuten meine Eltern an und fragte, wann sie kommen würden, was sie gar nicht gewohnt waren.

Es wurde aber noch schlimmer mit mir. In meinem Inneren breitete sich ein totales Chaos aus. Meine Wut auf Gott und die Welt bestand sonst immer nur für ein bis zwei Stunden. Jetzt verging sie aber nicht, sondern wurde immer schlimmer, und ich hatte den ganzen Tag Mordgedanken. Dazu kamen originelle Gedanken, die ich früher nie gehabt habe. So überlegte ich, ob die Leute, die ich umbringen würde, wieder auferstehen und sich rächen würden.

Ich wollte Sie in meiner Hysterie anrufen, weil ich mit meinen Nerven am Ende war. Dann aber ließ mein Stolz das nicht zu, und ich dachte, daß ich allein damit fertig werden müßte. Es wurde dann auch langsam besser."

14 Tage später erhielt ich einen neuen Brief:

„Ich weiß zwar immer noch nicht, wofür ich lebe, aber ich lehne das Leben nicht mehr so ab wie vorher. Ich denke, es ist meine Pflicht, zu leben, also mache ich das Beste daraus. Mir wird jetzt immer mehr bewußt, wie chaotisch ich war. Früher wollte ich das nie glauben, wenn andere das sagten und habe gedacht, daß sie mir feindlich gesonnen waren. Mir kommt jetzt aber immer mehr zu Bewußtsein, daß sie gar nicht so Unrecht hatten.

Ich fühle, daß es in mir nicht mehr so chaotisch ist und daß ich ruhiger geworden bin. Ich rege mich nicht mehr so auf und grübele nicht mehr so oft, weil ich alles nicht mehr so wichtig finde. Ich komme dadurch besser mit anderen zurecht. Ich bin zwar immer noch lieber allein, lehne die Gesellschaft aber nicht mehr so stark ab wie früher. Ich beobachte die Verhaltensweisen der anderen nicht mehr so kritisch und feindselig wie früher. Ich habe mein Denken jetzt mehr unter Kontrolle. Fremden begegne ich aber immer noch mit Mißtrauen und will von ihnen nicht angesehen werden."

Mein Kollege rief mich dann noch einmal an und teilte mir mit, seine Angestellte habe sich total geändert. Daraus seien aber wieder neue Sorgen erwachsen, denn aus der Kleinen, die vorher recht und schlecht gekleidet war, sei jetzt ein Star geworden.

Sie sei eitel geworden wie nie zuvor, trage die teuerste Kleidung und leiste sich die kostspieligste Frisur. Es sei besonders in den letzten drei Wochen so schlimm geworden, in denen sie alleine gewesen wäre, während ihre Eltern mit der Schwester schon in die Türkei gefahren seien. Sie führe Ende der Woche nach und hätte sich tatsächlich künstliche lange Fingernägel für 120,– DM aufsetzen lassen.

Er wüßte auch, woher sie das Geld dafür habe. Sie bekäme es von einem älteren verheirateten Mann, mit dem sie, wie sie freimütig erzählte, zum Wochenende immer gemeinsam wegfahren würde.

Da er sich denken könnte, daß das nicht ohne Gegenleistung geschehe, sähe er einer Katastrophe entgegen, wenn ihr moralisch streng denkender Vater, der für sie in der Türkei schon den späteren Ehemann ausgesucht hatte, davon erfahren würde.

Es muß tatsächlich eine Katastrophe gegeben haben, denn, wie ich hörte, kam sie nach der Rückkehr der Familie aus der Türkei sehr zerknirscht und viel weinend in den Dienst. Allmählich hat sich dann aber alles ins Normale eingependelt.

Aus dieser Krankengeschichte wird ersichtlich, mit wieviel Vorsicht man sich zur M. Potenz entschließen sollte. Die 200. ändert weniger schlagartig, und man kann mit der M. nachziehen. Ob die Änderung dann aber so durchgreifend und nachhaltig sein wird, bezweifle ich.

Das Aufschlußreichste wäre ein Vergleich bei ein und demselben Patienten, aber das ist natürlich nicht möglich.

Der Vergleich mit einer Sprengladung erscheint mir gar nicht so schlecht. Wenn ich eine geringere Ladung lege und dann an derselben Stelle die volle, wird die Wucht der Detonation nicht so stark sein, als wenn ich schon am Anfang die ganze Ladung angelegt hätte. Die Umgebung ist genau so darauf vorbereitet wie in unserem Fall die gemütsmäßige Verhaltensweise. Ich meine deshalb, daß man die Entscheidung, mit welcher Potenz man beginnt, von Fall zu Fall abwägen muß.

Vielleicht noch ein Nachtrag zur Erheiterung: Als die Patientin bei mir war, teilte sie mir mit, daß der einzige Mensch, der ihr wirklich Widerstand leisten würde und vor dem sie öfter sogar Angst hätte, ihre 11jährige Schwester wäre. Diese sei nur aus Hinterlist und Bosheit zusammengesetzt, und wenn sie in Wut wäre, was immer rasch geschähe, würde sie alles kaputtschlagen und auf sie loshauen und kratzen. Zum Glück habe sie aber eine unwahrscheinliche Angst vor der Dunkelheit, so daß sie selbst, die die Dunkelheit ja so lieben würde, gerade da sicher vor ihr sei. Was lag näher, als daß ich ihr Stramonium für die Schwester mitgab, und siehe da, es stellte sich eine unwahrscheinliche Verträglichkeit zwischen beiden ein. Ich aber dachte mir: Was für ein armer Vater, der sowohl eine Conium- als auch eine Stramonium-Tochter hat!

Fall 11

Eine attraktiv und doch natürlich wirkende 44jährige Frau, der man ihr Alter nicht ansieht, sitzt mir gegenüber. Ihre Figur ist ausgezeichnet, ihre Haare sind sehr gepflegt und ihre Kleidung verrät einen guten Geschmack.

So bemerkenswert wie ihr Äußeres scheint auch ihr Innenleben zu sein. Sie ist seit einigen Jahren Buddhistin und hat einen eigenen Hausaltar, vor dem sie immer meditiert. Seit zehn Jahren ist sie geschieden und berichtet, daß keine ihrer danach angeknüpften Beziehungen von langer Dauer war. Ihre ganze Liebe gehört drei Katzen, mit denen sie recht gut allein sein kann.

Ich wundere mich, weshalb sie zu mir kommt, denn an und für sich müßte sie sich in ihrer augenblicklichen Situation doch recht wohl fühlen. So wenigstens sieht es aus.

Auf meine diesbezügliche Frage sagt sie, sie wäre nur noch ein Nervenbündel. Sie spüre einen Kloß in ihrem Hals, habe häufiges Herzklopfen, schlafe schlecht und vor allem würden ihre Hände bei jeder leichten Erregung zittern, was sie nicht beherrschen könnte. Sie könnte deshalb in kein Lokal mehr gehen, denn das Zittern nähme dann so zu, daß sie sich schämen müßte. Darauf aufmerksam gemacht, nehme auch ich dieses Zittern wahr und frage nach organischen Beschwerden. Da sei nicht viel, meinte sie, mit ihren Menses sei alles in Ordnung und auch mit ihrem Unterleib. Ab und zu habe sie Kopfschmerzen, aber besonders empfindlich sei sie eben mit ihrem Herzen.

Was sie vielleicht noch erwähnen müßte, wäre das Verlangen zu tanzen, wenn sie sich nicht wohl fühle und besonders bei Depressionen. Sie tanze dann am liebsten allein und zwar langsam und eindrucksvoll.

Für eine Lieblingsfarbe konnte sie sich nicht entscheiden.

Meinem ersten Impuls nach gab ich ihr Phosphor M, aber ohne Erfolg, und so bestellte ich die Patientin zu einem längeren Gespräch.

Psychoanamnese

„Ich habe mir im Laufe der Zeit so viele Aufgaben zugelegt, daß ich sie nicht mehr bewältigen kann und daran kaputt gehe. Ich brauche nicht nur Zeit für diese Aufgaben, sondern habe auch noch meinen

Beruf, der mich sehr in Anspruch nimmt. Ich bin Lehrerin an einer berufsbildenden Schule, wo ich neun Klassen habe und Unterricht in Englisch und Sport gebe.

Schon die Schule ist ein Problem für mich. Ich will nicht nur alles richtig machen, sondern dabei sehr gute Leistungen erbringen. Ich glaube, daß ich viel kann, aber ich bin mir dessen nicht bewußt und glaube, daß ich nichts kann. Das tut weh, wenn ich daran denke. Entschuldigen Sie, wenn ich jetzt weine, aber ich muß weinen.

Ich meine, ich bin deshalb nicht überzeugt von meinem Können, weil meine Eltern schon nicht viel von mir gehalten haben und mich das auch heute noch fühlen lassen. Meine beiden Schwestern, von denen die eine zwei Jahre älter und die andere zwei Jahre jünger ist als ich, wurden immer höher eingestuft. Das bedrückt mich auch heute noch, und ich darf nicht daran denken, ohne weinen zu müssen. Mein Ex-Mann hat diese Verhaltensweise meiner Eltern fortgesetzt und mich und mein Denken so beiseite geschoben, daß ich immer unsicherer wurde.

In der Schule komme ich mit den älteren Schülern besser zurecht als mit den jüngeren, weil diese den Sinn des Lernens noch nicht erkannt haben und deshalb noch keinen Lerneifer zeigen. Wenn etwas nicht richtig läuft, suche ich immer die Schuld bei mir. Wenn es aber klappt, macht mir der Unterricht Spaß.

Die schwerste Belastung für mich ist mein Bekanntenkreis, und da ist es besonders eine Sechzigjährige in meiner Tanzgruppe, die immer wieder Anschluß bei mir sucht.

Ich habe diese Tanzgruppe 1976 aufgebaut. Wir treffen uns alle 14 Tage, und die Teilnehmer spielen Pantomimen zu einer Musik, die ich ausgewählt und auf Kassette aufgenommen habe. Das letzte Thema hatte zum Inhalt, daß wir auf einem fremden Planeten sind und nach dem Fremden und Unbekannten suchen, wobei viel entdeckt wird, unter anderem eine wunderschöne und uns unbekannte Pflanze, die wächst und zur Blüte kommt. Ein anderes Thema war ein Labyrinth mit einem Chaos von Gängen und Geschehnissen oder einmal eine Detektivarbeit mit der Suche nach einem entflohenen Mörder.

Ich erweise anderen gerne Gefälligkeiten und kann Bitten schlecht ablehnen. So war es auch mit dieser Sechzigjährigen, die mit ihrer Einsamkeit nicht zurechtkommt und immer nur jammert und klagt über ihr schlimmes Schicksal. Ich habe mich ihrer angenommen, und nun hängt sie wie eine Klette an mir und vereinnahmt mich. Sie nimmt mich so in Beschlag, daß ich gar kein eigenes Leben mehr habe. Das ist für mich sehr anstrengend, und ich kann mich dagegen nicht wehren. Das ärgert mich so, daß ich mich oft unbedacht zu einer Äußerung hinreißen lasse, die verletzend wirkt. Ich kann dann aber nicht anders und brauche das, um Abstand zu gewinnen und den Betreffenden in seine Schranken zu verweisen.

Dann gibt es noch eine andere Bekannte, eine Medizinstudentin, die zu meiner Freundin geworden ist. Sie ist 25 Jahre, und auch für sie bin ich der einzige Mensch, der sich ihres Schicksals angenommen hat. Sie ist sehr intelligent, und ich spreche gern mit ihr. Dabei ist sie aber sehr scheu, und auch bei ihr habe ich Angst, daß sie mich zu sehr in Anspruch nimmt.

Ich kann diese Leute nicht mit Bedacht in ihre Schranken zurückweisen, nur geschieht das eben öfter durch eine impulsive Äußerung, was mir nachher aber leid tut. Ich bin dieser Medizinstudentin sehr zu Dank verpflichtet, denn sie versorgt meine drei Katzen wenn ich unterwegs bin.

Außer der von mir erwähnten Tanzgruppe trete ich noch in der Öffentlichkeit auf und zwar in meiner eigenen Pantomimendarstellung, wobei ich eine Partnerin habe, und diese Frau ist der dritte Alpdruck für mich. Sie ist stark und dominant und versucht mich zu verdrängen. Für jedes Zugeständnis erwartet sie Gegenleistungen und bedrängt mich damit, so daß ich mir auch hier nur durch Verletzung Luft schaffen kann.

Unsere Hauptdarstellung, nämlich ‚Ich und mein Schatten', findet bei Schulfeiern, in Altersheimen und bei allen möglichen Veranstaltungen statt, aber auch verschiedentlich schon in Kabaretts, und wir sind in ganz Deutschland aufgetreten. Wenn ich mehr Beifall bekomme als sie, ist sie schlecht gelaunt, daher bin ich immer froh, wenn sie das nicht merkt.

Außer den genannten drei Frauen habe ich noch viele Bekannte, sicherlich 30. Ich bitte diese Leute nie um etwas und würde das wahrscheinlich auch dann nicht tun, wenn ich in Not wäre. Ich weiß, daß sie das ausnutzen und mich irgendwie verpflichten würden, und das will ich auf jeden Fall vermeiden. Manchmal meine ich, daß es besser für mich wäre, mich zurückzuziehen und mich abzukapseln, aber ich weiß, daß ich diese Einsamkeit nicht lange aushalten kann.

Außerdem fechte ich auch. Ich habe mit 17 angefangen und gehe jede Woche wenigstens einmal zum Training. Zweimal in der Woche mache ich Waldläufe, jedes Mal 3000 Meter. Schließlich gebe ich noch Nachhilfeunterricht, und zwar einem Jungen, der mit großen Sprachschwierigkeiten zu mir kam. Seine Eltern hatten ihm nichts mehr zugetraut und ihn abgewertet. Ich habe erreicht, daß er jetzt eine Lehre als Großhandelskaufmann antreten konnte, wobei er gute Leistungen erzielt, und ich bin stolz auf diesen Erfolg.

Für mich besteht eine Schwierigkeit im ‚Freien Sprechen'. Ich soll in einem neu gegründeten Verein zur Gesundheitsförderung Atmungs-, Yoga- und meditative Tanzübungen durchführen, und dabei besteht nur eine Schwierigkeit für mich, nämlich die, eine Ansprache zu halten. Auch in der Schule vor einer neuen Klasse bin ich sehr empfindlich während meines Vortrags und sehe in jedem Gespräch der Zuhörer einen Affront gegen mich. Ich bin immer schnell verletzt und beleidigt und sehr nachtragend, außerdem sehr eifersüchtig. Vielleicht ist das der Grund dafür, daß ich Angst vor einer neuen Bindung habe, die ich mir aber auch sehr wünsche. Ich zweifle daran, daß ich einen Mann finden kann, der liebenswert und dabei so tolerant ist, daß er mir meine Eigenheiten läßt. Ich bin in jeder Beziehung mißtrauisch.

Ich wurde in Dänemark geboren und habe dort fünf Jahre gelebt. Nach Kriegsende wurden wir als Deutsche immer wieder in anderen Lagern interniert und schließlich 1948 nach Hamburg ausgewiesen. Mein Vater war im Auswärtigen Amt beschäftigt, und so waren wir 1950-1952 in Schweden, 1952-1955 in Japan und 1955-1959 in Manila auf den Philippinen. 1959-1962 war ich in einem Internat in der Bundesrepublik und machte dort mein Abitur. Bis 1965 studierte ich in Bonn und bin seit 1966 in Köln.

Bevor ich 1959 von den Philippinen nach Deutschland abreiste, verliebte sich ein Philippine in mich. Zuerst gefiel er mir nicht, aber nach dem ersten Kuß war ich davon überzeugt, daß er der Mann für's Leben sei, denn ich war so konservativ, daß ich in diesem Kuß die Besiegelung einer festen Bindung sah. Er folgte mir nach Deutschland, und so kam ein festes Verhältnis zwischen uns zustande, bei dem aber keine sexuelle Beziehung bestand, weil ich diese ablehnte. Er betrog mich mit einer Französin, was mir schwer zu schaffen machte, als ich davon erfuhr. Von 1960-1966 waren wir zusammen, und die

Französin stand weiter zwischen uns, und er erpreßte mich sogar mit ihr, indem er mir immer wieder androhte, zu ihr zu gehen. Er wußte, daß ich sehr eifersüchtig war und nutzte das immer wieder aus. Er ließ sich auch noch mit einer anderen Frau ein und bekam von dieser schließlich eine Lues, weshalb ich 24mal Antibiotika verabreicht bekam. Ich weiß nicht, ob es diese Lues war oder die dauernde Angst, von ihm betrogen und verlassen zu werden, was mich schließlich veranlaßte, mich von ihm zu trennen.

Nach einem halben Jahr meines Aufenthaltes in Köln lernte ich meinen späteren Mann kennen. Er war sofort riesig verliebt in mich, und ich habe das nach der großen Enttäuschung sehr genossen. Nach vier Jahren unserer Bekanntschaft haben wir geheiratet, aber schon nach einem halben Jahr wollte ich mich scheiden lassen, weil er mich nicht so nahm, wie ich war, sondern mich dauernd umerziehen wollte. So durfte ich nicht viel lachen, sondern sollte ernster sein, mich gewählter ausdrücken und keine Zeitschriften der Regenbogenpresse lesen, sondern nur ernsthafte Literatur. Ich mußte meine Hobbys aufgeben. Ich hörte auf zu fechten und zu tanzen und ging nicht mehr zu Bekannten, wie ich auch keine Bekannten mehr empfangen durfte, sondern immer neben ihm vor dem Fernsehgerät sitzen mußte, nur die ihm genehme Musik hören durfte und immer mit ihm schlafen mußte. Ich hatte nie etwas von diesem Koitus, sondern habe mich schließlich nur vor ihm geekelt.

Nach fünf Jahren unserer Ehe ließ ich mich 1975 von ihm scheiden, und der letzte Anlaß dafür war, daß er sich eine Freundin angeschafft hatte, mit der ich einverstanden sein sollte. Bei einer Rücksprache hatte ich ihn gebeten, doch wenigstens vor meinem Englisch-Examen, das kurz bevorstand, davon Abstand zu nehmen, weil mich das zu sehr aufregte, was er dann auch tat, um aber sofort nach der Prüfung rückfällig zu werden. Dies war für mich eine so herbe Enttäuschung, daß ich mich endgültig zur Scheidung entschloß.

Nach der Scheidung hatte ich viele, aber nur kurze Abenteuer, die ich einging, weil ich auf andere Gedanken kommen mußte. Mein schönstes Verhältnis in dieser Zeit war das mit einem verheirateten Mann, der impotent war. Beides gab mir ein Sicherheitsgefühl und machte unsere Beziehung tief und ausdauernd. Er nahm mich so, wie ich war, und in unserer Beziehung gab es überhaupt keinen Zwang und keine Komplikation. Ich hatte keine Angst vor seinem Körper und empfand seine körperlichen Zärtlichkeiten schön.

Meine nächste Beziehung war die zu einem Schüler von mir, der mit seinen 22 Jahren 15 Jahre jünger war als ich. Das war 1979. Ich mußte mich schon nach einem Monat von ihm trennen, weil der Altersunterschied zu groß war.

Bei dem nächsten Mann, einem Tschechen, hatte ich zum ersten Mal einen Orgasmus, aber er wollte nachher nicht mehr mit mir schlafen, vielleicht, weil ich zu leidenschaftlich für ihn wurde. Danach entstand wiederum eine Beziehung zu einem Schüler, der auch wieder 15 Jahre jünger war als ich und für den ich die erste Frau war.

Beim Betreten der Klasse war ich schon fasziniert, weil ich fühlte, wie etwas von ihm zu mir übersprang, und wir fühlten uns stark zueinander hingezogen. Trotzdem dauerte es ein halbes Jahr, was ich schwer ertrug, bis es zu einer Vereinigung kam. Beim Verkehr gab es Schwierigkeiten, weil er immer seinen Orgasmus zu früh hatte, und ich ihn überhaupt nur zweimal, aber das war nicht so wichtig für uns. Wir trennten uns schließlich, weil keine richtige geistige Beziehung und kein befriedigender Gedankenaustausch zwischen uns zustande kam. Wir trennten uns, weil wir nebeneinander saßen und uns nichts zu sagen hatten.

Nach einem halben Jahr merkten wir aber, daß wir alleine nicht mehr auskamen und kamen wieder zusammen, was zwei Jahre andauerte. Ich hatte schließlich das Gefühl bekommen, daß seine Liebe eine rein egoistische ohne jede Selbstaufgabe war, was mir voll zum Bewußtsein kam, als er mich nach einem Autounfall zwei Wochen lang nicht besuchte, obwohl er arbeitslos war und genug Zeit dafür gehabt hätte. Dieses letzte Verhältnis endete vor zwei Jahren, und seitdem bin ich allein. Ich weiß nicht, ob es jemals zu einer befriedigenden Beziehung mit einem Mann kommen wird.

Ich mag gern klassische Musik, *Mozart, Bach* oder *Vivaldi*, weniger gern *Beethoven*.

Wenn ich deprimiert bin, tanze ich. Ich tanze überhaupt am liebsten allein und zwar langsam und ausdrucksvoll.

Ich liebe auch das Meer mit seiner unendlichen Weite und würde am liebsten am Meer wohnen.

Ich habe Angst in der Dunkelheit, aber nur im Freien, nicht in der Wohnung, wenn sie dunkel ist.

Ein ganz großes Problem habe ich übrigens vergessen, und das ist die Korrektur von Stil und Texten bei englischen Arbeiten. Wenn so eine Arbeit ansteht, geht es mir vorher schon schlecht, aber noch schlimmer ist, wenn diese Arbeit mir zur Korrektur vorliegt, und ich bin erleichtert, wenn ich diese Arbeit hinter mir habe.

Die Fehler in der Grammatik anzukreuzen macht mir keine Schwierigkeiten, sondern nur die Korrektur der Texte, denn ich bin dann oft unsicher, ob der mir vorliegende nicht doch gelten könnte oder ob er tatsächlich eine fehlerhafte Ausdrucksweise darstellt.

Für eine Farbe konnte ich mich bisher ja nicht entscheiden, und ich habe mich mit dieser Frage beschäftigt. Sie hatten mich gefragt, welche Steine ich am liebsten tragen würde, weil sie meinten, daß das in dieser Frage weiterhelfen würde, und ich habe geantwortet, daß ich Rubine, Saphire und auch Smaragde schön finden würde. Ich finde es erstaunlich und schön, daß Steine so intensive Farben haben können, würde sie aber nie tragen. Ich ziehe den Diamanten als reinen und klaren Stein allen anderen vor.

Ich meine, daß es ein ziemlich helles Gelb ist, das mich besonders anzieht, und in Ihrem Buch gefällt mir die Rubik 3 A 2 am besten."

Damit war meine reizende Patientin fertig und irgendwie befriedigt, was vielleicht auch auf ihr häufiges Weinen zurückzuführen war. Aber diese Tränen machten sie nur noch hübscher.

Träume

Viele Träume enthalten Wasser, Tiere und Männer. Letztere sind aber immer Feindfiguren, und immer wieder kommt die Ablehnung und der Kampf der emanzipierten Frau gegen den Mann als Eroberer zum Ausdruck. Als Beispiel ein Traum, und zwar ein Tagtraum, den sie öfter hat:

„Ich komme an einen See mit einer spiegelglatten Oberfläche, in der die Sonne sich widerspiegelt. Ich gehe näher an das Ufer und will auch mein Spiegelbild sehen, aber ich kann mich nicht sehen, sondern sehe nur Steine, kleine Muscheln, grüne Pflanzen. Etwas verhindert, daß ich mich sehe und hält mein Bild einfach zurück. Plötzlich halte ich einen länglichen Spiegel in der Hand und verspüre schon Aggression. Ich spüre den langen Griff und erinnere mich daran, wie Tony meine Hand nahm und sie zu seinem erigierten Penis führte. Ich fühle jetzt noch den Schock. Er nutzte eine für ihn günstige Zeit aus, denn ich kam gerade vom Zahnarzt und war von den Spritzen noch betäubt. Ich war so geschockt, daß ich meine Empörung und Wut nicht äußern konnte, aber ich spüre den ‚Knüppel' jetzt wieder in der Hand, und die Wut kommt wieder. Diesmal fühle ich mich stark und habe einen Degen in der Hand. Ich stehe in Kampfesstellung und empfinde stummen Haß und Wut auf Männer, die sich nur deshalb stark fühlen, weil sie einen Penis haben. Ich will keinen Penis haben, sehe aber auch nicht ein, daß wir Frauen nur deshalb, weil wir keinen haben, die Unterlegenen sein sollen.

Mir gegenüber stehen viele Männer in Reih und Glied und alle mit einem erigierten Penis. Ich habe meine Waffe in der Hand und fühle mich stark zum Kampf. Ich könnte jetzt alle Penisse absäbeln, aber alles und besonders die Männer erscheinen mir klein und lächerlich. Sie werden immer kleiner und verschwinden hinter ihren Penissen, die immer größer werden und wie Kanonen aussehen. Auch ich werde immer kleiner und bin jetzt nur noch eine Ameise und jetzt nur noch ein Punkt, der zwischen den Kanonen durchgeht.

Ich werde dann wieder größer und bin ein dreijähriges Kind, das schöne und bunte Blumen pflückt. Die Kanonen stehen hinter mir, stören mich aber gar nicht mehr."

Ein weiterer Traum:

„Meine Schwester und ich waren in einem großen Saal und sahen, wie eine Frau von zwei Männern gequält und mißhandelt und schließlich ermordet wurde. Wir verhielten uns ruhig und riefen von einem in der Nähe befindlichen Telefon die Polizei an. Als diese kam, untersuchte sie den ganzen Raum und fand die Männer nicht.

Als die Polizei weg war, waren die Männer auf einmal wieder da und zerrten meine Schwester durch den Raum und quälten sie mit einem heißen Stift, den sie ihr auf die Stirn drückten. Sie fragten, ob wir der Polizei etwas gesagt hätten, und als wir versicherten, daß wir sie nicht verraten hätten, banden sie uns, denn mich hatten sie auch gefesselt, wieder los. Als wir wieder frei waren, konnte ich kaum gehen, denn meine Füße waren so geschwollen, daß die Schuhe zu eng waren und entsetzlich weh taten. Ich ziehe sie aus und laufe zur Bushaltestelle, wobei ich meine Schwester verloren habe. Als ich an der Bushaltestelle ankomme, sagt man mir, daß eine junge Frau ermordet worden sei, und ich weiß, daß es meine Schwester war."

Immer wieder träumt sie von Mord und Tod, aber auch von Tieren, bei denen es oft zum Deckakt kam, wobei der große Penis des Tieres sie immer abstieß. Es handelte sich besonders um Hengste, Stiere, Bären und Leoparden.

Auswertung

Es war in diesem Fall sehr schwer, das passende Mittel zu finden. Bekanntlich hatte ich bei Beginn der Behandlung Phosphor gegeben, aber keinen Erfolg damit gehabt.

Ich hätte wahrscheinlich auch weiter vergeblich gesucht, wenn die Patientin mir nicht mit ihrer Lieblingsfarbe zu Hilfe gekommen wäre. So aber wußte ich, daß meinen bisherigen Erfahrungen nach nur ein Mittel dafür in Frage kam und zwar Hura.

Ich hatte mit Hura einen Erfolg, der alle Erwartungen übertraf. Damit war meine Arbeit aber nicht beendet, denn ich sehe es als meine Aufgabe an, ein perfektes Gemütsbild von Hura aufzubauen. Darum muß ich mich zunächst orientieren, welche Symptome und besonders welche Gemütssymptome sowohl im AMB als auch im Repertorium schon aufgeführt sind.

Diese Frau hält sich für sehr eifersüchtig. Ich bin aber der Meinung, daß es weniger eine typische Eifersucht ist, als vielmehr die Furcht davor, von einem ihr nahestehenden Menschen verlassen zu werden. Dafür spricht eine Reihe von Fakten.

Ihr philippinischer Freund hat sie wohl am besten durchschaut. Er hatte immer wieder damit gedroht, daß er sie verlassen und zu der Französin gehen würde, weil er wußte, daß sie an dieser Stelle am leichtesten verwundbar war.

Die Furcht davor und die Vorstellung, die Zuneigung des Freundes verloren zu haben (1) und von ihm verlassen zu werden (2), verursachten die bisher schlimmste Zeit ihres Lebens. Um nie allein und verlassen zu sein, versucht sie immer wieder, neue und viele Menschen an sich zu binden und zwar solche, die allein und hilfsbedürftig und also von ihr abhängig sind oder werden. Sie weiß, wie schlimm es ist, sich verlassen zu fühlen und fesselt solche Leute an sich, von denen sie weiß, wie schlimm es auch für diese wäre, sich verlassen zu fühlen, nämlich die 60jährige Bekannte und die junge Medizinstudentin, die beide alleinstehend sind und von ihr abhängig gemacht werden. Dann aber erscheint ihr die Last zu groß, und sie weist diese von ihr abhängig gemachten Menschen in ihre Schranken zurück.

Zunächst hebt sie den Abstand auf und tut alles für den von ihr ausgesuchten Menschen. Dann aber wird diese Fürsorge lästig für sie, und sie sieht darin eine Überforderung, weshalb sie wieder Abstand gewinnen will. Sie sagt, daß diese Zurückweisung eigentlich nicht von ihr beabsichtigt sei, sondern aus einer Art Jähzorn entstehen würde, und sie würde diese Zurückweisung nachher sehr bedauern und sich schuldhaft fühlen, wie sie die Schuld dafür, wenn etwas im Unterricht nicht gut funktioniert, auch immer bei sich suche. Die Zurechtweisungen seien auch gar nicht so harmlos, sondern oft regelrecht beleidigend und würden meist dadurch ausgelöst, wenn etwas nicht nach ihrem Wunsch geschehen würde. Bei „zornig durch Widerspruch" und auch bei „verträgt keinen Widerspruch" finden wir Hura aufgeführt (3).

So gütig und so mildtätig, wie die Patientin zuerst glauben machen wollte, ist sie also gar nicht. Da sie behauptet hatte, daß sie Bitten schlecht ablehnen könnte, wagte ich es, mich mit solch einer Bitte an sie zu wenden. Ich bat sie als Englischlehrerin, mir die Gemütsbeschreibung von Hura aus dem *Allen* zu übersetzen. Da unser Gespräch immerhin vier Stunden gedauert hatte, sah ich in der Übersetzung dieser einen Seite keine zu große Zumutung und hatte keine Ablehnung erwartet. Doch die kam prompt mit der Erklärung, daß ihr dafür die Zeit fehle.

Eine opferbereite Märtyrerin für andere, wie man zuerst annehmen mußte, ist sie also nicht. Hier scheint es mir angebracht zu betonen, daß der homöopathische Arzt bei der Erhebung der Psychoanamnese keine moralische Wertung vornimmt, sondern die Symptome in das gesamte Krankheitsbild einfügt, um daraus das passende Arzneimittel abzuleiten.

Hat sie andere zurechtgewiesen, bereut sie es hernach und sucht die Schuld bei sich, wenn beispielsweise im Unterricht nicht alles so funktioniert, wie sie es haben möchte (4).

Das wichtigste Symptom ist nach wie vor aber das Gefühl des Verlassenseins. Schon als Kind hatte sie sich von ihren Eltern zugunsten ihrer Geschwister verstoßen und verlassen gefühlt (5).

Auch das leichte Weinen bei der Erinnerung gar nicht so schwerwiegender Vorkommnisse gehört zum AMB von Hura (6) wie auch die Träume, die wie bei allen Hura-Patienten einen großen Raum einnehmen.

Es handelt sich vor allem um die Träume von Mord (7) und von Tieren (8), wobei Hengste, Stiere und Leoparden erscheinen.

Erotische Träume kamen dabei sehr häufig vor (9), wobei meist der Penis eine Rolle spielte.

Hinweise auf das Simillimum Hura

1. Wahn, sie verliert einen Freund (SR I 279): Einziges Mittel und einwertig
   Wahn, hat die Zuneigung des Freundes verloren (SR I 279): Einwertig
2. Wahn, ist verlassen (SR I 253): Einwertig
   Gefühl des Verlassenseins (SR I 532): Einwertig
   Gefühl der Vereinsamung (SR I 533): Einwertig
3. Zornig durch Widerspruch (SR I 30): Einwertig
   Verträgt keinen Widerspruch (SR I 175): Einwertig
4. Selbstvorwürfe (SR I 808): Einwertig
5. Wahn, er ist von Verwandten verstoßen (SR I 330): Nur 2 Mittel, dabei einwertig
6. Weinen (SR I 1037): Einwertig
   Grundloses Weinen (SR I 1044): Einwertig
7. Träume von Mord (SR I 311): Einwertig
8. Träume von Tieren (SR I 235): Einwertig
9. Erotische Träume (SR III 232): Einwertig

Therapie und Verlauf

Ich gab am späten Abend eine Gabe Hura M in Form von fünf Globuli. Die Patientin berichtete mir dann fortlaufend entweder bei Besuchen oder durch telefonische Anrufe den Verlauf. Dabei hatte ich den Eindruck, daß sie nicht wie andere Patienten bis zu ihrem nächsten

Besuch bei mir, der meist erst nach vier bis sechs Wochen stattfindet, mit der Berichterstattung warten wollte, sondern den Drang verspürte, ihre sehr intensiven Beobachtungen früher bei mir loszuwerden.

Am Tag nach der Einnahme war sie unruhig, lustlos und traurig, verspürte außerdem häufiger Herzklopfen. In den kommenden Nächten hatte sie schlimme und aufregende Träume, wodurch sie nachts oft wach wurde. Morgens konnte sie sich an die Träume aber nicht mehr erinnern.

Sie schlief in den darauffolgenden Nächten immer besser, was auch anhielt. Vor allem fiel ihr auf, daß sie erstmalig in der dritten oder vierten Nacht nach der Mittelgabe nachts nicht mehr aufzustehen brauchte, was vorher regelmäßig der Fall war.

Weiter berichtete sie mir:

„Der fünfte Tag war ein schlimmer Tag für mich. Es war ein Tag voller Hektik und Unruhe.

Am siebten Tag geht es besser. Das Herzklopfen ist noch da, wechselt aber ständig die Stelle und ist nicht mehr so stark wie früher. Obwohl am nächsten Tag Schulbeginn nach den Ferien ist, schlafe ich gut, ein seltenes Ereignis.

In der folgenden Nacht habe ich diesen Traum: Ein Mann verfolgt mich in einem großen Raum und schießt auf mich. Ich lasse mich fallen, als wenn ich getroffen wäre. Dann blinzele ich und sehe, wie er mit auf mich gerichteter Pistole näher kommt. Ich weiß, daß er mich jetzt ganz sicher treffen wird und erwarte den Todesschuß. Er schießt, aber ich lebe zu meinem Erstaunen weiter, da weiß ich, daß es eine Platzpatrone war. Ich springe auf und gelange durch einen langen Gang in ein Kaufhaus voller Menschen, unter denen ich mich verstecke.

Am zehnten Tag ist das Herzklopfen plötzlich weg, und ich bin insgesamt ruhiger. Das Herzklopfen und das Zittern, früher bei jeder Gelegenheit vorhanden, tritt sogar bei aufregenden Geschehnissen in der Schule nicht mehr auf.

Am nächsten Tag habe ich neue Schüler, und es geht mir trotzdem gut.

Am zwölften Tag nach der Mitteleinnahme wache ich naßgeschwitzt auf und bekomme Fieber mit viel Schweiß, aber ich fühle, daß es keine Erkältung ist. Ich habe viele Bläschen an verschiedenen Stellen der Zunge. Das Fieber hält zwei Tage an und ist genauso schnell weg, wie es gekommen ist. Ich habe mich anders gefühlt als sonst, wenn ich Fieber hatte. Ich fühlte mich ausgesprochen wohl bei dem Fieber, nur etwas müde.

In der Nacht zum 14. Tag habe ich einen Traum:

Ich bin bei meiner Tante, und es sind viele Leute dort. Ein Mann gefällt mir gut, und ich bin dabei, mich in ihn zu verlieben. Da sehe ich, wie er eine Zigarette anzündet, und da wußte ich, daß er als Mann für mich nicht in Frage kam.

Es geht mir immer besser. Ich habe jetzt eine schöne Zeit, eine Zeit ohne Herzklopfen, ohne Zittern, ohne Unruhe und ohne Ängste."

Der gute Zustand hielt an, und im nächsten Jahr war keine neue Gabe notwendig.

Fall 12

Eine Dame bat mich telefonisch – der Anruf kam vom Bodensee –, als Patientin bei mir angenommen zu werden. Es wäre ihr aber nicht möglich, zur Behandlung in die Praxis zu kommen, da sie ihr Haus nicht oder nur für einige Schritte verlassen könne. Ich erklärte mich bereit, es zu versuchen, da die Patientin viele Briefe und auch Fotos schickte.

Die Bilder waren alle aus einer beträchtlichen Entfernung aufgenommen worden. Sie zeigten ein jugendliches Gesicht mit schönen, blonden und schulterlangen Haaren. Auch der Stimme nach zu urteilen mußte die Patientin jung sein.

Was ich nur nicht zugeschickt bekam, war das Geburtsdatum. Es dauerte lange Zeit, bis sie schließlich nach vielen Telefonaten mit ihrem Alter herausrückte. Diese Mitteilung war eine Überraschung für mich, denn das „junge Mädchen" war immerhin 55 Jahre alt. Sie mußte also sehr eitel sein, was sie mir auch bestätigte.

„Mein Alter sieht man mir nicht an. Ich mache mich gern hübsch, und ich meine, daß ich auch noch recht hübsch bin. Auch meine sexuellen Bedürfnisse sind bis vor kurzem noch stark gewesen und zwar besonders vor meinen Tagen. Vor der Regel habe ich auch Schwindel, und meine Brüste, die immer stark und sehr fest sind, sind dann regelrecht gespannt. Ich sehe wirklich gut aus, und bei mir paßt alles zusammen, meine vollen Brüste, meine schlanken Beine und mein schönes und langes Haar. Erst vor kurzem sind meine Tage weggeblieben, und das wundert mich, denn in unserer Familie hatten alle Frauen ihre Regel bis über das sechzigste Lebensjahr hinaus. Ich bilde da eine Ausnahme, und ich brauche jetzt natürlich ein Hormonpräparat. Wahrscheinlich bin ich dadurch im Intimverkehr kühl und in der Scheide trocken geworden, vielleicht aber auch durch die vielen Nervenmittel, die ich nehme.

Daß meine Tage weggeblieben sind, deprimiert mich sehr, denn ich sehe noch recht mädchenhaft aus, und ich habe auch noch eine Stimme, die zu Jüngeren paßt. Ich bin 162 cm und habe ein Gewicht von 53 kg, dasselbe, was ich schon mit 18 hatte. Meine Taille ist 72 cm, meine Hüfte 92 und meine Oberweite 96, also recht gute Maße.

Ich bin traurig, daß mein jetziger Freund mich nicht versteht. Ich habe einen Pudel, und der ist wegen einer Geschwulst operiert worden. Das Tier jault stark und blutet wieder. Mein Freund hat kein Verständnis dafür, aber ich hänge sehr an dem Tier. Es hat mir während der Jahre nach meiner Scheidung Trost gegeben und die gebissen, die sich mir näherten. Es hat immer bei mir gesessen und sich auf meine Gefühlslage eingestellt. Ich nehme den Pudel überallhin mit. Bitte machen Sie mich wieder gesund. Ich muß wieder rausgehen können. Mein Freund ist nicht der Richtige für mich. Ich muß andere Männer kennen lernen. Hinter dem Ofen finde ich keinen. Ich habe einen Traummann, und den muß ich finden.

Vielleicht muß ich noch erwähnen, daß ich viele Jahre schon alle möglichen Tabletten nehme, zuletzt Tavor. Ich nehme ziemlich viel davon und war auch schon zur Entziehung in Kliniken.

Meine Tage kamen alle 28-30 Tage und setzten morgens im Bett ein. Ich hatte dabei nicht viele Beschwerden. Alle zwei Stunden brauchte ich einen Tampon, aber am dritten Tag war die Blutung nur noch schwach und hörte dann ganz auf."

Psychoanamnese
(Zusammengestellt aus Briefen und Telefonaten)
„Ich unterhalte mich gern mit anderen, höre aber nicht gern zu. Deshalb ist es mir auch lieber, wenn Sie nicht viel fragen, sondern mich frei erzählen lassen.

Ich hatte in meinem Leben ein großes Bedürfnis nach Liebe und Liebschaften. Ich habe viel gesucht und war oft verliebt. Ich kann lieb sein und auch leidenschaftlich.

Ich bin Medizinisch-technische Assistentin und habe zuletzt vier Jahre in einer anthroposophischen Klinik gearbeitet. Da dies aber eine Klinik für Innere Krankheiten war, hatte man keine Erfahrung für die Behandlung psychischer Beschwerden und konnte mir nicht helfen. Ich war dann als Patientin in einer Nervenklinik, wo ich nach Beendigung meiner Behandlung als Aushilfsschwester blieb. Ich arbeite montags bis freitags von 7.00-13.00 und von 16.00-18.30 Uhr und an jedem zweiten Wochenende, und das ist zuviel für mich. Die Arbeit ist auch zu anstrengend für mich, da auf einer Station 40 Patienten liegen und wir nur zu zweit sind.

Besonders schlimm ist aber der Weg dorthin. Es sind zehn Kilometer, und das ist auch mit dem Auto eine Entfernung, die für mich zu weit ist. Die Schwierigkeit, die Wohnung und das Haus zu verlassen, ist wohl die größte seelische Belastung für mich. Zu Fuß kann ich nur einige Meter weggehen, mit dem Fahrrad einen Kilometer und mit dem Wagen sind die beschriebenen zehn Kilometer schon zu viel.

Ich fange am besten mit meiner Kindheit an. Ich wurde in einem kleinen Ort in Ostpreußen als Tochter eines Apothekers geboren und bin die zweite Tochter von vier Kindern. Meine Mutter stürzte während der Schwangerschaft und verlor Fruchtwasser, was wohl die Ursache dafür war, daß ich mit einem schwächeren linken Fuß geboren wurde, weshalb ich einige Zeit in Gips lag.

Ich weiß noch, daß ein Nachbarjunge mir dann immer ‚X-Bein' nachrief, und diese Beschimpfung deprimierte mich sehr. Wenn dieser Junge auf der Straße war, meinte ich, meine Füße gingen nicht weiter, und so ähnlich war es später immer, wenn ich mich beobachtet fühlte. Später prügelte ich mich aber mit den Jungen, die mich ärgerten und riß sie an den Haaren.

Vielleicht muß ich noch erwähnen, daß ich bei der Taufe nicht wie üblich eine Mütze aufgezogen bekam, sondern unbedeckt blieb, weil es angeblich schöner aussah, und so bekam ich eine Mittelohrentzündung, die operiert werden mußte, als ich etwa drei Monate alt war.

Vier Jahre nach mir kamen eine ziemlich dunkelhäutige Schwester und wiederum vier Jahre später mein einziger Bruder zur Welt.

Meine um zwei Jahre ältere Schwester, mit der ich ein Zimmer teilte, war mir immer voraus und besonders beneidete ich sie um ihre schönen Beine. Ich versuchte mit Hilfe von Handarbeiten meiner Mutter zu gefallen, was aber schwer war, da sie immer energisch und streng war.

Wegen meiner Beine war ich in der Schule von einem Jungen gehänselt worden und saß weinend bei meinem Vater auf dem Schoß, der daraufhin in der Schule anrief. Ich hatte leider einen falschen Namen angegeben und wagte nicht, das nachher in der Schule zu berichtigen.

Mein Vater, der als Apotheker ins Lazarett in Königsberg eingezogen worden war, kam 1945, als die Russen vor unserem Ort standen, mit einem Wehrmachtsauto und lud uns zu den anderen Leuten auf. Wir übernachteten im Lazarett in Königsberg inmitten der oft schwer Verwundeten, die viel stöhnten. Dann ging es ohne Vater mit dem Schiff weiter, und ich hatte viel Angst vor Bomben und Minen. Wir kamen in den Harz und erhielten dort die Nachricht, daß unser Vater mit dem Lazarettschiff ‚Steuben' untergegangen war. Ich hatte dann einen Traum, in dem er mit lächelndem Gesicht hochschwebte und sehe auch heute noch sein lächelndes Gesicht, wenn ich an ihn denke oder bete.

Wir machten alle vier unser Abitur und wurden von der Schule aus öfters in der Landwirtschaft eingesetzt, wobei ich mir eine rechtsseitige Pleuritis zuzog, weswegen ich für drei Monate in eine Heilstätte kam. Die Lungenheilstätte war mit einer chirurgischen verbunden, und ich empfand alle operierten Patienten als Krüppel. Ich hatte fortwährend Angst, auch eine Pneumolyse angelegt zu bekommen und damit neben meinem Bein eine zusätzliche Operation zu haben, die mich noch mehr zum Krüppel stempeln würde.

Mit 16 war ich in der Heilstätte nicht ohne Verehrer. Zu Hause hatte ich schon seit meinem 14. Lebensjahr einen festen Freund, den meine jüngere Schwester mir aber, als ich 18 war, ausspannte. Aus Ärger darüber tat ich dasselbe bei meiner älteren Schwester und legte mich mit deren Freund ins Bett. Ich hatte damals mit 19 meinen ersten intimen Verkehr. Ich war für diesen Mann, der fünf Jahre älter war, die erste Frau, und so war dieser erste Verkehr enttäuschend für mich, was aber später besser wurde. 1954 heirateten wir, als ich 23 war. Im selben Jahr zogen wir nach Wetzlar, wo mein Mann Ingenieur war. Wir verlebten einen Urlaub an der Nordsee, wo meine angeheiratete Verwandtschaft das dünne Bein feststellte und das auch sagte. Diese Äußerung traf mich wie ein Dolch ins Herz und riß meine Lungengeschichte wieder auf, so daß ich noch einmal in eine Heilstätte kam. Ich hatte eine Caverne rechts, bekam zunächst einen Pneumothorax und dann eine Pneumolyse, die geholfen hat.

Mein Mann war während dieser Zeit rührend zu mir und hat mich ständig begleitet. Er nahm immer wieder neue Stellen an, um bei mir sein zu können, wenn ich in eine andere Heilstätte verlegt wurde.

Mein Mann war immer scheu und schüchtern und Mechanikerlehrling, als ich ihn kennenlernte. Ich mußte ihn antreiben, damit er sich weiterentwickelte, und nur mir hat er es zu verdanken, daß er Ingenieur wurde. Er war immer mein Kind, bis er fertig war. Dann war er nicht mehr scheu, und ich hatte kein Kind mehr, das ich versorgen konnte und wollte selbst eins, wozu es aber nie kam. Mein Arzt meinte, daß ich wegen der Sterilität Agnolyt und Moorbäder nehmen sollte, die mir aber überhaupt nicht bekommen sind. Nach dem ersten

Bad bekam ich eine Grippe und nach dem zweiten einen Kreislaufkollaps. Mein Mann wollte zur Erholung mit mir zum Wolfgangsee fahren, womit ich aber nicht einverstanden war, da ich nur müde war und schlafen wollte. Schließlich willigte ich ein.

Als wir in Salzburg ankamen, war mir sehr schlecht. In der Straße stürzten die Häuser über mir zusammen, und im Festspielhaus bekam ich Herzrasen. Bei einem Spaziergang am Wolfgangsee sah ich auf einmal von den entgegenkommenden Passanten nicht mehr die Oberkörper, sondern den Körper nur ab der Gürtellinie abwärts und ebenso nicht mehr das Gesicht meines Mannes. Ich bekam wieder Herzrasen und hatte Todesangst. Mein Mann war vollkommen hilflos und unternahm nichts. Als es mir besser ging, schleppte ich mich zurück zur Pension. Dort ging es wieder mit dem Herzrasen los, und mein Mann war ebenso hilflos wie zuvor, weshalb ich ihn aus dem Zimmer und die Treppe hinunterschob. Ein herbeigerufener Arzt verschrieb Beruhigungsmittel, worauf es aber auch nicht besser wurde. Wir fuhren nach Hause zurück. Ich konnte nicht mehr auf die Straße gehen, und mein Mann mußte alles besorgen.

14 Tage Krankenhaus brachten auch nichts. Die Angstneurose wurde noch schlimmer. Zu dem Herzrasen kamen außerdem eine Hyperventilation und wieder die entsetzliche Todesangst hinzu. Die Ärztin war hilflos und lief hin und her und machte dadurch meinen Zustand noch schlimmer. Am nächsten Tag sagte der Chef, daß es eine Tetanie gewesen sei, und ich wurde entlassen.

Auf mein Anraten zogen wir zum Bodensee, wo mein Mann eine Anstellung gefunden hatte. Als der Möbelwagen geladen war, konnte ich mich nicht entschließen, abzufahren, und es bedurfte einer großen Überwindung, bis ich es schließlich doch schaffte. Mein Mann brachte mich dann einige Monate nach Freiburg zur Psychotherapie, bis ich das aufgeben mußte, weil ich nicht mehr so weit von meinem Zuhause fortgehen konnte.

Besser wurde es, als ich Kontakt zu meinem Hausarzt bekam. Ich ging zu ihm als Arzthelferin und MTA, was einige Monate gut ging. Dann aber meinte er, daß er die Verantwortung nicht mehr tragen könnte und wies mich in eine psychosomatische Klinik ein. Nach einigen Monaten war ich wieder zu Hause, ohne wesentliche Besserung. Mein Psychotherapeut in dem nächsten größeren Ort riet mir, die Bindung zu meinem Mann zu lösen. Er meinte, daß diese Ehe einen für mich nicht mehr erträglichen Zwang darstellen würde. Wir sollten aber eine lockere Bindung aufrecht halten. 1976 wurden wir dann geschieden. Mir ging es danach ständig besser. Mein Mann sagte mir bei einer unserer Begegnungen, daß er eine Freundin habe. Darauf äußerte ich den Wunsch, zu ihm zurückzukehren, mit der Bedingung, daß er sich von seiner Freundin trennen müßte. Wir setzten uns eine Frist von vier Monaten.

Als wir uns dann wieder trafen, fiel ich in ein dunkles und tiefes Loch, als er mir gestand, er habe inzwischen geheiratet. Wir waren am See, und ich wollte in ein Boot springen, um ins Wasser zu gehen, aber er sprang mir nach und zog mich heraus. Ich kam wieder ins Krankenhaus, und danach wechselte ich von einem Sanatorium zum anderen. Ich suchte immer nach einem Mann, verliebte mich oft und machte viele Bekanntschaften. Es wurde aber nie etwas Ernstes daraus, weil ich nie den Richtigen fand. Immer, wenn es mir besser ging, bemühte ich mich, aber aus den Angeboten suchte ich wohl immer den Unpassenden heraus. Vielleicht stellte ich zu hohe Erwartungen. Vor allem mußte er auf jeden Fall in der Nähe wohnen, weil ich keine langen Strecken von meinem Zuhause weggehen kann.

Zeitweise habe ich gearbeitet, nämlich immer dann, wenn es mir einigermaßen gut ging und ich etwas in der Nähe fand. Jetzt arbeite ich ja wieder in einer Klinik und zwar in einer Nervenklinik, aber das Arbeitsverhältnis ist in zwei Monaten zu Ende. Ich bin dann wieder ohne Arbeit und ohne Heimat. Ich habe nichts mehr. Immer wieder habe ich aber Sehnsucht nach meinem Mann. Meine Wohnung ist teuer, und ich weiß nicht, wie lange ich die Miete noch zahlen kann.

Seit über 20 Jahren bin ich mit keinem Zug mehr gefahren. Wenn mir unterwegs etwas passiert, kann ich den Zug nicht anhalten und habe keinen Arzt zur Hand. Dann ist es schon besser, mit dem Auto zu fahren. Als ich noch weitere Strecken fahren konnte, habe ich mir Adressen von Ärzten oder Krankenhäusern für den Notfall notiert. Jetzt kann ich aber nur noch ganz kurze Strecken fahren, und diese müssen mir bekannt sein. Wenn ich weggehe, habe ich immer Angst, wieder einen Anfall zu bekommen. Es zieht mich nach Hause zurück, denn nur dort fühle ich mich sicher.

Während meines letzten Klinikaufenthaltes überfiel mich eine furchtbare Angst, weil alles verschlossen war. Ich ließ keine Ruhe, bis ich einen Hausschlüssel bekam und wußte, daß ich nicht mehr so eingeschlossen war wie die anderen.

Ich kann nicht alleine sein und habe mir einen Hund zugelegt, weil ich Tiere überhaupt gern habe. Der Hund ist jetzt krank. Er hat es an der Galle und einen erhöhten Bilirubinspiegel und viele Blähungen. Dieser Pudel tut mir sehr leid.

1983 fühlte ich mich noch ganz wohl. Ich lebte mit einem sehr gut aussehenden Mann zusammen, nach dem sich alle umdrehten. Ich merkte aber bald, daß er mich nur ausnutzte, und meine großen sexuellen Wünsche konnte er sowieso nicht befriedigen. Ich bin von Natur aus leidenschaftlich und stelle deshalb hohe Ansprüche. Wenn ich verliebt bin, geht es mir besser, denn das aktiviert mich und macht mich stark. Es muß ein Mann sein, an den ich mich anlehnen, den ich aber auch verwöhnen und bemuttern kann, denn das tue ich gerne. Mit Männern und auch im Beruf habe ich Schwierigkeiten. Man will mich nicht haben, und ich werde immer ängstlicher. Wenn ich nicht angenommen werde, ziehe ich mich in mein Schneckenhaus zurück.

Kurz nach der eben erwähnten Bekanntschaft lernte ich einen anderen Mann kennen. Zu dieser Zeit fuhr ich noch ohne Angst die 20 km zu ihm hin und auch zu seiner Mutter. Heute kann ich das aber nicht mehr, und so kommt er abends und zum Wochenende zu mir. Ich könnte ja auch zu ihm ziehen, aber ich kann mich nicht dazu entschließen, meine Wohnung aufzugeben. Er ist Kfz-Meister und hat ein gutes Herz. Er würde mich sofort heiraten, aber auch dazu kann ich mich nicht entschließen. Ich meine, daß wir doch nicht zusammen passen würden und suche immer nach einem anderen Mann, den ich aber nicht finde. Einmal müßte er, wie ich schon sagte, in der Nähe wohnen, zum anderen machen die Männer immer einen Rückzieher, sobald sie von meinen Ängsten hören.

Ich muß immer noch viel an meinen Mann denken. Der Therapeut hatte gesagt, daß eine zeitweilige Trennung für meine Krankheit gut wäre, und deshalb hatte ich die Scheidung nie ernst genommen. Ich hatte ja auch nicht gedacht, daß er so schnell eine andere Frau kennenlernen und heiraten würde. Diese Frau ist kalt und geldgierig, das weiß ich, und deshalb hatte ich immer geglaubt, daß er wieder zu mir zurückkommen würde. Ich glaube aber jetzt, daß ich ihr hörig geworden ist. Als seine Frau in Kur war, nutzte ich die Gelegenheit, um ihn öfter anzurufen. Ich hörte, daß er sie regelrecht verehrt. Einmal

muß er doch aufwachen, und dann wird er zu mir zurückkommen. Das glaube und das erhoffe ich. Deshalb möchte ich auch keine neue Verbindung eingehen.
 Soll ich meine Ängste noch einmal zusammenfassen?
 Da ist die Angst, ein Herzversagen zu bekommen und keine Hilfe zu haben, so daß der Tod eintritt.
Ich habe Angst, von anderen nicht angenommen zu werden, woran vielleicht auch mein von der Kindheit herrührendes dünnes Bein schuld ist.
 Auf der Fähre, die ich jeden Tag benutzen muß, fühle ich mich eingesperrt, da ich darauf bleiben muß, bis sie anlegt.
 Auf der Autobahn ist es ähnlich, weil ich nicht jederzeit runterfahren oder halten und aussteigen kann.
 In einem verschlossenen Zimmer würde ich es niemals aushalten.
 Im Zug fühle ich mich eingesperrt und habe während der Fahrt keine Möglichkeit, ärztliche Hilfe zu bekommen.
 Bei jedem Verlassen des Hauses habe ich Angst, weil ich mich nur dort sicher fühle."
 Ich schickte der Patientin verschiedene Farbmuster zu, und sie wählte eine Farbe, die mit der Rubrik 4 A 8 die größte Ähnlichkeit hat.

Auswertung

Vorrangig ist die Gewichtung:
Welches ist das hervorstechende und alles andere überwiegende Merkmal der Patientin?
 Es ist nicht allzu schwer, diese Besonderheit herauszufinden. Es ist der immer vorhandene und alles andere in den Schatten stellende Anspruch auf Zuwendungen.
 Diese Frau ist so arrogant und überheblich und so ihres Wertes bewußt (1), daß sie erwartet, daß alle sich nicht nur jederzeit um sie bemühen, sondern eben immer für sie da sind. Sie erwartet, von ihnen betreut, verwöhnt und hofiert zu werden. Sie verlangt immer und alles von ihren Mitmenschen (2), und diese müssen ihr Eigenleben aufgeben, damit sie immer zur Verfügung stehen.
 Das beste Beispiel ist ihr geschiedener Mann. Er hat alles für sie getan und hat sogar, als sie wegen der Tuberkulose in verschiedenen Sanatorien war, ständig seine Stelle gewechselt, um immer bei ihr zu

sein. Sie war ihm dafür nicht dankbar und fühlte sich ihm gegenüber nicht verpflichtet, sondern ließ sich ohne einen besonderen Grund von ihm scheiden, angeblich auf Anraten eines Psychotherapeuten. Erst nach der Scheidung kam ihr zu Bewußtsein, daß sie einen wertvollen Menschen verloren hatte, aber dann kam die Reue zu spät.

Ähnlich ist das Verhalten ihrem jetzigen Freund, dem Kfz-Meister, gegenüber. Er besucht sie fast täglich und auch zum Wochenende und will sie trotz ihrer Ängste und anderer Eigenheiten heiraten, aber sie will wieder einmal nicht, denn sie stellt beträchtlich höhere Ansprüche.

Dieses ständige Verlangen nach Zuwendung kann sich schon bei Kindern zeigen, wenn sie nämlich verlangen, immer getragen zu werden, und bei einem Vergleich mit den beiden genannten vorrangigen Eigenschaften finden wir als gemeinsames Mittel Ipecacuanha (3). Und so ungeeignet finde ich diese Rubrik gar nicht. Da wir oft nicht eine genau zutreffende finden, spielt die Ähnlichkeit hier immer wieder eine Rolle.

Die Arroganz und besonders die unaussprechliche, unüberwindbare und nicht auszudrückende Forderung dieser Frau finden sich im AMB von Ipecacuanha. Dieses Mittel ist auch als einziges und zweiwertiges in der Rubrik „voll von unaussprechlichem Verlangen" aufgeführt (3), wie auch in der kleinen Rubrik „voller Verlangen" (3).

Auch in der Rubrik „Verlangen nach Dingen, die er ablehnt, wenn angeboten" steht Ipecacuanha zweiwertig (4), und bei der Frau ist es doch nichts anderes: Sie ist doch nie zufrieden mit dem, was sie hat, sondern verlangt nach immer mehr. Sie ist immer auf der Suche nach ihrem Traummann.

Die nächste Besonderheit dieser Frau ist, daß sie andere ständig kritisiert und diesen die Schuld für ihr eigenes Versagen gibt. Sie sucht für alles Geschehene Schuldige, nur nie sich selbst, wie mehrere Beispiele zeigen:

Die Otitis media des Kleinkindes mag durch die fehlende Mütze ausgelöst worden sein und die Lungen-Tbc durch die Arbeit in der Landwirtschaft, wenn auch mit Vorbehalt, denn maßgeblicher ist auf jeden Fall die individuelle Veranlagung dafür. Daß aber der zweite Schub der Tuberkulose durch die Bemerkung ihrer angeheirateten Verwandten über ihr dünnes Bein ausgelöst worden sein soll, scheint mir bezeichnend dafür zu sein, immer die Schuld bei anderen zu suchen. Da ist es auch nicht verwunderlich, daß sie ihren Ehemann und die Ärzte dafür verantwortlich macht, daß ihre Ängste immer stärker auftraten und von ihr nicht mehr beherrscht werden konnten. Für den Kreislaufzusammenbruch am Wolfgangsee macht sie ihren Mann zum Schuldigen, denn nur auf sein Anraten war die Reise unternommen worden, während sie sich von Anfang an dagegen wehrte. Ebenso war es mit ihrer Scheidung, die sie niemals aus eigener Initiative, sondern nur auf Anraten des Therapeuten eingereicht hatte. Die Schuldigen sind immer die anderen, aber niemals sie selbst, und sie tadelt und verachtet stets nur die anderen (5).

Allen [6] drückt das so aus (S. 571):
„Unangenehm und kritisch gegenüber allem. Ungeduldig, übellaunig, verachtet alles und wünscht, daß die anderen nichts anderes schätzen (als sie selbst). Mit nichts zufrieden. Allem gegenüber abgeneigt. Unlust zu arbeiten, wie sie auch für literarische Arbeiten keine Ideen haben."

Diese Überheblichkeit und Minderschätzung anderer ist auch Ursache dafür, daß diese Leute sich selbst übermäßig viel und intensiv beobachten (6) und solches Übermaß an Eifersucht besitzen, daß der andere gegenüber niemandem Interesse aufbringen darf als nur ihnen (7). Unser Mittel wird hierbei als einziges und zweiwertig aufgeführt.

Bei jeder Partnerbekanntschaft wurde unsere Patientin bald unzufrieden mit dem Partner, weil dieser nie ihren Idealtyp verkörperte. Sie löste immer wieder das Verhältnis, weil sie der Überzeugung war, etwas Besseres beanspruchen zu dürfen und zu müssen. So verhielt sie sich ihrem Mann gegenüber, der sich vorher für sie aufgeopfert hatte und auch dem Mann gegenüber, den sie zuerst sehr schätzte, weil die anderen Frauen sich nach ihm umdrehten, dann aber mit ihm brach, weil er sie als leidenschaftliche Frau, wie sie sagte (8), nicht befriedigen konnte.

Egoistisch und eigenwillig ließ sie jeden Mann fallen, wenn er ihren Wünschen nicht mehr entsprach (9).

Sie ist empfindlich gegenüber jeder Geringschätzung oder Verachtung durch andere wie z.B. gegenüber dem Tadel der Familienangehörigen ihres Mannes wegen ihres Beines (10). Sie jammert und klagt überhaupt ständig (11), wie sie auch immer mißvergnügt und unzufrieden ist. Hier wird Ipecacuanha bei „Unzufriedenheit" überhaupt, aber auch bei der „mit allem" geführt (12), aber bezeichnenderweise nicht bei der mit sich selbst, denn sie selbst begeht ja keine Fehler.

Ich kann mir diese immer unzufriedene Frau überhaupt nicht in Zufriedenheit oder Fröhlichkeit vorstellen, grübelt sie doch ständig (13) und kann sich von der Vergangenheit nicht lösen. Sie trauert immer dem von ihr aufgelösten Verhältnis mit ihrem Mann nach.

Auch bei den genannten organischen Krankheiten wird Ipecacuanha aufgeführt. Die schlimmste Erkrankung war die kavernöse Lungentuberkulose und schließlich die Tetanie. Wir können nicht erwarten, daß diese Krankheiten in unseren Repertorien namentlich aufgeführt werden, sondern wir erwarten nur allgemeinere Bezeichnungen und die entsprechenden Symptome.

Sie hatte mit 16 ihr erste Lungentuberkulose. Wir finden das Mittel bei Entzündungen der Lungen aufgeführt und auch bei Entzündungen der Lungen im Kindesalter und in dieser kleinen Rubrik als einziges dreiwertiges Mittel (14), aber auch dreiwertig bei Entzündungen der Bronchien (14). Weiter ist das Mittel bei „beschleunigter Atmung", wie sie bei der Tetanie vorkommt, zu finden (15), aber auch bei dem „anfallsweisen Schnellatmen" (15), wie es gerade für die Tetanie typisch ist.

Hinweise auf das Simillimum Ipecacuanha
1. Hochmütig, arrogant (SR I 556): Zweiwertig
2. Voller Verlangen (SR I 375): Einwertig
   Voll von unaussprechlichem Verlangen (SR I 376): Zweiwertig
3. Verlangen, getragen zu werden (SR I 119): Einwertig
4. Verlangen nach Dingen, die er ablehnt, wenn angeboten (SR I 115): Zweiwertig
5. Tadelsüchtig (SR I 120): Zweiwertig
   Verächtlich (SR I 172): Dreiwertig
   Verächtlich allem gegenüber (SR I 173): Einwertig
6. Selbstbetrachtung (SR I 629): Zweiwertig
7. Eifersucht (SR I 654): Einwertig
   Eifersüchtig und verlangt, andere sollen sonst nichts schätzen (SR I 654): Zweiwertig und einziges Mittel
8. Leidenschaftlich (SR I 770): Zweiwertig
9. Eigensinnig, starrköpfig (SR I 765): Einwertig

10. Beschwerden durch Geringschätzung durch andere (SR I 21): Einwertig
11. Jammern, Klagen (SR I 667): Einwertig
12. Unzufrieden (SR I 390): Einwertig
    Unzufrieden mit allem (SR I 391): Einwertig
13. Brütet (SR I 110): Einwertig
14. Entzündungen der Lungen (K II 214): Zweiwertig
    Entzündungen der Lungen bei Kindern (K II 214): Einziges dreiwertiges Mittel
    Entzündungen der Bronchien (K II 213): Dreiwertig
15. Atmung beschleunigt (K III 348): Dreiwertig
    Anfallsweises Schnellatmen (K III 348): Zweiwertig

Therapie und Verlauf

Nach einer Gabe Ipecacuanha M, die ich in Form von fünf Globuli zuschickte, bekam ich sechs Wochen später folgenden Brief:

„Zuerst ging es mir sehr viel schlechter, weil meine Ängste noch schlimmer waren als zuvor. Diese Wochen waren schlimm für mich, doch von da an ging es mir zusehends besser.

Eigentlich begann die Besserung schon nach sieben Tagen. Ich bremste meine qualvolle Arbeitssuche, weil ich nicht mehr so versessen auf eine Stelle war. Wie Sie wissen, war mein Arbeitsvertrag ja inzwischen abgelaufen, so daß ich arbeitslos war. Ich hatte das Gefühl, daß sich schon etwas von selbst finden würde, und so war es dann auch.

Nachdem ich tagelang ein Baby gehütet hatte, stellte ich mich durch Zufall im Sanatorium vor, wo ich früher schon einmal war, und konnte am nächsten Tag, das waren 13 Tage nach Ihren Globuli, dort anfangen.

Die Arbeit ist anstrengend, weil ich die ersten vier Wochen ohne einen freien Tag arbeiten mußte, aber ich stellte von Tag zu Tag fest, daß meine dünnen Muskeln sich erholten und ich stärker wurde. Mein Freund muß mir im Haushalt jetzt mehr helfen, denn ich sorge auch für ihn mehr.

Ich bete viel, bin dankbar und sage mir täglich ‚Glückliche Renate'.

Ich bemühe mich, mich im Sanatorium durchzusetzen und habe keine Entlassungsangst, da ich jetzt weiß, daß es mit Sicherheit weitergehen wird.

Ich genieße die Natur und die Menschen. Ich bin aufmerksam zu ihnen und mache sogar Krankenbesuche in einem anderen Krankenhaus und im Nachbarort, wovor ich mich vorher gedrückt hatte. Mein Auftreten ist sicher geworden, und alles geht spielend.

Mein Verhältnis zu meinem früheren Mann ist anders geworden. Ich bin ihm begegnet, und das ließ mich sonderbarerweise unberührt. Ich denke nicht mehr zurück, sondern nur an die Zukunft."

Ihre Telefonate kamen seit der Gabe nicht mehr so häufig wie früher, wo sie uns oft tagtäglich angerufen hatte, und schliefen allmählich vollständig ein. Eine neue Gabe war bis heute, drei Jahre später, nicht nötig.

Fall 13

Bei der Kollegin, 43 Jahre, 170 cm, 50 kg, die mir gegenüber sitzt, fällt vor allem der linksseitige Exophthalmus auf, der dieses Auge sehr viel mehr hervortreten läßt als das andere. Als auffälligste Beschwerden gibt sie eine seit etwa einem Jahr bestehende Tachykardie mit einem Ruhepuls von 110-120 und einen Belastungspuls von 140 an, wozu zeitweise Unregelmäßigkeiten auftreten.

Das andere, was ihr fast noch mehr Sorgen macht, sind seit fast sieben Jahren bestehende Beschwerden im linken Oberbauch, für die bisher noch keine Ursache gefunden worden war.

Dazu kommt ein immer bestehender und auffälliger Tremor beider Hände und auch des Kopfes, ein fortwährend vorhandener Haarausfall und schließlich der linksseitige Exophthalmus. Außerdem besteht ein täglich vier- bis fünfmal auftretender Stuhldrang. Der Herzschlag ist oft sehr heftig.

Sie hatte bisher vier glattverlaufende Entbindungen, eine Appendektomie und eine Pyelonephritis (rechts), die mit Antibiotika behandelt worden war. Vor fünf Jahren war wegen der zeitweise erheblichen Schmerzen im linken Oberbauch eine Laparoskopie und nicht lange danach eine Laparotomie durchgeführt worden, die aber beide ergebnislos verliefen.

Ein Jahr später war in der linken Niere ein reiskorngroßer Nierenstein festgestellt worden, der zertrümmert wurde. Auf die Schmerzen im linken Oberbauch hatte das keinen Einfluß. Vor einem halben Jahr war ein M. Basedow diagnostiziert worden. Medikamente nimmt sie z.Zt. keine ein.

Die Menses haben keine auffälligen Merkmale. Als Lieblingsfarbe gab sie zunächst ein mittleres Blau an, entschied sich dann aber für Rot und zwar 10 A 8. Sie blieb bei mehrmaliger Kontrolle bei dieser Farbe. Bei der manuellen Untersuchung zeigte sich eine Druckempfindlichkeit des Pankreas.

Psychoanamnese

Hierbei handelt es sich um keine typische Psychoanamnese mit besonderer Hervorkehrung der Psyche. Es kam zu keinem längeren Gespräch, weil die Kollegin mir eine gut ausgearbeitete und sich über viele Seiten erstreckende Eigenanamnese zuschickte. Daraus ergab sich folgende Zusammenfassung:

„Ich bin mit vier Geschwistern aufgewachsen, von denen ich die zweitjüngste bin. Diese sind auch heute noch im großen und ganzen gesund. Meine 77jährige Mutter hat eine Koronarinsuffizienz, und mein Vater erlitt mit 53 Jahren in seiner Arztpraxis einen Herzinfarkt, an dem er starb. Eine Schwester meines Vater starb mit 40 Jahren an einer Lungentuberkulose. In der gesamten Verwandtschaft ist mir kein Krebsfall bekannt.

Ich konnte schon als Kind keine heiße Sonne vertragen und halte es in der Sauna nicht lange aus. Als Wetter gefällt mir am besten ein solches mit Nebel und Regen, also ein ausgesprochen trübes Wetter. Zwar friere ich nicht gerne, aber das ist lange nicht so schlimm wie die Hitze im Sommer. Ich brauche abends im Bett warme Zudecke und Bettsocken. Der Lärm von meinen vier Kindern stört mich nie, aber ich weiß, daß ich auch viele Tage allein sein kann. Schon als Kind waren mir zu enge Freundschaften lästig gewesen, und ich mag auch keinen plötzlichen Besuch. Wenn jemand unangemeldet kommt, gefällt mir das zwar nicht, aber ich versuche, das nicht zu zeigen. Ich will entscheiden, wann wir uns wiedersehen, und ich besuche Freunde dann, wenn es mir paßt. Trost gefällt mir nicht, aber er macht mir auch nicht viel aus. Ich ignoriere ihn einfach.

Ich mag keinen Streit und versuche immer, alle aufgetretenen Zwistigkeiten sachlich zu diskutieren. Ich glaube, daß meine Stimmung im allgemeinen ausgeglichen und fröhlich ist. Wenn ich traurig bin oder eine Enttäuschung erlebt habe, zeige ich das nicht, sondern bemühe mich, das zu verbergen.

In meiner freien Zeit lese ich gern und mache auch gern Handarbeiten und da besonders Gold- und Schmiedearbeiten. Ich gehe auch gern ins Theater und in Konzerte. Ich liebe klassische Musik und da besonders die Orgel. Ich besuchte bei Ordensschwestern die Schule, daher vielleicht meine Vorliebe für Orgelmusik. Ich mag keine grelle Deckenbeleuchtung, und mir genügt, wenn mein Arbeitsplatz ausgeleuchtet ist.

Ich habe kaum Ängste. Nur erinnere ich mich, daß ich Höhen schlecht vertrage, und in einem Auto, das keine vier Türen hat, nicht hinten sitzen kann.

Auch als Kind hatte ich wie auch jetzt immer Heißhunger. Ich esse gern Gemüse, Salate und Suppen, aber auch Brot, wenn es hart ist. Weniger Verlangen habe ich nach Fleisch. Ich bin nie durstig. Ich kann nicht links liegen, weil ich dann Herzklopfen bekomme. Ich liege am liebsten auf dem Rücken, kann aber auch rechts liegen. Mein sexuelles Verlangen ist sehr wechselhaft, aber am ehesten ziemlich gering, obwohl ich beim Verkehr zum Orgasmus komme. Wenn, dann gefällt mir nur der normale Beischlaf. Für alle Abweichungen bin ich nicht zu haben und vielleicht eine langweilige Partnerin."

Träume

„Ich kann mich nur an einen Traum erinnern, weil dieser so schrecklich war. Ich erblickte meine jüngste Tochter tot in der Gefriertruhe liegend."

Auswertung

In diesem Fall stelle ich keine Gemütssymptome an die Spitze, sondern wir haben hier handfeste organische Hinweise.

Da ist zunächst Basedow (1) und Exophthalmus (2), weiter die Empfindlichkeit gegenüber der Sonne (3) und gegenüber warmem und schwülem Wetter (4), während das Herabkommen von Niederschlägen, also Regen, Nebel und trübes Wetter erleichtert. Es sind 3 Mittel, die dabei im Vordergrund stehen, Barium carbonicum, Glonoinum und Jodum, wobei nur das letztere bei (4) aufgeführt ist. Ebenfalls ist es alleine aufgeführt bei 2 weiteren wichtigen Symptomen, bei der Zystenneigung (5) und schließlich bei dem Traum von dem Leichnam der Tochter in der Kühltruhe (6).

Außerdem gehört die Tachykardie (7) und das Frieren nachts (8) zum AMB von Jodum. Das Herzklopfen war oft sehr heftig (9).

Ich war im Zweifel, ob wirklich Jodum vorrangig war oder Glonoinum, weil dieses bei wichtigen Symptomen erwähnt wird, bei denen Jodum fehlt, so bei dem Auftreten von Herzklopfen bei der Linkslage (KENT II 225), bei den Schmerzen im linken Hypochondrium (KENT I 553) und schließlich bei der Verschlimmerung sowohl durch Wärme als auch durch Kälte (SR II 82).

Ich hatte mich schließlich entschlossen, zunächst als erstes Mittel Jodum zu geben, aus der Erkenntnis heraus, daß Jod eine besondere Beziehung zum Pankreas hat (10). Besonders *Rademacher* schätzte Jod als Pankreasmittel und auch *Voisin* räumte diesem Mittel eine große Bedeutung für Pankreaserkrankungen ein [8], S. 671-674.

Hinweise auf das Simillimum Jodum
1. Basedow (SR II 40): Zweiwertig
   Basedow (KENT III 308): Dreiwertig
2. Exophthalmus (KENT III 3): Dreiwertig
3. Folgen von Sonnenbestrahlung (SR II 566): Einwertig
4. Verschlimmerung durch feucht-warmes Wetter (SR II 699): Zweiwertig
5. Zystische Tumoren Ovarien (KENT III 773): Zweiwertig
6. Traum von Leichen (SR III): Einwertig
7. Tachykardie (SR II 488): Dreiwertig
8. Frieren nachts (KENT II 18): Einwertig
9. Herzklopfen heftig und ungestüm (KENT II 224): Dreiwertig
10. Pankreas-Entzündung (KENT III 538): Zweiwertig (nur vier Mittel)
    Pankreas-Krankheiten (KENT III 538): Einwertig (nur fünf Mittel)

Therapie und Verlauf

Nachdem ich der Patientin Jodum M in Form von fünf Globuli gegeben hatte, erhielt ich nach vier Monaten folgenden Brief:

„Für mich standen als Beschwerden im Vordergrund:
Tachykardie in Ruhe und bei Belastung, zeitweise Rhythmusstörungen,
Haarausfall,
Tremor,
häufiger Stuhlgang,
links stark ausgeprägter Exophthalmus,
seit sieben Jahren bestehende Beschwerden im linken Oberbauch.

Zu dem bisherigen Verlauf nach der Gabe Ihres Mittels möchte ich folgendes sagen:

Die Tachykardie, die Rhythmusstörungen und der Tremor sind nicht mehr festzustellen, lediglich bei Belastung kommt es noch zeitweise zu einer Tachykardie. Der Haarausfall hält sich in Grenzen, und der Stuhlgang ist normal geworden. Ich brauche jeden Tag nur noch einmal zur Toilette. Diese Besserungen geschahen ohne besondere Auffälligkeiten.

Bei den Oberbauchschmerzen war das anders. Diese veränderten sich vorerst nicht, erreichten zwei Monate nach Ihrer Gabe aber einen Höhepunkt, der eine Woche anhielt und den ich kaum ertragen konnte. Seitdem sind sie so gut wie verschwunden.

Bei meinen Menses gab es bisher keine Probleme für mich. Während der Zeit der Verschlimmerung meiner Oberbauchschmerzen kam aber eine so heftige Blutung, wie ich sie nur am Tage nach einer Entbindung erlebt hatte. Ich habe dafür keine Erklärung. Das, was noch geblieben ist, ist mein Exophthalmus, der sich bisher nicht wesentlich verändert hat. Ich werde weiter beobachten und Ihnen darüber berichten."

Nach fast einem weiteren Jahr traf ein Brief ein, der bestätigte, daß der Zustand der Patientin weiterhin gut sei. Dann habe ich nichts mehr von der Kollegin gehört. Ich hatte mit ihr vereinbart, bei Bedarf eine neue Gabe von Jodum M zu nehmen, aber sie vor allem darauf aufmerksam gemacht, dies auf keinen Fall zu früh zu tun. Nach meinen bisherigen Erfahrungen hält die Wirkung der M. Potenz meist ein Jahr an. Mich beschäftigte natürlich die Frage, warum die Wirkung auf das Pankreas erst zwei Monate nach der Jodum-Gabe eintrat.

Nun ist bekannt, daß eine Krankheit desto länger zur Ausheilung braucht, je länger sie schon besteht, und diese Pankreas-Erkrankung trat ja bereits vor sieben Jahren auf.

Fall 14

Der mir gegenübersitzende 51jährige Patient sah düster und schwarz aus. Bei mir waren viele Patienten mit Depressionen gewesen, aber so versteinert und unansprechbar wie dieser hatte kaum einer vorher auf mich gewirkt. Zum Glück begleitete ihn seine Frau, und so kamen wir ins Gespräch.

Seit einiger Zeit hatte er Depressionen. Er hatte Angst, morgens aufzustehen und brachte es nicht mehr fertig, in sein Architekturbüro zu gehen, das er als Architekt selbst aufgebaut hatte. Er saß nur zu Hause herum und grübelte in einem fort, ohne dabei irgend einer Gefühlsregung Ausdruck geben zu können. Er freute sich natürlich über nichts mehr, konnte daneben aber auch nicht weinen. Er grübelte nur und grübelte. Seine einzige Hoffnung, die er noch hatte, war Gott, den er immer wieder ansprach.

Vor drei Jahren hatte es angefangen, und er war bereits einige Wochen in einer psychiatrischen Klinik und anschließend in einem Sanatorium gewesen. Mir fiel auf, daß er trotz seiner Welt- und Lebensangst sauber und gepflegt aussah. Doch wußte ich nicht, ob seine Frau dafür gesorgt hatte und mochte auch nicht danach fragen.

Ich bestellte den Patienten zu einem abendlichen Gespräch.

Psychoanamnese

„Ich wurde im Riesengebirge geboren und wuchs mit einer um fünf Jahre älteren Schwester auf.

Mein Vater war sehr dominierend in der Familie und bestrafte uns beide aus kleinen Anlässen und manchmal sehr empfindlich. So ließ er uns 30- oder sogar 50mal Reuesätze schreiben oder uns lange Zeit in einer Ecke stehen. Meine Eltern hatten öfter Streit miteinander, und meine Mutter bekam wohl deswegen Herzanfälle.

Ich war in und außerhalb der Schule immer sehr ehrgeizig und wollte nur die besten Noten nach Hause bringen, die ich auch tatsächlich erreichte. Da ich meinen Klassenlehrer auch außerhalb der Schule oft sah, weil wir zusammen mit seiner Familie in einem Zweifamilienhaus wohnten und ich öfter bei ihm eingeladen war, wollte ich besonders ihm gegenüber mit Leistungen glänzen. Vom 8. – 13. Lebensjahr erlebte ich den Krieg, der an uns ziemlich sang- und klanglos vorüberging, weil wir im Sudetenland weder mit Bombenangriffen noch anderem Kriegsgeschehen konfrontiert wurden.

Mit zwölf bekam ich eine Hilusdrüsentuberkulose, weswegen ich fast ein Jahr in einer Heilstätte zubrachte, wo es mir gut gefiel. Nach meiner Rückkehr dauerte es nur kurze Zeit bis zum Kriegsende. Wir wurden nach Deutschland ausgewiesen, und durch die damaligen Wirren kam es tatsächlich zu einer Trennung zwischen meinen Eltern und mir. Ich arbeitete auf einem Bauernhof, während meine Eltern mit meiner Schwester in einem benachbarten Ort wohnten. Plötzlich und ohne Voranmeldung kam es zu einer Grenzziehung, die meine Eltern und mich voneinander trennte. Während ich in dem Gebiet war, das polnisch wurde, lebten meine Eltern in dem russisch besetzten Sektor Deutschlands. Da ich von dem jetzt polnisch gewordenen Bauern schlecht behandelt wurde, entschloß ich mich eines Tages, über die Grenze zu meinen Eltern zu gehen.

Es dauerte nicht lange, bis wir in die Bundesrepublik transportiert wurden, wo ich zunächst auch bei einem Bauern arbeitete. Mit etwa 16 entschloß ich mich, einen Beruf zu erlernen und begann eine Maurerlehre. Nebenbei nahm ich Geigenunterricht, weil ich mich dafür interessierte, und ich spiele auch heute noch in einem Laienorchester. Bald fing ich an zu malen und tat das mit Kohle, Wasser- und Ölfarben. Nach Beendigung der Lehre begann ich in Essen mein Studium auf einer Fachoberschule.

1952, als ich 20 war, wurde mein Vater in die Nähe von Düsseldorf versetzt, wo er seinen erlernten Beruf im Turbinenbau wieder ausüben konnte. Dort studierte ich bis zum Abschluß als Bauingenieur weiter, wobei ich eine gute Benotung erhielt. Ich setzte mein Studium an der Kunstakademie fort und qualifizierte mich zum Diplomarchitekt.

Ich hatte immer gute Noten, weil ich mich nur um mein Studium bemühte und durch nichts ablenken ließ. Ich war eben ein Einzelgänger, der sich auch nicht um Vergnügungen oder Frauen kümmerte.

Meine Frau lernte ich durch einen Zufall kennen. Zusammen mit uns wohnte in demselben Haus ein Mädchen, das zu einer Karnevalsveranstaltung gehen wollte und dafür geschminkt werden mußte. Ich als Kunstexperte wurde dazu ausersehen, wodurch wir uns kennen und lieben lernten. Ein Jahr später heirateten wir, als ich 25 war. Ich war mit dem Studium noch nicht fertig, und meine berufstätige Frau mußte bei der Finanzierung helfen.

Als ich 1946 bei dem polnischen Bauern war, erlebte ich in einer Kirche einen Gottesdienst, der mich sehr beeinflußt und den Samen für mein Verhältnis zu Gott gelegt hat. Die Beziehung zu Christus wurde im Laufe der Jahre immer intensiver, und ich vertraute ihm schließlich so sehr, daß ich seiner Hilfe in jeder Notlage gewiß war. Ich verließ mich auf die Unterstützung durch Gott und war überzeugt, daß mir durch sie nichts passieren könnte. Ohne diese Hilfe Gottes hätte ich wahrscheinlich nie mein Studium beenden können.

Ich habe mich immer bedingungslos auf Gott verlassen, und meine Beziehung zu ihm wurde im Laufe der Jahre immer intensiver. Ich glaube, daß die Situation, in der ich mich jetzt befinde, ein Prüfstein für die Echt- und Wahrhaftigkeit meines Glaubens ist. Meine Prüfung ist lang und hart, aber ich glaube nicht, daß sie meinen Glauben an Gott erschüttern kann.

Morgens, wenn ich aufwache, ist mein Zustand am schlimmsten. Ich möchte im Bett bleiben, um dem neuen Tag entgehen zu können, der immer schlimmer ist als jeder vorangegangene. Ich habe keine Lust, zur Firma zu gehen, denn ich fühle mich hilflos und verzweifelt, wenn ich an das denke, was auf mich zukommt.

Vielleicht muß ich Ihnen zunächst erklären, was das für eine Firma ist. Wir sind vier gleichberechtigte Architekten, die ein Unternehmen mit noch 21 Angestellten gegründet haben. Wir konnten uns vor Aufträgen nicht retten, aber ich meine, daß die Probleme jetzt wie eine Lawine auf uns zukommen. Ich beneide meine Kollegen, die im Gegensatz zu mir das alles mit Lässigkeit und Gleichmut tragen. Ich bin von Natur aus ein Zweifler und Grübler, der durch die geringste Schwierigkeit jeden Halt und sein Selbstvertrauen verliert.

Seit drei Monaten bleibe ich unserem Unternehmen fern. Anfangs ging ich zeitweise noch hin, konnte die von mir übernommenen Aufträge aber nicht mehr bearbeiten, weil mir das Konzentrationsvermögen und die Energie dazu fehlten. Ich erzählte meinen Kollegen nichts von meinen Depressionen, sondern redete mich mit einem Hinweis auf meine Magen- und andere Organbeschwerden heraus, die auch tatsächlich vorlagen. Meine Kollegen waren nett zu mir und schoben mich gleichsam aus unseren Büroräumen ab, indem sie mir rieten, nicht zu arbeiten, bis ich körperlich wieder in Ordnung sei und daß ich deswegen zu einem Arzt gehen sollte. Sie wußten nicht, daß ich mich schon seit langem in psychiatrischer Behandlung befand und auch nicht, daß sie mir einen schlechten Dienst erwiesen, denn dadurch verbreiterten sie die Kluft zwischen meiner Lebensaufgabe und meinem seelischen Zustand immer mehr und verwehrten mir das einzige Sprungbrett zu einem normalen Leben, nämlich meine Arbeit.

Ich gehe jetzt überhaupt nicht mehr hin, denn ihre gutgemeinten Ratschläge sind mir zuwider und deprimieren mich immer mehr. Ich grübele ständig und steigere mich in eine immer größere Angst hinein. Ich bin verzweifelt, weil eine Welt für mich zusammengebrochen ist.

Mein Magen brennt, und von dort steigt die Unruhe und Angst hoch. Ich muß aufstehen und knie mich hin und stehe auf und laufe umher. Ich renne mit meinem Kopf gegen die Wand und muß dauernd schreien. Ich schreie aber nicht laut. Ich glaube, ich werde verrückt.

In letzter Zeit ist das Schlimmste geschehen, was mir widerfahren konnte. Ich habe den Glauben an Gott und seine Macht verloren und das Vertrauen darauf, daß er mir helfen würde. Ich kann nicht mehr zu ihm beten."

Träume

„Ich befand mich auf einem kleinen Schiff in einem Hafen. Das Schiff war los und trieb andauernd hin und her.

Meine Frau und ich sind in einem Kegelclub. Ich hatte als einziger keine normale Kugeln, sondern Steine.

Wir waren in unserem Büro wie in einer Schulklasse untergebracht. Ich war Schüler, und mein Kollege ging mit einem weißen Kittel wohl als Lehrer umher und beobachtete mich andauernd. Ich besaß nur ein Papier in der Größe einer Streichholzschachtel und sollte unwahrscheinlich viel daraufschreiben. Es war eine furchtbare Qual für mich, und ich wachte schweißgebadet auf."

Auswertung

Als der Patient mit seiner Anamnese fertig war, wußte ich, daß ich auf dieser alleine meine Fallentwicklung nicht aufbauen konnte, bestanden doch noch eine ganze Reihe von Unklarheiten.

Nach Beginn der psychischen Störungen vor etwa drei Jahren war der Patient inzwischen bei zwei Psychiatern gewesen, die den Patienten nur mit Psychopharmaka behandelt hatten. Während der eine die seelische Verfassung des Patienten als „ständigen Erregungszustand bei Entschlußlosigkeit" bezeichnet hatte, ordnete der andere sie unter die Psychosen ein und gab ihr den Namen „endogene Depression".

Je mehr ich über den Fall nachdachte, desto mehr wurde mir klar, daß keine der beiden Bezeichnungen zutraf. War die erste zu unscharf umrissen, reihte der zweite Psychiater die Beschwerden des Patienten in die echten Psychosen ein und machte ihn damit zu einem schwer psychisch Kranken. Dazu fehlte aber der Verdacht einer ererbten Veranlagung, eine bereits früher bestandene Denk- und Willenshemmung, das Vorhandensein von Schuldgefühlen und vor allem eine Selbstmordtendenz. Für mich konnte als bewiesen gelten, daß es sich um eine psychogene Depression handelte, also um eine Verstimmung als Folge einer schweren seelischen Erschütterung und damit um eine psychisch normal veranlagte und keine pathologische Person.

Als ich den Patienten daraufhin fragte, entwickelten sich immer klarer die Umrisse einer Verdrängung und zunehmenden Demütigung durch seine Berufskollegen, die bereits vor etwa zehn Jahren begonnen hatten. Er unterhielt bis dahin mit einem Partner ein gut gehendes Architektenbüro und vergrößerte es um diese Zeit um zwei weitere Mitarbeiter. Mit dem einen von ihnen verstand er sich sehr gut, vielleicht zu gut, denn aus dieser Vertrautheit heraus entstand eine immer schärfere Rivalität. Unser Patient, der ein stiller und ruhiger Mensch ist, wurde durch den anderen mit viel Aufwand und Repräsentation arbeitenden Kollegen immer mehr verdrängt, und im Laufe der Jahre entstanden regelrechte Minderwertigkeitskomplexe mit Angst- und Zwangsneurosen, was in der Klinik fälschlicherweise als endogene Depression bezeichnet worden war.

Er ging kaum noch aus seiner Wohnung, wie es ihn morgens schon eine große Überwindung kostete, aufzustehen. Sobald er sich aus seinem Wohnort und damit der Nähe des Architektenbüros entfernte, wie es z.B. im Verlaufe einer Kur geschah, wurde er freier und fast wieder „menschlich", was sich aber sofort wieder legte, wenn er zurückkam.

Ich habe die besonderen Eigenschaften dieses Patienten aufgelistet:

1. Er ist ehrgeizig, denn er hat sich aus dem Nichts hochgearbeitet.
2. Er ist ein kontaktarmer Einzelgänger.

3. Er hat keine innere Standfestigkeit, sondern ist leicht verletzlich.
4. Er kann dann nicht kämpfen, sondern resigniert und zieht sich zurück.
5. Er hadert dann mit sich selbst und der Umwelt. Er ist ein Grübler und Schwarzseher.
6. Seine Zuflucht ist Gott. Dies ist der einzige und letzte Halt, den er noch hat.
7. Obwohl er nicht unter Leute geht und seelisch krank ist, ist er immer eitel, d.h. gut gekleidet, frisiert und gepflegt.
8. Er hat keine starke Beziehung zur Sexualität.

Diese acht wichtigen Eigenschaften unseres Patienten müßten mit dem AMB seines Simillimums übereinstimmen. Nach meinen Recherchen kommt nur ein Mittel in Frage, und das ist Lycopodium.

Zu 1: Er war es, der aus seinem Ehrgeiz heraus (1) den Grundstein für das Büro gelegt hat. Leider war er aber so leichtsinnig, Mitarbeiter in den Betrieb einzuschleusen, und dabei hätte er wissen müssen, daß es bei der Zusammenarbeit mit gleichberechtigten Kollegen immer zu Rivalität und Machtkämpfen kommen und er diesen Kämpfen nicht gewachsen sein wird.

Zu 2: Er hat nicht gern Kontakt mit anderen Menschen, wie er auch nicht gern ausgeht, sondern lieber zu Hause bleibt. Es ist eine für das Lycopodium bekannte Eigenschaft, daß die mit anderen verbrachte Zeit dem Betreffenden als eine für ihn verlorene Zeit gilt, weil er eben mehr im Alleingang produziert, wozu sicher noch Argwohn gegenüber den Mitmenschen hinzukommt (2). Umso rätselhafter ist, daß unser Patient eine Zusammenarbeit gesucht hat. Ganz allein möchte unser Patient aber auch nicht sein, denn er hängt sehr an seiner Frau (3).

Zu 3: Er hat Belastungen von draußen nicht viel Widerstand entgegenzusetzen, sondern ist ihnen gegenüber empfindlich (4).

Zu 4: Er kämpft dagegen nicht an und läßt sich nicht in Auseinandersetzungen ein. Er hat keinen Kontakt und auch keine Beziehung zu anderen und kann sich deshalb nicht zur Wehr setzen, wenn er angegriffen wird. Er geht deshalb jedem Streit aus dem Weg und zieht sich in sein Schneckenhäuschen zurück. Er zieht die Fahnen ein und ist der Verlierer, weil er nicht kämpfen kann. (5)

Zu 5: Er ist dann resigniert und mutlos, denn er kommt sich immer wieder als der Verlierer vor. Er wird mit seinem Schicksal nicht fertig und sieht keinen Ausweg. Er grübelt ständig und fühlt, daß er mit der Welt nicht mehr fertig wird. Besonders schlimm ist es nachts (6).

Zu 6: Besonders nachts sucht er Zuflucht bei Gott, denn der Glaube an diesen ist das letzte, was ihm geblieben ist (7).

Zu 7: Trotz allem sieht er gepflegt aus und hat eine Frisur, für die er viel Zeit aufbringen muß (8).

Zu 8: Er hat außer der Beziehung zu seiner Ehefrau keine Beziehungen zum weiblichen Geschlecht und hat diese Frau auch nicht durch eigene Initiative kennengelernt. Von einer besonderen Sexualität war in unserem Gespräch nie die Rede (9).

Dieser Patient ist der Prototyp von Lycopodium. So ist er ein Einzelgänger mit Kontaktschwierigkeiten. Er kann sich nicht auf andere einstellen und ist deshalb auch deren Angriffen ausgesetzt, weil ihm die Elastizität fehlt, sich richtig zu wehren. Er ist introvertiert und der Umwelt gegenüber mißtrauisch. Er kämpft nicht, sondern zieht sich zurück.

Ein anderes Merkmal, nämlich das fehlende Verständnis für die Schwächen und Fehler der anderen, tritt in diesem Fall nicht in Erscheinung, denn unser Patient ist nur der Angegriffene und Verlierer. Auch die fehlende Sexualität spiegelt sich im AMB von Lycopodium wider.

Die Träume des Patienten beweisen, daß der Verlust seiner Position in seinem Betrieb das maßgeblich Demütigende für ihn darstellt und alles andere auslöst, auch zeigen sie eindeutig, wie schwach und wehrlos er dadurch geworden ist. Im ersten Traum ist er auf einem Schiff, das haltlos treibt, im zweiten und dritten Traum sieht er eine nicht zu bewältigende Aufgabe vor sich, einmal die Steine, mit denen er kegeln soll und dann das Papier in der Größe einer Streichholzschachtel, auf das er viel schreiben soll. Von wem das alles ausgeht, ist im letzten Traum auch ersichtlich. Der Lehrer, der ihm diese schwere Aufgabe gegeben hat und ihn andauernd beobachtet, ist sein Kollege.

Hinweise auf das Simillimum Lycopodium
1. Ehrgeiz (SR I 23): Einwertig
2. Abneigung gegen Gesellschaft (SR I 138): Zweiwertig
   Wohler, wenn allein (SR I 139): Zweiwertig
   Argwöhnisch (SR I 959): Vierwertig
3. Abneigung gegen Gesellschaft, aber auch nicht gern allein (SR I 140): Einwertig
4. Beschwerden durch Kränkung (SR I 19): Dreiwertig
   Beschwerden durch Geringschätzung (SR I 21): Einwertig
   Beschwerden durch Enttäuschung (SR I 15): Dreiwertig
5. Nachgiebigkeit (SR I 1072): Zweiwertig
   Gefühl der Hilflosigkeit (SR I 558): Dreiwertig
   Entmutigt und still (SR I 397): Einziges Mittel und einwertig
   Feigheit (SR I 179): Dreiwertig
6. Brütet, sieht alles schwarz (SR I 110): Einwertig
   Verweilt bei vergangenen unangenehmen Ereignissen (SR I 419): Zweiwertig
   Dasselbe nachts (SR I 420): Einwertig
   Rührt unangenehme Erinnerungen auf (SR I 421): Zweiwertig
   Willensschwäche (SR I 1065): Zweiwertig
7. Religiöse Gemütsbewegungen (SR I 803): Zweiwertig
   Religiöse Schwermut (SR I 805): Zweiwertig
8. Eitelkeit (SR I 1026): Einwertig
9. Fehlen der Sinnlichkeit bei Männern (SR I 22): Dreiwertig
   Vermindertes sexuelles Verlangen (SR III 417): Dreiwertig

Therapie und Verlauf

Da ich ziemlich sicher war, daß Lycopodium das richtige Mittel sei, gab ich es als M in einer einmaligen Globuligabe von fünf Globuli. Als der Patient nach 6 Wochen wiederkam (so lange war er vorher nie weggeblieben), sagte er mir, daß eine grundlegende Änderung eingetreten sei.

„Ich habe mit meinem Freund und Kollegen immer in einem Raum gearbeitet, was für mich furchtbar war, denn ich mußte jede seiner telefonischen und persönlichen Verhandlungen miterleben und stellte dabei immer wieder fest, wie überlegen er mir war. Einmal hatte er ja gesagt, daß ich ihm auf die Nerven gehen würde, und dann war es ganz aus mit mir.

Ich habe dann die Energie aufgebracht und zwei unserer Angestellten versetzt, wodurch ein Arbeitsraum für mich alleine frei wurde. Mein Freund konnte das nicht fassen und stellte mich zur Rede, worauf ich ihn aber kurz abfertigte.

Zuerst fing ich damit an, nur vormittags in den Betrieb zu gehen. Jetzt bin ich aber wieder ganztägig dort. Ich bin dabei, mir meine Position wiederaufzubauen und will sie dann mit allen Mitteln verteidigen."

Der Patient, den ich vorher nur ernst und verschlossen kennengelernt hatte, sprach jetzt freier und lächelte sogar ab und an. Er hatte noch mehr Wert auf sein Äußeres und besonders seine Frisur gelegt, wenn eine Steigerung in dieser Beziehung überhaupt möglich war, denn er sah auch an seinen schlimmsten Leidenstagen immer gepflegt aus.

Er öffnete sich wieder mehr seiner Umgebung und fing auch wieder mit seinem Geigenspiel an. Er und auch ich waren mit dieser Veränderung seines Wesens und seiner Verhaltensweise schon recht zufrieden, aber es kam noch ganz anders. Bei einem seiner nächsten Besuche sagte er:

„Ich freue mich, daß die Wandlung eingetreten und dadurch alles zur Lösung gekommen ist. Ich bin wieder kreativ geworden, und meine Frau, die mir des öfteren hilft und deshalb mit meiner Materie vertraut ist, bemerkte, daß ich jetzt perfekte Baupläne in drei Tagen fertig habe, die ich vorher noch nicht nach Wochen beendet hatte.

Es war für mich in meinem Alter, ich bin ja 52, nicht leicht, meine Brücken zu dieser Firma, die ich aufgebaut habe, abzubrechen und einen eigenen Betrieb zu gründen. Aber ich sah das schließlich als die richtige und einzig mögliche Lösung und für mich so positiv, weil ich jetzt wieder frei in meinen Entscheidungen bin. Vorher war es ja so, daß ich den Kollegen das Recht der Entscheidung über meine Pläne überlassen hatte. Damit habe ich endgültig Schluß gemacht.

Meine Entscheidung hat meine Kollegen vollkommen überrascht. Sie, die mich vorher ausbooten wollten, unternehmen jetzt alles, mich festzuhalten. Ich hatte gestern eine Aussprache mit ihnen und ließ mich nicht mehr überreden. ‚Die Würfel sind gefallen, und meine Arbeit hier ist beendet', habe ich gesagt.'

Nach sechs Wochen bestätigte er, daß er inzwischen sein eigenes
Büro aufgemacht und gute Aufträge hätte. Eine weitere Überraschung
kam bei seinem nächsten Besuch. Der Patient teilte mir mit, er habe
bei einem Preisausschreiben der Stadt Berlin für ein Milliardenprojekt
den ersten Preis gemacht. „Ich hätte nie gedacht", meinte er, „daß ich
nach einer vierjährigen so schweren Krankheit zu einer solchen Leistung fähig wäre."

Der Vollständigkeit halber möchte ich einige wichtige Einzelheiten
zusammenfassen:

Der Patient kam zu mir, nachdem er bereits drei Jahre an seiner
Krankheit litt, und ich brauchte wiederum fast ein Jahr, bis ich das
Simillimum für ihn gefunden hatte. Natürlich hatte er vorher eine
Reihe anderer Mittel bekommen, die aber keinen Erfolg brachten.
Wäre ich damals schon mit der homöopathischen Farbenbeziehung
vertraut gewesen, hätte es nicht so lange gedauert. Seine Lieblingsfarbe ergab bei einer späteren Befragung die Rubrik 20 F 5, ein dunkles
Graublau.

Der Patient hatte bis zu dem durchschlagenden Erfolg mit Lycopodium Psychopharmaka eingenommen und auch einnehmen müssen,
die er aber dann, als er die Umkehr fühlte, abrupt und zwar auf eigenen
Entschluß, absetzte. Beim nächsten Besuch teilte er mir lakonisch
mit, daß er sie nicht mehr nehmen würde. Ich hatte ihn vorher immer
wieder gebeten, langsam auszusteigen. Ich habe nach der ersten Gabe
von Lycopodium M erst wieder nach einem Jahr eine neue gegeben
und zwar CM, nach der er aber bis heute keine neue benötigte.

Der Patient, den ich jetzt seit fünf Jahre kenne, kommt auch nach
seiner vollständigen Wiederherstellung in meist sechswöchigen
Abständen zu mir. Auf meine Frage, warum er trotz seines guten
Befindens zu mir käme, meinte er, daß er in einem Nichtmehrerscheinen einen Verrat an mir sehen würde, denn er wäre mir für immer zu
Dank verpflichtet. Er erzählt mir von seiner Arbeit nur, wenn ich ihn
danach frage und dann auch sehr zurückhaltend, obwohl er grandiose
Erfolge in den vier Jahren gehabt hat. Es gehören ein großes Sportzentrum in Berlin mit Tennishallen, ein Schwimmstadion, ein Altenzentrum in Essen und eine Pfarrei in einer anderen westdeutschen Großstadt dazu.

Zusammenfassend läßt sich sagen, daß es sich hier um einen introvertierten Einzelgänger handelt, und das einzige in Frage kommende

Mittel ist Lycopodium. Lycopodium ist introvertiert, das heißt, daß die Welt nur aus ihm besteht und aus sonst gar nichts. Der Introvertierte ist etwas anderes als der Egozentrische. Bei dem letzteren stellt er das Zentrum dar, und die anderen sind auch noch da. Hier aber ist nur er da, und da die anderen nicht in seinem Programm stehen, weiß er auch nicht, wie er sich bei einem Angriff verhalten soll. Er hat zu den anderen keine Beziehung.

Ein Bekannter von mir, der Lycopodium als Simillimum hat, ist Lehrer und ein guter Lehrer dazu. Man fragt sich, wie das sein kann, aber die Erklärung ist einfach. Alles läuft nach seinem Programm, und nur nach diesem. Die Schüler haben recht bald rausgefunden, daß sie diesen Lehrer nicht beeinflussen können, daß sie keinerlei Macht über ihn haben. Er stellt die maßgebliche Macht dar, und die Schüler sind von ihm abhängig. In unserem Fall war der Patient aber weitgehend von der Zusammenarbeit mit den anderen abhängig, und das ist schlecht für ihn.

Während einer Wochenendveranstaltung in Bad Meinberg (*von Ungern-Sternberg-Behnisch*) trug ich diese Arbeit vor und erlebte während der nachfolgenden Diskussion die Reife und Weisheit der lieben 92jährigen Frau *Olga von Ungern-Sternberg*.

Uns beschäftigte die Frage, wie ein solcher Mensch, für den alles zusammengebrochen ist und der nichts mehr hat, was ihn an das Leben bindet, dabei so eitel sein kann und jeden Morgen soviel Zeit auf seine Körper- und besonders Haarpflege aufwendet. „Dieser Mann ist die deutliche Wiedergabe eines Narziß", meinte sie, „eines Menschen also, dem das Ich und vor allem der eigene Körper alles bedeutet. Er würde auch noch vor seinem Tod diese Körperpflege betreiben, und ich bin mir sicher, daß er das Geigenspielen oft allein und zur Selbstverherrlichung ausübt."

Fall 15

Beide Eltern meines jungen Patienten sind Lehrer und kommen mit ihrem 7jährigen Sohn zu mir, weil er so viele Ängste hat. Sie sagen, daß sie als Lehrer unter ihren vielen Schülern niemals etwas Vergleichbares erlebt hätten.

Beim einführenden Gespräch ergibt sich, daß der Junge tatsächlich ein sehr ängstliches Kind ist. Er kann nur einschlafen, wenn seine Eltern dabei sind. Das ist bei einem Siebenjährigen ungewohnt und sonderbar. Er kann nicht alleine zur Toilette gehen, was noch sonderbarer ist.

Er hat weiter Furcht vor allem, was auf ihn zukommt, Furcht vor Geistern und überhaupt viele Ängste, wenn er allein ist.

Zunächst bitte ich die Eltern um eine genaue Aufzeichnung aller wichtigen Symptome und natürlich auch derer, die ihnen unwichtig erscheinen.

Bei der Farbenbestimmung kann er sich nur für ein mittleres Blau entscheiden.

Psychoanamnese

Da es sich um einen 7jährigen Jungen handelt und niemand wußte, ob und wieviel er bei einem persönlichen Gespräch von sich mitteilen würde, schrieb seine Mutter vorher alles auf, woran sie sich erinnerte und gab mir dieses Schreiben:

„Emil machte mir in den ersten Tagen nach seiner Geburt Schwierigkeiten beim Stillen, da er die Brust nicht annehmen wollte. Nachher aber wollte er sehr lange gestillt werden, nämlich fast zwei Jahre lang.

Er lernte sehr früh laufen, nämlich schon mit zehn Monaten. Er lernte früher laufen als auf dem Boden kriechen, was er nie gern tat. Das Aufrichten aus dem Liegen beherrschte er spät und nur kurz vor dem Laufen, tat das aber nur in der Wohnung. Er war hilflos, wenn er auf der Wiese oder auf Sand hinfiel, denn dann konnte er sich nicht aufrichten, weil er mit den Händen nicht den Boden berühren mochte; sie sollten nicht dreckig werden. Er matschte auch nie im Schlamm herum und faßte den Sand nur mit einer Schaufel an. Steine faßte er nur am Meer an, denn hier im Wasser waren sie ihm sauber genug. Er lief – und das ist auch heute noch so – nie barfuß, weder zu Hause noch am Meer.

Er wollte gern getragen werden und zwar sogar noch mit zwei Jahren. Er hatte aber nicht gern, wenn andere das sahen, sondern rief dann ‚Ich bin ein großer Junge!'. Wenn er aber zu einem Fenster getragen wurde, schrie er laut, und er durfte auch nicht am Fenster hochgehoben werden. Das ist uns nie aufgefallen, aber jetzt, nachdem Sie uns gebeten haben, alte Erinnerungen aufzuschreiben, fällt uns das ein.

Er wurde spät sauber, nämlich erst mit drei Jahren. Wir haben immer wieder beobachtet, daß er den Stuhl nie gern abgab, weder aus seinem Körper noch aus der Hose, wenn er erst einmal dort war. Er wehrte sich mit Händen und Füßen, wenn er gewaschen werden sollte.

Er mochte auch nie eine Treppe alleine hinuntergehen, und das ist jetzt sogar in der Schule noch nicht möglich. Er wartet, bis die Lehrerin kommt und ihn an die Hand nimmt. Neuerdings genügt es, wenn sein Freund Ulli ihn an die Hand nimmt. Zu Hause ist es dasselbe mit der Treppe. Hier muß jetzt sein Bruder Eric, der drei Jahre jünger ist, ihn bei der Hand nehmen. Er tut jetzt vieles, wovor er früher Angst hatte, wenn dieser dabei ist. Er konnte im letzten Winter sogar Schlitten fahren, aber es war eben notwendig, daß Eric ihm dabei half.

Emil ist sehr musikalisch und konnte Melodien schon früh auseinanderhalten. Er hört gern Musik und singt auch gern und sogar richtig.

Er hat Angst in der Dunkelheit und kann sogar nicht allein durch unsere Wohnung gehen, wenn es dunkel ist. Er kann auch nicht in seinem Kinderzimmer einschlafen, sondern schläft im Wohnzimmer in unserer Gegenwart ein, und wir bringen ihn dann ins Bett. Er möchte aber dunkle Anzugstoffe als Kleidung haben, wie er überhaupt sehr penibel in seiner Kleidung ist. Am liebsten zieht er seinen dunkelblauen Anzug an und dazu seine dunkelblaue Fliege. Er sieht Uniformen gern, etwa von der Polizei, der Feuerwehr oder von Soldaten. Mit drei Jahren kam er in den Kindergarten, und wir mußten zunächst drei Monate dabei bleiben, damit er dort blieb. Er ging dann aber gern dorthin, wie er jetzt gern in die Schule geht. Wir haben bei seinem Aufenthalt im Kindergarten gemerkt, wie sehr Emil beeinflußbar durch andere ist. Er wurde zu Hause aggressiv und sogar ausfallend, wobei er wirklich häßliche Worte gebrauchte, bis wir dahinter kamen, daß er sich einen kleinen Rüpel im Kindergarten als Vorbild ausgesucht hatte.

Emil ißt gern Eier und auch Wurst. Wenn ich ihn zwinge, etwas zu essen, was er nicht gern ißt, fängt er an zu würgen und bricht alles wieder aus, und ich weiß genau, daß das keine Absicht von ihm ist.

Er heult sehr laut, wenn er sich einmal verletzt oder blutet und auch dann, wenn es sich um Lappalien handelt. Er weint aber auch, wenn sein Bruder sich verletzt und blutet. Einmal weinte er beim Lesen eines Bilderbuches, als ein Häschen darin weinte. Er weint immer sehr schnell.

Wir erleben immer sehr viel Angst bei ihm, wenn wir mit der Fähre über den Kanal fahren. Wir machen das jedes Jahr, weil wir regelmäßig im Urlaub nach Schottland reisen. Emil schreit dann so lange, bis ich mit ihm in die Mitte des Schiffes gehe, und dann sogar hält er noch die Augen zu, um kein Wasser sehen zu müssen.

Er ist immer ruhig und geduldig, aber auch sehr langsam in jeder Handlung. Er muß morgens schon um 6 Uhr aufstehen, damit er um 7 Uhr angezogen ist. Genau so langsam ist er bei Tisch. Er träumt dabei, und es dauert eine Ewigkeit, bis er sich ein Brot gestrichen hat. Wenn er nach Hause kommt, macht er ohne besondere Aufforderung sofort seine Schulaufgaben."

Soweit die Mitteilungen der Mutter, die ich aber nicht für ausreichend hielt. Ich bestellte den Kleinen deshalb zum Gespräch in die Praxis und ließ, wie immer bei Kindern, meine Frau mit ihm sprechen. Besonders Jungen haben meistens besseren Kontakt zur Mutter und öffnen sich deshalb auch leichter Frauen gegenüber. Auf die Fragen antwortete er:

„Ich spiele immer gern mit Lego-Steinen oder auch mit der Fischer-Technik. Ich baue gern damit auf, aber ich verliere oder verlege oft die Teile.

Ich bin immer lieber in der Wohnung und nie gern draußen. Bei Dunkelheit gehe ich sowieso nie gern raus, aber auch nicht tagsüber, wenn ich allein gehen soll. Aber auch in der Wohnung habe ich Angst, wenn ich allein bin. Eigentlich bin ich ja nie allein, denn Jane ist bei uns, wenn meine Eltern in der Schule sind. Ich habe Angst, daß es schellt und jemand hereinkommt, um mich zu entführen, und Jane (Au-pair-Mädchen) kann sich nicht gegen den Mann wehren.

Die Türen dürfen nie offen sein. Ich habe Angst, daß ein großer Hund hereinkommt und mich beißt.

Ich habe auch Angst, wenn irgendwo und irgendwann ich in der Mitte sitze und alle mich anschauen. Es kommt bei mir immer darauf an, wie freundlich jemand aussieht. Ich schaue auf das Gesicht, und dann weiß ich, ob ich Vertrauen haben kann oder nicht. Sie sehen freundlich aus, und zu Ihnen habe ich Vertrauen. Darf ich meine Hand auf Ihren Schoß legen?

Ich habe viele Träume. Ich träume nur schlechte Sachen und gehe deshalb nicht gern ins Bett. Ich träume, daß eine Frau mit großen Zähnen hereinkommt und auf mich zukommt und mich beißt. Ich träume, daß die japanische Marionette, die bei uns an der Wand hängt, ein lebendiges Wesen geworden ist und hereinkommt, und sie legt sich auf mich und erdrückt mich. Sie beißt und pitscht mich oder sagt ‚Komm mit!' und nimmt mich mit.

Ich habe immer meine Schlange um den Hals. Ich durfte mir ein Tier aussuchen, und meine Wahl fiel auf eine Schlange, die ich jetzt immer anhabe, Tag und Nacht. Ich muß immer dick angezogen sein, denn nur dann fühle ich mich wohl, und deshalb habe ich auch den Winter lieber. Ich brauche meine Schlange, meine Mütze, meine dicke Jacke und meinen Schlafsack. Auch im Kindergarten hatte ich meine Mütze und meine Schlange anbehalten. Wenn ich nachts im Bett liege, ziehe ich mir alles über den Kopf. Je dicker ich angezogen bin, desto wohler fühle ich mich auch im Bett.

Wenn ich in der Badewanne bin, habe ich keine Angst. Wo ich aber immer viel Angst habe, ist auf dem Klo. Deshalb halte ich alles möglichst lange zurück. Ich kann nur auf das Klo gehen, wenn Eric dabei ist. Ich glaube nicht, daß ich jemals Schwimmen lernen will.

Was ist das für ein schreckliches Geräusch, das man immer hört? Sie sagen, daß es die Pumpe Ihrer Ölheizung ist. Kann man sie nicht abstellen?

Ich bemühe mich, besonders in der Schule und in meinen Aufgaben ordentlich zu sein, denn mir liegt viel daran, daß andere gut von mir denken. Ich möchte auf keinen Fall etwas Verbotenes tun, um nicht aufzufallen."

Auswertung

Diese Krankengeschichte ist für mich ein beliebtes Thema bei meinen Vorlesungen in der Homöopathischen Psychologie. Denn bei der Frage, warum dieser Junge nicht gern zur Toilette geht, wohl aber ohne jede Hemmung in die Badewanne, hat sich so mancher meiner Schüler die Zähne ausgebissen.

Es gibt noch andere interessante Symptome dieses Jungen, so, warum er nicht gern barfuß ging, nicht gern Sand anfaßte, nicht gern die Treppe hinunterging, nicht gern seinen Stuhl aus den Windeln hergab usw.

Alle diese Beobachtungen sind nicht zufällig, sondern haben wie alle Symptome naturgemäß eine tiefere Bedeutung und müssen beachtet werden.

Ich habe mir lange überlegt, warum dieser Junge die besondere Angst hatte, zur Toilette zu gehen. Bei den Vorlesungen wird oft vermutet, daß er Angst hätte, in das große tiefe Loch zu fallen. Aber diese Erklärung erschien mir eigentlich nie stichhaltig genug.

Es geht hier, wie bei allem, was nachher so selbstverständlich erscheint: Die Lösung ist einfach, aber sie zu finden ist schwer. Hier kam die Erkenntnis nur dadurch, daß man die Bemerkung des Jungen über das Laufen der Pumpe für die Ölheizung richtig wahrnahm. Der Junge hatte keine Angst vor Wasser oder anderen Flüssigkeiten, sondern – so einfach ist es – nur vor den Geräuschen des fließenden Wassers oder Öls. Ähnlich ist es auch bei den Tollwutvergifteten: Ruhiges Wasser macht ihnen nichts, das Geräusch von fließendem Wasser kann aber furchtbare Krämpfe auslösen.

Nun haben wir auch die Lösung dieses Falles: Es ist Lyssinum. Und damit sind auch die anderen Ängste des Jungen geklärt. Jede Verschmutzung, ob mit den nackten Füßen, mit den Händen im Sand, die Verschmutzung seines Körpers durch Kot, bedeutet seiner Erfahrung nach das Waschen mit fließendem Wasser, und davor hat er eine so entsetzliche Angst. In die Badewanne geht er also ohne besondere Furcht, aber eine entsetzliche Angst hat er eben beim Sitzen auf dem Klo, wenn nachher abgezogen wird und die gluckernden und rauschenden Geräusche des Wassers auf ihn zukommen. Bei der Befragung durch meine Frau hört er das Gluckern in der Pumpe, die das Öl aus dem Keller nach oben befördert, und auch das beunruhigt ihn.

Diese Unterscheidung ist schon wichtig, denn bei der allgemeinen „Furcht vor Wasser" sind neben Lyssinum eine ganze Anzahl von anderen Mitteln vertreten (1), während bei der Empfindlichkeit gegenüber oder der Furcht vor den „Geräuschen des Wassers" neben Lyssinum nur zwei oder drei Mittel aufgeführt sind, wobei aber Lyssinum an der Spitze steht (2).

Interessant ist, daß er Wasser ansehen kann, wie z.B. seine Badewanne oder auch das Meer, wo er sogar mit den Steinen spielt, ohne daß es Angst bei ihm auslöst. Das Geräusch des Wassers ist es, was Angst bei ihm erzeugt.

Auch bei einem anderen wichtigen Symptom, nämlich der Furcht, aus dem Fenster zu schauen oder eine Treppe hinunterzugehen, muß man Feinheiten unterscheiden. Man könnte annehmen, daß bei ihm eine Angst, auf einer Anhöhe zu sein, vorliegt, aber dem ist nicht so, denn es macht ihm nichts aus, getragen zu werden. Er verlangte sogar mit zwei Jahren noch danach. Es ist bei ihm nicht die Angst, in einer Höhenlage zu sein, sondern vielmehr eine Furcht davor, zu fallen, und da finden wir Lyssinum in der entsprechenden Rubrik (3). Bei ihm liegt keine Angst vor der Höhe und bei der Abwärtsbewegung vor, sondern einzig und allein die Angst zu fallen, wenn er hinunter schaut.

Eine mindestens ebenso wichtige Frage wie die, warum das Kind die Angst hat, zum Klo zu gehen, ist eine andere, und zwar die, warum es sich gerne so dick anzieht und das selbst im Sommer. Auch hier spielt Angst eine Rolle. Neben der Angst vor rauschendem Wasser und der, zu fallen, besteht ja noch eine davor, gebissen zu werden.

Er hat viele schreckliche Träume, aber immer wiederholt sich die Furcht davor, gebissen zu werden, und es war für mich wahrscheinlich, daß eine sich im Traum so deutlich zeigende Angst auch im Wachsein da sein müßte, was sich bei der Befragung bestätigte. Wovor kann ein Kind im Wachsein Angst haben, gebissen zu werden? Doch eigentlich nur von einem Hund, und auch das bestätigte sich bei der Befragung. Das Kind träumt also davon, gebissen zu werden (4), hat diese Furcht auch im Wachzustand (5) und daneben Angst vor Hunden (6). Nur so ist zu erklären, warum er möglichst dick angezogen sein will.

Das Kind hat nicht Furcht vor bestimmten Dingen, die auf es zukommen, sondern vor vielen, und wir finden Lyssinum bei „Furcht vor Unheil" oder auch bei „Vorstellung, es könnte etwas Schreckliches passieren" (7).

Der Junge singt gern, was bei einem Kind, das im großen und ganzen recht furchtsam ist, ziemlich selten sein dürfte. Lyssinum ist hier einwertig vertreten (8).

Die Meinung anderer Leute bedeutet ihm viel. Er ist empfindlich gegenüber Tadel oder abfälliger Bemerkung anderer. Wir finden Lyssinum bei „Beschwerden durch Kränkung oder Demütigung" (9).

Furcht beim Alleinsein ist bei Kindern nichts besonderes, aber ein fast Achtjähriger sollte auch schon einmal allein sein können, weshalb ich diese Angst in meine Bewertung einbeziehe. Lyssinum hat Furcht vor dem Alleinsein (10).

Noch etwas anderes war mir bei dem Jungen aufgefallen, daß er nämlich weinte, wenn sein Bruder sich verletzt hatte. In der Rubrik „Mitgefühl, fühlt denselben Schmerz, über den sein Bruder klagt" ist Lyssinum als einziges Mittel und zweiwertig vertreten (11).

Emil hat immer schlimme Träume, und auch hier finden wir Lyssinum (12).

Hinweise auf das Simillimum Lyssinum

1. Furcht vor Wasser (SR I 518): Dreiwertig
2. Furcht durch Geräusch von rauschendem Wasser (SR I 500): Dreiwertig
   Angst durch Geräusche von fließendem Wasser (SR I 82): Dreiwertig
   Empfindlich (sensibel) gegenüber Wasserplätschern (SR I 880): Dreiwertig
   Erregt, wenn man das Ausgießen von Wasser hört (SR I 447): Dreiwertig
3. Furcht zu fallen (SR I 486): Einwertig
4. Traum, von Hunden gebissen zu werden (SR III 242): Einwertig
5. Furcht, gebissen zu werden (SR I 469): Zweiwertig
6. Furcht vor Hunden (SR I 482): Einwertig
7. Furcht vor Unheil (SR I 484): Zweiwertig
   Furcht, es könnte sich etwas ereignen (SR I 490): Zweiwertig
   Furcht vor einem Unglück (SR I 497): Einwertig
8. Singen (SR I 897): Einwertig

9. Beschwerden durch Kränkung (SR I 19): Zweiwertig
   Leicht beleidigt (SR I 768): Einwertig
10. Furcht vor dem Alleinsein (SR I 465): Zweiwertig
11. Mitgefühl, fühlt den Schmerz, über den sein Bruder klagt (SR I 961): Einziges Mittel und zweiwertig
12. Schreckliche Träume (SR III 291): Einwertig

Therapie und Verlauf

Der Junge bekam Lyssinum in Form von fünf Globuli in der M. Potenz.

Ich erhielt schon vier Wochen später die Mitteilung der Eltern, daß eine schlagartige Änderung eingetreten war. Die Mutter schrieb:

„Das Unglaubliche ist geschehen: Aus Emil ist ein ganz anderer Junge geworden. Er behauptet sich jetzt viel besser gegenüber seinen Mitschülern und auch gegenüber Eric, der ihn, obwohl er über drei Jahre jünger ist, bisher vollkommen beherrscht hat. Was wir aber zuerst nicht glauben wollten, ist, daß Emil jetzt alleine die Treppe hinuntergeht und zwar jede Treppe. Das war eigentlich die erste Änderung, die eintrat, und zwar etwa acht bis zehn Tage nach Ihrer Gabe. Eine Woche später haben wir auf einmal festgestellt, daß er alleine zur Toilette gegangen war, was bisher nie vorgekommen war.

Er ist im ganzen selbstsicherer geworden und ist nicht mehr so ängstlich wie früher. Er kann alleine in seinem Zimmer einschlafen und macht auch um Hunde keinen großen Bogen mehr."

Inzwischen sind über drei Jahre vergangen, ohne daß eine neue Gabe notwendig geworden wäre.

Ich will Ihnen auch die Farbe von Lyssinum nicht vorenthalten. Es ist die Rubrik 20 A 8.

Fall 16

Als die Patientin (30 Jahre) zum ersten Mal zu mir kam, fiel sie mir zunächst durch ihren penetranten Körpergeruch auf. Ich bilde mir ein, eine sehr gute Nase für Gerüche zu haben. Oft sind meine Patienten erstaunt darüber, wenn ich ihnen auf den Kopf zusage, daß sie Raucher sind und wollen es einfach nicht glauben, daß ich das nur gerochen habe. Sie befürchten, daß ich das aus ihrer Körper- oder Augenfarbe ersehen hätte. Der Geruch dieser Patientin erschien mir aber so stark, daß man ihn nicht übergehen konnte. Auf mein vorsichtiges Befragen meinte sie, das sei ihr noch nicht aufgefallen, jedoch hätten Bekannte schon mehrmals darüber gesprochen.

Sie kam zu mir wegen ihres Fluors, der in der Konsistenz schleimig war und in großer Menge kam. Er war dazu von gelb-grüner Farbe und ziemlich übelriechend. Sie hatte ihn schon seit geraumer Zeit und alles mögliche dagegen getan, ohne bisher Erfolg gehabt zu haben. Noch wichtiger erschien ihr aber, daß sie immerfort Entzündungsherde an ihren Zähnen hatte. Die Kieferschleimhaut war rot und entzündet, und oft quoll dicker Eiter aus den Zahntaschen. Daß der Geruch auch aus dem Mund übelriechend war, konnte ich neben dem Körpergeruch ebenfalls aus einiger Distanz feststellen. Sonst hatte sie eigentlich keine körperlichen Beschwerden, doch entwickelte sich aus den Gesprächen heraus ein umfassendes Bild von ihr.

Sie sprach immer viel, wenn sie zu mir kam, aber von diesem Vielen betraf eigentlich wenig ihre Beschwerden und wurde so zusammenhanglos vorgetragen, daß ich mir nachher alles zusammenreimen mußte. Besonders von der Vergangenheit sprach sie nicht viel, und so erfuhr ich nur durch immer neues Nachfragen, daß sie nie etwas Richtiges gelernt hatte. Sie hatte angeblich nach dem Abitur Chemie studiert und das Studium nachher abgebrochen, weil sie als Frau zu wenig Zukunftsaussichten in diesem Beruf haben würde. Ein anderes Mal sagte sie, daß sie nur die Mittlere Reife hätte und Chemielaborantin hatte werden wollen.

Sie sah nicht besonders attraktiv aus, sondern ziemlich ungepflegt. Die Haare waren lang und die Nägel weder gefeilt noch akkurat geschnitten. Sie hatte in einer Kommune gelebt und dort ihren Mann kennengelernt. Sie hat ihn damals für sich gewonnen und ihn, der niemals vorher eine Frauenbekanntschaft gehabt hatte, verführt und schließlich vor acht Jahren geheiratet. Sie brach ihr Studium ab und arbeitete mal da und mal dort zur Aushilfe. Besonders als Verkäuferin in Bio-Läden, die damals am Anfang ihrer Entwicklung noch primitiv waren und meist von einer Kommune angehörenden „Grünen" betrieben wurden, die sich den Verdienst teilten.

Ihr Mann, der inzwischen Studienrat geworden war, betrieb zwar den ganzen Haushalt, und zwar alles, was mit Spülen, Waschen, Kochen und Sauberhaltung verbunden war, hatte aber nie besondere Lust zum Verkehr. So war es nicht verwunderlich, daß sie oft von zu Hause weg- und ihren Interessen nachging. Sie belegte alle möglichen Kurse, die sich mit naturgemäßer Lebenshaltung, biologischer Ernährung und ähnlichen Themen befassen. Genügend Geld hatte sie zur Verfügung, denn sie darf alles, was sie verdient, behalten, muß aber trotzdem aufpassen, weil sie mit Geld schlecht umgehen kann und es oft sinnlos ausgibt.

Ihr Mann macht ihr keine Vorwürfe oder Vorhaltungen, und sie meint, daß er fast froh darüber sei, oft allein zu sein. Er sei der geborene Einsiedler, freue sich immer, wenn sie auftauchte, sei aber auch nicht merklich unzufrieden, wenn sie wieder einmal abreiste, obwohl er doch sicher wissen müßte, daß sie diese Reisen nicht nur zur Fortbildung unternahm, wie sie ja auch oft bis in die tiefe Nacht weg war, ohne ihm zu sagen, wohin sie gehen würde und wo er sie erreichen könnte.

Sie teilte mir dann auch mit, und zwar ohne jede Hemmung, daß sie immer wieder neue Bekanntschaften anknüpfen würde. Da sie sich aber nicht an einen Menschen binden will und kann, sind es immer flüchtige Bekanntschaften. Sie geht mit den Männern schnell und ungezwungen ins Bett, denn sie muß immer wieder neue Eroberungen hinter sich bringen. Was man sonst meist bei Männern findet, nämlich eine Selbstbestätigung durch ein neues Lustobjekt, ist hier bei einer Frau vorhanden. Sie hat auch andere mehr männliche Eigenschaften, so alles andere als weibliche Formen, ein Unvermögen, sich ein- oder unterzuordnen und absolut kein Verlangen, einmal Mutter zu werden. Wie sie eine solche neue Bekanntschaft erlebt, hat sie folgendermaßen geschildert:

„Ich muß unterwegs sein. Mich bindet nichts an mein Zuhause oder an ein anderes Domizil. Ich muß sehen, wo ich einen neuen Mann aufreißen kann. Wenn ich dann mit ihm ins Bett gehe, mag er ruhig der Ansicht sein, er habe mich erobert. Ich weiß es aber besser, daß nämlich ich der Eroberer bin. Schließlich bestimme ich, mit wem und wann ich mit diesem ins Bett gehe. Ich bestimme auch beim Verkehr, wann sein Orgasmus kommt, denn ich kenne mich mit dem Lustgefühl des Mannes aus und weiß, wodurch ich es auslösen kann. Das heißt aber nicht, daß ich nichts vom Verkehr hätte. Ich habe ungeheuer viel davon, und bei mir kann es vier- oder fünfmal hintereinander zum Orgasmus kommen, und ich kann jeden Tag dreimal verkehren. Jeder Orgasmus vermittelt mir dabei eine unwahrscheinliche Lust, und ich schreie dabei so, daß ich mich oft bezwingen muß, um andere nicht zu wecken. Wenn ich keinen Mann zur Verfügung habe, muß ich onanieren, denn auf das Lustgefühl kann ich nicht verzichten. Es ist so, daß ich davon fast so viel habe wie vom Verkehr, aber vom letzeren doch mehr. Wenn das starke Glied des starken Mannes in meinem Körper ist, ist das für mich das schönste Gefühl und erst recht, wenn sein Samen kommt. Ob ich nur der Eroberung wegen umherstreife, fragen Sie? Nein, das ist nicht so. Ich rede auch gern mit anderen, und dann kann es schon einmal bis zum Morgen dauern."

Mir fiel noch auf, daß sie gern lügt. Es sind aber „Notlügen", mit denen sie eben allen Komplikationen aus dem Weg gehen will.

Trotz dieser Fehler war mir diese Frau nicht unsympathisch. Ich freute mich, wenn sie kam, denn sie hatte immer viel zu erzählen, und ich schätzte die Offenheit, mit der sie über alles und auch über sich selbst sprach. Sie hat auch eine Menge guter Eigenschaften, unsere Patientin, und ganz so schlecht, wie es nach dem Geschilderten zu sein scheint, ist sie nicht. So ist sie immer und absolut natürlich und alles andere als eine Frau, die sich auftakelt und ihre Reize provoziert. Sie ist genügsam und nicht geldgierig. So wollte sie, als sie einmal für mich einen Auftrag erledigte, auf keinen Fall dafür eine Bezahlung haben. Sie kann auch sehr hilfsbereit sein. So geht sie immer zu einer alten Dame, an die sie nichts bindet, und versorgt diese.

Was ich noch nett an ihr finde, ist, daß sie auch ungezwungen wie ein Kind sein kann, und ich glaube, daß sie das nur tut, wenn sie in einer ausgesprochen guten Laune ist. Sie ist ein absoluter Nachtmensch. In der Nacht wird sie aktiv, wie sie sich auch besonders nachts gern unterhält.

Man hätte nicht erwartet, daß sie sehr eifersüchtig sein kann, daß sie empfindlich für alles ist, was sich irgendwie gegen sie richtet, und wenn es nur ein Scherz oder eine witzige Äußerung ist. Auf Kritik reagiert sie ausgesprochen böse und aggressiv. Das erscheint umso sonderbarer, als sie selbst, wie aus ihren Erzählungen hervorgeht, uneingeschränkt anderen ihre Meinung sagt und auch dann, wenn diese ausgesprochen beleidigend ist.

Ihre Angst vor Hunden ist sehr stark, und oft macht sie einen großen Umweg, um nicht an einem Hund, selbst wenn es kein großer ist, vorbeigehen zu müssen.

Eine noch größere Angst hat sie vor „bösen Geistern", und das zeigte sich bei vielen Gelegenheiten. Einmal schenkte sie meiner Frau eine von ihr angefertigte Brosche, und meine Frau mußte 10 Pfg. dafür bezahlen, denn „durch das Verschenken von Nadeln macht man sich Feinde". Ein Gespräch über dieses Thema gab noch mehr Aufschluß darüber. Sie verschenkt prinzipiell keine Schuhe, denn dann „kannst Du den Betreffenden nicht mehr halten, er läuft weg!". „Zu Ostern und Weihnachten darf nichts gewaschen werden, denn das gibt Streit in der Familie." „Einer schwarzen Katze zu begegnen, bedeutet baldiges Unheil" usw. usw.

Diese junge Dame erzählte ohne Hemmungen vieles über ihre Schwächen, über diesen Aberglauben etwa oder auch über ihre Sexualität, wenig aber über ihre Vergangenheit. Die Ursache dafür ist vielleicht, daß sie sich wenig mit dem, was vorbei ist, beschäftigt und auch nicht mit dem, was auf sie zukommt, sondern sie lebt ganz in der Gegenwart. Von irgendwelchen Sorgen hat sie nie gesprochen, denn ihrer Meinung nach kommt sowieso alles, wie es kommen muß, und es ist bedeutungslos, sich vorher damit zu beschäftigen.

Über ihre Sexualität erzählt sie ohne Umschweife, so daß es fast als eine Befriedigung ihrer selbst erscheint, darüber zu reden. Sie hatte gesagt, daß sie den Mann beherrschen will und auch beim Verkehr. Sie bestimmt, wann er zum Orgasmus kommt. Ein anderes Mal sagte sie:

„Ich glaube, ich bin ein Zwitter. Es ist nicht immer so, daß ich einen Mann beherrschen will. Es kann auch passieren, daß ich vergewaltigt werden will, und die Gewalt, mit der der Mann bei mir eindringt, kann mir nicht stark genug sein. ‚Stoß zu, stoß zu', schreie ich dann und bin glücklich, wenn er das tut."

Mich erinnerte die Verhaltensweise dieser Patientin an die einer anderen. Ich möchte ihre Schilderung anfügen:

„Ich überredete Arthur (meinen Mann), Architekt zu werden. Mir gefiel, daß er sich von mir lenken und umformen ließ. Wenn ich mit ihm schlief, hatte ich immer das Gefühl eines Inzestes, weil ich in ihm mein Kind sah. Er war für mich ein Mensch, der von mir erzeugt und gefördert worden war. Als ich begann, mich ihm sexuell zu verweigern, lebten wir uns immer mehr auseinander. Schließlich war er nur noch ein Schrank oder irgendein Möbelstück für mich.

Ich hatte seitdem viele Bekanntschaften. Ich bin immer sehr schnell und dann auch heftig verliebt. Ich will keinen Mann wie Arthur, der für mich ein Kind war, aber auch keinen, der mich mit Liebe überschüttet und mich zu seinem Besitz machen will. Ich will nichts als eine tiefverwurzelte Liebe, die mir aber meine Persönlichkeit und Freiheit läßt. Das aber will keiner, und sie glauben, mit einem Heiratsantrag das größte Opfer zu bringen. Ich ging immer neue sexuelle Kontakte ein, die aber nur so lange dauerten, bis die Männer mir zuviel von ihrer Liebe zeigten. Dann muß ich das Verhältnis lösen, weil ich keine feste Bindung haben will. Diese verpflichtet mich zur moralischen Treue, was mir aber zuwider ist. Ich wollte alles haben, was es gibt, und ich habe alles gehabt, was man nur verlangen kann. Ich habe mit Spielern, Zuhältern, Dealern, Rauschgiftsüchtigen, Börsenmaklern und vielen anderen sexuelle Kontakte gehabt. Es gibt kaum etwas, was in meiner Sammlung fehlt, und doch fehlt in ihr das Wichtigste, das Erlebnis der großen Liebe. Was nutzt mir der Glanz und der Rausch der Eroberung, wenn es nur etwas Kurzes und rasch Vorübergehendes ist, wenn es nicht bis in die Tiefe meiner Seele eindringt, wenn mir das eine großartige Erlebnis fehlt, nach dem ich auch heute noch suche!"

Die Lieblingsfarbe der Patientin wird sehr schnell und sicher bestimmt. Es ist eine Zwischenfarbe innerhalb 24 F 7 und 25 F 7.

Auswertung

Es kann nicht schwer sein, das Simillimum zu finden, denn das Bild dieser Frau liegt klar und scharf umrissen vor uns: Es ist eine Frau, die keine Hemmungen und keine Sorgen kennt, die überall dorthin geht, wohin zu gehen sie gerade Lust verspürt und von allem nippt, was ihr gerade schmackhaft erscheint oder aber auch alles jagt und erlegt, was ihre Mordlust weckt. Sie ist mit einer streunenden Wildkatze zu vergleichen.

Schön ist, daß sie uns vieles über ihre Sexualität gesagt hat, und wir dürfen nicht so prüde sein, die Aufdeckung und Auswertung dieser so wichtigen Symptome als Tabu zu betrachten. *Freud* war der Ansicht, daß eine Psychotherapie ohne erstrangige Einstufung dieser Symptomatik keine erfolgreiche Therapie sein kann. Mir wurde schon einmal vorgehalten, daß ich mich zu viel mit der Sexualität meiner Patienten befassen würde. Diese Kritiker sollten sich lieber mit realistischeren und handfesteren Dingen befassen als mit der Psyche eines Menschen, denn hierbei werden sie die Sexualität nicht umgehen können. Ich bewerte nicht wie *Freud* die Sexualität als die einzige Möglichkeit zur Gesamterfassung der Individualität, aber sie ist nicht nur ein wichtiger und nicht zu unterschätzender Bestandteil, sondern hat bei der Gewichtung oft Anspruch auf die Priorität.

Wenn wir zunächst die Unrast in den vier Wänden und diese ständige Reiselust mit dem nächtlichen „Umherstreunen" betrachten, welches Mittel kommt da vorrangig in Frage?

Mercur ist der Götterbote, der Gott der Reisenden, aber auch der Diebe, also der Unehrlichen und Betrügerischen. Auch das Metall Mercur hat diese Unruhe und „Quecksilbrigkeit" in sich, denn es ist der Stoff, der nicht zu fassen ist. Im AMB von Mercur sind also schon zwei Symptome unserer Patientin mit Sicherheit vorhanden, nämlich zum ersten die Reiselust und zum zweiten die nächtliche Unrast und Herumtreiberei.

Wenn wir neben diesen beiden Symptomen noch die anderen maßgeblichen finden, nämlich die Nymphomanie und die damit verbundene sexuelle Zügellosigkeit, die Rücksichtslosigkeit ihren Mitmenschen und besonders ihrem Mann gegenüber mit der damit verbundenen diktatorischen Verhaltensweise und schließlich die Flucht vor der geregelten Arbeit und die Unehrlichkeit, dann dürften wir mit Mercur als Simillimum richtig liegen. Ich werde jetzt die einzelnen genannten Leitsymptome im AMB nachweisen.

Da ist zunächst die Reiselust (1), wofür Mercur sowieso bekannt ist. Es folgt die umhertreibende Ruhelosigkeit, die besonders nachts da ist und sie veranlaßt, ihren Mann alleine zu lassen (2).

Dazu kommt die Nymphomanie mit Sinnlichkeit und den sexuellen Ausschweifungen (3), was verbunden ist mit der Rücksichtslosigkeit besonders gegenüber ihrem Mann, aber auch anderen gegenüber, wobei ihre ganze diktatorische Verhaltensweise zum Ausdruck kommt (4). Sie bestimmt immer, was zu geschehen hat und ist den anderen gegenüber widerspenstig und eigensinnig (5), dabei aber höchst empfindlich gegenüber jeder noch so gut gemeinten Kritik ihr gegenüber (6). Besonders gegenüber ihren ehelichen und auch hausfraulichen Pflichten ist sie gleichgültig, wie sie überhaupt jeder ausdauernden Arbeit, wenn die ihren ganzen Einsatz erfordert, aus dem Wege geht. Während ihres Studiums und ihrer späteren Berufstätigkeit, wenn man ihre Tätigkeit überhaupt so nennen will, zeigte sich dies (7). Sie kam mir immer wie eine Zigeunerin vor, die sich keinen üblichen Gesetzen unterwerfen, sondern vor allem ein freies und ungebundenes Leben führen will. Darum wollte sie auch kein Kind haben, weil das ihre Freiheiten einschränkte. Dazu paßt ferner, daß sie keine Beziehung zum Geld hat. Sie kann Geld verschwenderisch ausgeben. Sie wollte versorgt sein, und das geschah durch ihren Mann. Aber der eigene Gelderwerb war nicht wichtig für sie (8).

Sie ging jeder Schwierigkeit aus dem Weg und wenn sie auch lügen mußte, um nicht in irgendwelche Schwierigkeiten zu kommen (9). Dazu lebt sie in einer fortwährenden ängstlichen Ruhelosigkeit und bemüht sich, in bezug auf ihren Aberglauben keinen Fehler zu machen, denn sie hat fortwährend Angst, dadurch Unheil oder ein Unglück heraufzubeschwören (10).

Insgesamt gesehen tut sie also vieles, was nicht der Ordnung und den Gepflogenheiten entspricht, ohne aber gesetzwidrig zu handeln. Der Vollständigkeit wegen möchte ich aber anführen, daß Mercur auch die verbrecherischen Handlungen in seinem AMB hat: „Neigung zu Verbrechen ohne Gewissensbisse" (SR I 741).

Hinweise auf das Simillimum Mercurius solubilis

1. Verlangen zu reisen (SR I 1004): Zweiwertig
2. Ruhelosigkeit (SR I 813): Dreiwertig
   Ruhelosigkeit nachts (SR I 817): Dreiwertig
   Umhertreibende Ruhelosigkeit (SR I 826): Einwertig
   Möchte das Haus verlassen (SR I 560): Einwertig
   Will entfliehen, um wegzulaufen (SR I 430): Zweiwertig

3. Nymphomanie (SR I 762): Zweiwertig
   Sinnlichkeit (SR I 22): Zweiwertig
   Heftige Libido (SR III 585): Einwertig
   Erhöhte Libido (SR III 580): Zweiwertig
   Lasziv (SR I 671): Einwertig
   Sexuelle Ausschweifungen (SR I 685): Einwertig
4. Diktatorisch (SR I 385): Zweiwertig
   Boshaft (SR I 699): Einwertig
   Boshaft und beleidigend (SR I 700): Einwertig
   Unhöflich (SR I 587): Zweiwertig
   Indiskret, taktlos (SR I 650): Zweiwertig
5. Widerspenstig (SR I 176): Zweiwertig
   Eigensinnig (SR I 765): Einwertig
6. Beschwerden durch Kränkung (SR I 19): Einwertig
   Abneigung gegen Schmerzen (SR I 658): Zweiwertig
   Verträgt keinen Spaß (SR I 659): Einwertig
7. Gleichgültig gegen seine Pflichten (SR I 596): Einwertig
   Faulheit (SR I 606): Zweiwertig
   Abscheu vor der Arbeit (SR I 690): Einwertig
8. Gleichgültigkeit gegen Geldverdienen (SR I 600): Einwertig
   Verschwenderisch (SR I 922): Dreiwertig
9. Lügner (SR I 685): Einwertig
10. Ängstliche Ruhelosigkeit (SR 820): Zweiwertig
    Furcht vor Unheil (SR I 484): Einwertig
    Furcht vor Unglück (SR I 497): Zweiwertig

Therapie und Verlauf

Nach der Gabe von Mercurius solubilis M in Form von fünf Globuli trat zunächst das auf, was wir nach einem Simillimum in hoher Potenz zu erwarten haben: Eine Verschlimmerung der vorhandenen Beschwerden für einige Tage. So wurde der Ausfluß zunächst noch schärfer, übelriechender und vor allem reichlicher in der Menge. Auch die Entzündungen im Mund nahmen zu, was sich in der Zunahme der Schmerzen und auch im üblen Geruch äußerte.

Insgesamt wurde die Patientin reizbarer und für ihre Umgebung geradezu unausstehlich. Das alles schlug aber nach fünf bis sieben Tagen um, und von da an trat eine Aufwärtsbewegung ein, die alle

Beschwerden betraf. Die Patientin wurde irgendwie lieber und netter und vor allem sehr viel häuslicher. Die Reiselust ging immer mehr zurück und auch das nächtliche Schlendern durch die Lokale, was für den Ehemann nahezu unheimlich wurde.

Die junge Frau, die keine Kinder haben wollte, war nach einem halben Jahr in Hoffnung und ist jetzt, zwei Jahre später, die fürsorglichste und liebenswerteste Mutter, die man sich nur vorstellen kann. Eine neue Gabe war bis heute nicht nötig. Es ist noch zu erwähnen, daß diese Frau, die sich durch ihren eigenen penetranten Körpergeruch vorher nicht gestört fühlte, diesen auf einmal nicht mehr ertragen konnte und ihre alten Kleidungsstücke, aus denen der Geruch trotz intensiven Waschens nicht zu vertreiben war, wegwarf. Sie hatte keinen üblen Körpergeruch mehr.

Ich bin dankbar, daß mir ein so charakteristisches Beispiel für das AMB von Mercur begegnet ist und wollte nicht darauf verzichten, es als prägnantes Mercurius-Bild zu verwerten, wenn ich auch die gesamten und nicht immer sympathischen Charakterzüge der Patientin aufdecken mußte. Die einzelnen psychischen Symptome sind aber so beweisend für Mercur, daß ich nicht auf sie verzichten konnte. Jedem, der sich mit der Homöopathie befaßt, vermittelt die Studie dieser Krankengeschichte eine Erkenntnis des Mercur-Bildes, die er nicht mehr vergessen wird. Noch vorteilhafter ist es für die Mittelsuche, wenn man weiß, welche Farbe zu Mercur paßt. Hat jemand diese Lieblingsfarbe, dann ist er mit hoher Wahrscheinlichkeit ein Mercur-Fall (bis jetzt habe ich kein anderes Mittel für diese Farbe gefunden). Hat er sie nicht, dann kann Mercur ihm nur eventuell helfen und zwar als Simile.

Bei Herausgabe dieses Buches hatte die Patientin schon das Zweite Kind bekommen.

Fall 17

Als die 26jährige Patientin zum ersten Mal zu mir kam, hatte sie eine Hyperthyreose mit einem Basedow-Kropf mit allen Begleiterscheinungen. Sie klagte über eine ständige Erschöpfung, ein dauerndes Zittern der Hände und häufiges Herzjagen. Außerdem konnte sie oft schlecht schlucken, weil sie einen Krampf in der Speiseröhre verspürte. Sie nahm folgende Medikamente ein:
Euthyrox 150, morgens 1 Tablette
Favistan, morgens 1½ Tabletten
Trasicor 40 als Betablocker, morgens und abends je ½ Tablette.
Sie war Schneiderin in einem großen Modesalon. Da sie immer sehr pflichtbewußt und arbeitsam war, machte es ihr sehr zu schaffen, daß sie bei ihrer Arbeit rasch ermüdete und ihren Posten, wie sie meinte, nicht voll und ganz ausfüllte. Außerdem schweiften bei der Arbeit ihre Gedanken ständig ab, was sie noch mehr zu der Ansicht führte, daß ihre Leistungen nicht mehr den Forderungen entsprechen würden.

Eine Rücksprache mit ihrer Chefin, die auch in meiner Behandlung ist, zeigte aber, daß diese mit den Leistungen vollkommen zufrieden war und überhaupt große Stücke auf ihre Schneiderin hielt. Unsere Schneiderin aber war der Meinung, daß nicht alles vollständig in Ordnung sei und litt als Perfektionistin sehr darunter.

Bei der Frage nach Organbeschwerden ergab sich außer der Schilddrüsenüberfunktion eine Empfindlichkeit des Magens, der auf seelische Belastungen immer mit Schmerzen reagiert. Wenn sie aß, wurde es noch schlimmer. Die Menses waren mit 12 Jahren zum ersten Mal gekommen und dauern immer ungefähr eine Woche an, wobei die Blutung, die aus ziemlich hellem Blut besteht, sehr stark ist. Vorher hat sie Brustschmerzen und eine Empfindlichkeit der Brustwarzen, die dann auch feinen Schorf aufweisen.

Ich repertorisierte und fand vor allem Jodum und Thyreoidea, die ich in der 200. Potenz und der 100. gab. Als Mittel zum ständigen Einnehmen verordnete ich Spongia D12 und Ferrum jodatum D12, die sie im täglichen Wechsel einnahm. Mit dieser Medikation besserten sich ihre Beschwerden so weit, daß ich die drei Mittel, die sie bis dahin eingenommen hatte, langsam absetzen konnte, so daß sie nach 3 Monaten nichts mehr davon einzunehmen brauchte.

Normalerweise hätte man mit diesem Erfolg zufrieden sein können. Mir genügte das Erreichte aber nicht, hatten sich die Gemütsbeschwerden doch kaum verändert, und so bestellte ich die Patientin zu einer Psychoanamnese. Ihre Lieblingsfarbe war ein helles Gelb mit der Nummer 2 A 8. Es verging einige Zeit, bis es zum Gespräch kam, weil wichtigere Fälle vorrangig waren. Inzwischen hatte die Patientin geheiratet und aufgehört, in dem Modesalon zu arbeiten.

Psychoanamnese

„Ich wurde in Trier geboren und bin mit zwei Brüdern und einer Schwester aufgewachsen, die aber 14 Jahre älter ist als ich. Ich habe viel mit Puppen gespielt. Sie mußten groß sein, wie ich überhaupt gern großes Spielzeug hatte. Ich war ein Mutterkind und hing an meiner Mutter sehr. Ich bemühte mich schon als Kind, ihr viel Arbeit abzunehmen.

Anfangs machten die anderen mit mir, was sie wollten, aber das war nur in den ersten Jahren so. Später setzte ich mich zur Wehr und wurde sogar Rädelsführerin. Ich hatte immer viel Mut und konnte vieles unternehmen. Das Wasser zog mich immer an, und meine Mutter konnte mich nie zurückhalten. Ich schwamm sehr gern und auch weite Strecken.

Während mich das Wasser so anzog, hatte ich keinen Spaß am Radfahren. Ich war auf dem Rad immer unsicher und bin nie gern gefahren. Ich kann auch nicht lange stehen oder gehen. Meine Füße fangen an zu brennen, und ich muß mich schnell setzen.

Anfangs war ich in der Schule gut, was aber bald nachließ. Es lag daran, daß ich schlecht sehen konnte. Als ich dann eine Brille bekommen hatte, ging es wieder viel besser.

Mein Bruder, der ein Jahr älter ist als ich, versuchte mich immer zu unterdrücken und zu kommandieren. Ich kann so etwas nicht vertragen und besonders dann, wenn ich das als ungerecht empfinde. Ich wurde dann wütend und habe mich mit ihm geprügelt. Obwohl ich immer sehr mager war, hatte ich nie Angst und habe mich auch mit anderen Jungen geschlagen. Ich diskutierte sogar mit der Lehrerin, wenn ich mich ungerecht behandelt fühlte. Mit 15 Jahren habe ich mir meinen ersten Freund angeschafft. Ich habe mit ihm gern geschmust und mich mit ihm geküßt, aber weiter ging es nicht. Wenn ich ganze Nächte hindurch geschmust und geredet hatte, stellte man sich zu Hause natürlich alles sehr schlimm vor, und meine Eltern verurteilten das. Meine Mutter nannte mich eine Nutte, und mein Vater war eifersüchtig auf meinen Freund.

Die Sexualität hat mich nie besonders angezogen, und es dauerte einige Jahre, bis ich bereit dazu war. Ich habe mich nie gern ausgezogen, denn ich wußte, daß ich mager war und konnte mir nicht denken, daß jemand Gefallen an diesem Knochengestell finden könnte. Außerdem friere ich immer, wenn ich ausgezogen bin.

Ich habe nie den Anstoß zum Verkehr geben können, und so ist es auch heute noch. Ich habe keine starke Sexualität und habe mich nie selbst befriedigt. Ich kann trotzdem beim Verkehr einen Orgasmus haben, aber nur, wenn ich ausgeruht bin und nichts vorhanden ist, was mich stört. Besonders stört mich, wenn ich meine, daß der Partner nicht sauber ist. Wenn er sich vorher nicht gründlich gewaschen hat, gehe ich nicht mit ihm ins Bett. Sonderbar ist, daß schon das Rauschen des Wassers genügt. Ich bin dann beruhigt und selbst dann, wenn ich mit einiger Sicherheit weiß, daß die Waschprozedur alles andere als gründlich war.

Ich frage mich, warum ich oft sexuelle Träume habe, obwohl ich mir sexuell gar nicht aktiv vorkomme. Ich habe schon öfter von einem Mann mit einem übergroßen Penis geträumt, und er stand mit diesem großen ausgestreckten Ding vor mir. In einem anderen Traum habe ich ein Verhältnis mit einer Nachbarin, und mein Mann und deren Mann kommen hinzu und überraschen uns dabei, machen aber keine Eifersuchtsszene.

Meine große Liebe war die mit einem verheirateten Mann. Ich bin dieses Verhältnis nur eingegangen, weil er mir immer wieder versprach, sich scheiden zu lassen. Er verschob das aber von Jahr zu Jahr, und als ich in Hoffnung kam, dachte ich, daß er endlich sein Versprechen halten würde, aber nichts davon. Als ich ihm davon erzählte, war seine erste Reaktion, daß er mir Geld zur Abtreibung anbot. Das genügte, und ich machte endgültig Schluß, so schwer mir das auch fiel. Ich hing sehr an ihm, und ich hatte jedes Mal geschwitzt und gezittert, wenn ich ihn nur schon sah. Diesem Freund trauere ich immer noch nach, während meine Ehe eigentlich nur eine Vernunftsehe ist. Eifersüchtig bin ich aber trotzdem, und ich habe alle Bilder von früheren Freundinnen zerrissen, als ich sie fand. Einen Seitensprung kann ich vielleicht noch ertragen, aber mehr auch nicht.

Die Sauberkeit überhaupt ist eine fixe Idee von mir. Meine Wohnung muß sauber sein, und ich putze fast immer nach, wenn meine Hilfe nicht gründlich genug war. Wenn man in Urlaub fährt, erlebt man dort immer viel Schlamperei, und ich kann das die drei Wochen gerade noch ertragen, aber länger dauern dürfte das nicht. Asoziale Leute sind mir zuwider, denn sie sind nie sauber. Das hat nichts mit fehlender Hilfsbereitschaft zu tun, denn ich helfe armen und gebrechlichen Leuten gern. Ich habe eine ältere und alleinstehende Nachbarin, um die ich mich viel kümmere. Ich koche für sie mit, und ich mache mit ihr die notwendigen Gänge zum Arzt und zum Frisör. Neulich stand ich an ihrer Tür, und sie war nicht da. Weil sie mir immer sagt, wenn sie weggeht, dachte ich, daß sie tot wäre, und ich bekam eine riesige Angst, und das Herz schlug mir bis zum Hals. Ich würde gern einen hilfsbedürftigen Menschen zu mir nehmen, aber ich meine, daß die Verantwortung für mich dann zu groß ist.

Ich lebe nicht in der Vergangenheit, und deshalb vergesse ich Früheres meist schnell und bin nie nachtragend. Ich lebe auch nicht in der Zukunft und mache mir keine Sorgen für morgen und übermorgen. Vielleicht kommt es daher, daß ich nicht sparsam bin, sondern verdientes Geld schnell ausgeben muß. Oft kaufe ich aus einem plötzlichen Impuls heraus, und es kann vorkommen, daß ich Blumen kaufe, die 50 Mark und mehr kosten. Ich gebe auch unwahrscheinlich viel Geld für Geschenke aus. Da ich nicht in der Vergangenheit und nicht in der Zukunft lebe, lebe ich in der Gegenwart. So bin ich gern unter gleichgesinnten Leuten und trage auch gern Schmuck. Ich trage gern Ringe und Ketten, aber Armbänder engen mich zu sehr ein. Ich möchte aber auf keinen Fall durch meinen Schmuck auffallen, wie ich sowieso nie im Mittelpunkt stehen will. Wenn ich merke, daß die Leute auf mich schauen, setze ich mich irgendwo in eine Ecke.

Ich habe einige Hobbys. Ich fahre gern Auto und auch schnell, aber nur, wenn ich alleine fahre, nicht, wenn mein Mann dabei ist, denn der meckert in einer Tour. Ich tanze auch gern und auch allein, am liebsten die Standardtänze. Ich mag gern ruhige und tragende Musik, wie die von den *Beatles* oder *Simon and Garfunkel*. Ich höre auch gern Männergesang im Chor wie den La-Montanara-Chor.

Mein größtes Hobby ist aber mein Beruf. Ich bin Damenschneiderin und war vor meiner Ehe in einem großen Betrieb für Damenmoden angestellt. Ich habe in einen eigenen Betrieb hineingeheiratet, und da gehen die Ansichten meines Mannes und meine auseinander. Er will den Betrieb immer größer aufziehen, und ich wehre mich dagegen, denn ich habe Angst, daß man dann nicht mehr alles übersehen und die Verantwortung für zuverlässige Arbeit tragen kann. Das geht einfach nicht. Nichts darf zu groß für mich sein.

Ich bin beim Lernen nie Autodidakt gewesen. Ich muß jemanden haben, der mir die Richtung angibt, denn wenn ich das allein versuche, bekomme ich immer Gedanken, die mich ablenken. Ich kann mich meist schlecht konzentrieren. Ich habe schon erwähnt, daß beim eigenen Erarbeiten oft ablenkende Gedanken kommen. Auch Ordnung muß um mich herum sein, denn jede kleine Unordnung lenkt mich ab. Auch beim Schreiben kann ich mich oft schlecht konzentrieren. Ich lasse dann Buchstaben aus und zwar besonders am Schluß.

Ich fühle mich grundehrlich und muß alles zurückgeben, was ich mir einmal geliehen habe.

Auch beim Wetter liebe ich Klarheit und Sauberkeit. Am schlimmsten ist für mich diesiges oder nebliges Wetter. Ich mag gern, wenn es heiß und trocken ist. Ich habe aber auch gern Gewitter und Regen, denn das muß sein, damit alles wieder sauber wird.

Ich brauche viel Schlaf und viel Licht. Der Raum muß hell erleuchtet sein, damit ich gut und schnell arbeiten kann. Je dunkler es ist, desto langsamer werde ich, weil ich dann keine Lust mehr habe. Ich kann auch Angst in der Dunkelheit haben.

Da ich viel Schlaf brauche, kann ich wütend reagieren, wenn ich zu früh geweckt werde. Weil ich morgens aber eine Zeitlang brauche, bis ich richtig wach bin, muß ich meinen Wecker etwa eine Viertelstunde früher stellen.

Ich habe einen sehr empfindlichen Geruchssinn. Der Geruch von Schweinefleisch ekelt mich an, aber noch schlimmer ist der Schweißgeruch von anderen. Ich habe in der vergangenen Nacht das wieder erlebt, was schon öfter vorkam: Am Anfang war ich nervös und hatte keine rechte Lust. Dann wurde die Lust stärker, aber bei der großen Aktivität meines Partners und seinem Schweißgeruch war ich kurz vor dem Erbrechen.

Zur Zeit erlebe ich ganz stark, wie ich beim Arbeiten in unserem Betrieb immer wieder in die Traumwelt abgleite. Wenn ich mich dann zu stark um eigene Aktivität bemühe, bekomme ich ein Würgegefühl. Daß ich mich bei der Arbeit fortwährend in einer Traumwelt befinde, ist meine große Sorge.

Vielleicht sollte ich noch erwähnen, daß ich immer eine Vorliebe für große Sachen habe, wie ich mir auch immer eine große Handtasche zulege, und daß ich eine besondere Beziehung zu Zahlen habe. Wenn ich mir Leute einprägen will, dann niemals deren Namen, denn den vergesse ich schnell, sondern besser deren Hausnummer. In der Schule war Mathematik auch mein bestes Fach."

Träume

„Außer den sexuellen Träumen sind mir noch zwei Arten von Träumen aufgefallen, weil sie sich häufiger wiederholt haben.

Ich träume von Dingen, die im Traum viel größer sind als in Wirklichkeit. Ein immer wiederkehrender Traum ist der von einer Maske, die zunächst an der Wand hängt, dann aber immer näher kommt und fortwährend größer wird, wobei sie auch heller wird. Sie wird so groß, daß ich Angst bekomme, wache dann aber auf.

Ich träume von hochgestellten Persönlichkeiten, mit denen ich zusammenkomme und mit denen ich in gutem aber auch schlechtem Einvernehmen sein kann. Ich habe Ihnen einen solchen Traum aufgeschrieben.

Ich träume, Bundeskanzler Kohl sei mein Schwiegervater. Ich war nicht besonders erfreut darüber. Eigentlich will ich das verheimlichen, doch einige meiner Bekannten haben uns gesehen. Sie sitzen am Hang eines Hügels. Herr Kohl hält mich an der Hand und führt mich den gleichen Hügel hinauf. Er geht vor mir her und zieht mich nach. Manchmal rutscht unter meinen Füßen die Erde weg. Ich falle aber nicht hin. Wir schaffen es auch oben anzukommen. Plötzlich habe ich Lust, den Hang hinunterzurutschen, und ich mache es auch. Herr Kohl tut es mir gleich. Danach gehe ich alleine und ohne zu rutschen den Hang wieder hinauf.

Wir sind in einer grauen und dunklen Stadt. Die Straßen sind schmutzig und die Häuser grau, und es sind keine Bäume da. Wir waren auf einmal in einem Nuttenviertel. Wir waren in verschiedenen

Lokalen und haben die hohen Preise ohne weiteres bezahlt. Dann standen uns Männer gegenüber, von denen ich wußte, daß sie Zuhälter sind. Sie bedrängten uns, indem sie forderten, daß wir auch sexuelle Leistungen in Anspruch nehmen sollten. Mein Mann und ich sind weggelaufen und dann dadurch gerettet worden, daß wir von einem Hubschrauber aufgenommen wurden. Der Flug war sehr schön. In der Höhe war es hell. Wir genossen das Licht, die Sonne und die Freiheit.

In meinen Träumen kommen immer wieder Licht und Helligkeit vor. Die Räume sind oft weiß.

Oft träume ich von Zähnen:

Ich habe eine Kollegin aus dem Englischkurs besucht, die etwa 60 Jahre alt ist. Als sie mir die Tür öffnete, merkte ich, wie sie sich freute. Sie lachte und machte dabei den Mund auf, so weit, daß ich ihre Zähne von der Innenseite sehen konnte und auch, wie locker und lang sie waren. Ich hatte Angst, daß sie ausfallen würden, doch es geschah nichts.

Ich war zum Wochenende bei meinen Eltern. Ich wollte meinem Vater eine Freude machen und mit ihm in die Stadt fahren, weil er öfter dort war. Er bat mich aber, irgendwohin zu fahren, wo er keine Bekannten treffen würde, denn diese hätten ihm öfter böse mitgespielt. Wir sind dann in eine Kneipe gegangen, wo wir noch nie waren. Plötzlich vermisse ich meinen Vater. Ich wurde sehr unruhig, aber er kam dann wieder herein, sah aber schlimm aus. Sein Hemd war schmutzig und voller Blut. Ich sah, wie er seine Zähne mit seinen Fingern überprüfte. Sie waren aber alle da, und ich sah, daß er schöne Zähne hatte."

Ausarbeitung

Wenn man schon mehrere Fälle von Nux moschata hatte, fällt es nicht schwer, eine Zugehörigkeit in weiteren Fällen festzustellen. Natürlich ist nicht ein Nux-moschata-Fall gleich dem anderen, so treten bei dem einen diese besonderen Symptome hervor und bei dem anderen jene. Die grundlegenden Symptome für Nux moschata sind aber vorhanden, und das sind folgende:

Als erstes muß alles klar und sauber sein, so auch hier, wo es sich auf die innere und äußere Sauberkeit der eigenen Person, aber auch des

Partners bezieht, weiter auf die Ordnung in der Umgebung, verbunden mit dem Verlangen nach Helligkeit, und schließlich auf Reinheit und Klarheit des Wetters, weshalb das reinigende Gewitter und Regen begrüßt werden. Wie immer bei Nux moschata, so ist auch bei unserer Patientin eine besondere Geruchsempfindlichkeit da. Dies Verlangen nach „Klar und sauber" steht nicht im Repertorium.

Das zweite ist das Verlangen, nicht aufzufallen, weshalb sie sich immer bemüht, im Hintergrund zu bleiben. Meint sie, man schaue sie besonders an, zieht sie sich zurück. Warum sie diese Angst hat, ist nicht sicher, aber vielleicht hat sie Angst vor einer Blamage, weil sie sich für nicht perfekt im Denken und Handeln hält, und das stimmt ja auch bei ihrem Unvermögen, sich zu konzentrieren (1) und zwar sowohl beim Reden (2), als auch beim Lesen (3) und Schreiben (4), wo sie oft Buchstaben ausläßt (5). Eine Blamage ist besonders schlimm für sie, da sie soviel Wert auf Sauberkeit und Ordnung legt. Hierzu gehört auch die Angst, eine Verantwortung auf sich zu nehmen, denn dazu hält sie sich nicht für fähig. Sie würde sehr leiden, wenn ihr Partner innerlich unsauber wäre und sie betrügen würde. Dieser Liebeskummer wiegt schwer bei ihr (6).

Die Traumwelt spielt als Drittes bei unserem Mittel eine sehr große Rolle. Unsere Patientin hat zwar ihre erlebten Tagträume nicht geschildert, aber gerade ihre Nachtträume spielen eine große Rolle. Es sind dies einmal sexuelle Träume (7), weiter kommen bei ihr wie bei den meisten Nux-moschata-Fällen Träume von vergrößerten Gegenständen vor und schließlich das Zusammentreffen mit hochgestellten Persönlichkeiten.

Hier können wir vielleicht auch die Abneigung für das Radfahren unterbringen, was mir bei Nux-moschata-Fällen immer wieder auffiel. Man müßte annehmen, daß solche Menschen, die mit Begeisterung schwimmen und auch tollkühn Auto fahren, keine Angst haben, radzufahren. Aber Nux moschata ist bei „Schwindel mit Gefühl des Gleitens in der Luft" (8) und auch bei „Schwindel durch Gefühl des Schwebens" (9) aufgeführt, und Radfahren ist schließlich nichts anderes, denn auch dabei hat man keine Bodenfühligkeit.

Außer diesen drei grundsätzlichen Symptomen treten noch folgende gehäuft bei diesem Mittel auf und auch bei unserer Patientin:

Jähzorn mit Verlangen, sich zu schlagen, wenigstens in der Kindheit. Verlangen zu diskutieren, denn das Echte und Wahre, und sie ist überzeugt, daß sie das vertritt, soll sich durchsetzen,

Mitleid besonders mit alten Menschen,

verschwenderisch und nicht nur für eigene Anschaffungen, sondern auch für Geschenke,

sie liebt immer Licht und Klarheit und mag deshalb auch nicht Düsternis und Dunkelheit (10),

ist morgens nicht sofort wach, sondern braucht eine ganze Zeit zum richtigen Dasein, weshalb der Wecker immer etwas früher gestellt wird (11),

braucht viel Schlaf und ist ungehalten und reizbar, wenn sie geweckt wird (12).

Bei den organischen Beschwerden ist das Mittel aufgeführt bei Verschlimmerung der Magenbeschwerden durch Essen (13), aber nicht bei Schwellung und Schmerz der Brüste vor der Regel mit besonderer Betonung der Brustwarzen. Auch bei Struma und Basedow ist Nux moschata bisher nicht aufgeführt.

Hinweise auf das Simillimum Nux moschata

1. Schwierige Konzentration (SR I 148): Dreiwertig
   Wie im Traum (SR I 402): Dreiwertig
   Wahnideen wie in einem Traum (SR I 262): Zweiwertig
   Ausgefallene Phantasien (SR I 454): Zweiwertig
   Schwinden der Gedanken (SR I 991): Dreiwertig
2. Fehler beim Sprechen (SR I 725): Einwertig
   Benutzt falsche Wörter (SR I 727): Dreiwertig
   Schwinden der Gedanken beim Reden (SR I 992): Dreiwertig
3. Schwinden der Gedanken beim Lesen (SR I 992): Dreiwertig
4. Schwinden der Gedanken beim Schreiben (SR I 993): Dreiwertig
   Wandernde Gedanken beim Schreiben (SR I 994): Dreiwertig
5. Läßt Buchstaben aus (SR I 730): Zweiwertig
6. Beschwerden durch enttäuschte Liebe (SR I 19): Einwertig
7. Erotische Träume (SR III 232): Einwertig
8. Schwindel mit Gefühl des Gleitens in der Luft (K I 162): Einwertig
9. Schwindel mit Gefühl des Schwebens (K I 167): Zweiwertig
   Einbildung, in der Luft zu schweben (SR I 277): Zweiwertig

10. Furcht im Dunkel (SR I 474): Einwertig
11. Geistesträgheit beim Erwachen (SR I 418): Einwertig
    Schwäche beim Erwachen (SR II 683): Einwertig
    Weiß beim Erwachen nicht, wo er ist (SR I 4): Einziges Mittel und zweiwertig
12. Reizbar, wenn man ihn weckt (SR I 40): Einwertig
13. Magenschmerzen, nach dem Essen schlechter (K III 490): Zweiwertig

Therapie und Verlauf

Bekanntlich war ich mit der Behandlung am Anfang nicht ganz zufrieden gewesen, obwohl die Patientin sich besser fühlte und auf alle bisherigen allopathischen Medikamente verzichten konnte. Vor allem hatten sich die typischen hyperthyreotischen Beschwerden ziemlich normalisiert. Geblieben aber waren die Konzentrationsschwäche und das Abgleiten in die Traumwelt, was der Patientin starke Sorgen bereitete, weiter die Magerkeit und das Herzklopfen, wenn sie auf der linken Seite lag und ebensolche Herzschmerzen. Außerdem klagte die Patientin über Beschwerden, die auf eine Leberstörung schließen ließen. Eine Palpation bestätigte dies. Die Leberwerte waren außer der Gamma-Glutamintransferase mit 42 normal. Dies veranlaßte das Labor, das übliche C_2H_5OH mit Fragezeichen anzuhängen. Das zeigt uns, wie weit der Laborbetrieb von der Wirklichkeit entfernt ist und nicht zur Kenntnis nimmt, daß die Umweltgifte um ein vielfaches schädigender sind als Alkohol.

Nach der Gabe von Nux moschata in der M. Potenz in Form von fünf Globuli hörte ich zunächst Monate nichts von der Patientin. Es ist meist ein gutes Zeichen, wenn der Patient nach einer Hochpotenz zunächst verschollen ist. Sie kam erst nach einem halben Jahr wieder und teilte mir mit, daß die ersten Tage nach der Gabe zwar nicht sehr angenehm gewesen seien, daß dann aber eine ständig anwachsende Besserung in jedem Bereich eingesetzt hätte. Vor allem könnte sie sich jetzt besser auf ihre Arbeit konzentrieren und an Gewicht habe sie auch beträchtlich zugenommen, was man ihr auch ansah.

Die nächste Gabe war erst in einem Jahr nötig, weil sie dann über Herzklopfen klagte und über Schwierigkeiten, auf der linken Seite zu liegen. Danach war keine neue Auffrischung nötig. Inzwischen sind vier Jahre vergangen.

Fall 18

Die vor mir sitzende Frau (59 Jahre) sieht altersentsprechend aus. Dabei hat sie hübsche Augen und kurzgeschnittenes palisanderfarbenes Haar und war früher sicher eine hübsche Erscheinung. Jetzt ist ihr Gesicht vor Gram und Schmerz verzerrt. Es dreht sich alles um ihre Zähne oder vielmehr um ihre Oberkieferprothese. 1976 hatte das angefangen. Zu diesem Zeitpunkt war diese Prothese angefertigt worden, nachdem sie eine am Unterkiefer gut vertragen hatte. Seit dieser Zeit empfand sie die neue Prothese als Fremdkörper, der nicht in ihren Mund gehörte und sie nur peinigte. Der Mund brennt fast unaufhörlich, und sie kann weder mit noch ohne Prothese essen. Morgens beim Erwachen ist besonders die Zunge trocken, die sie außerdem ständig bewegt. Sie leidet seit diesen sieben Jahren, ihr Mann und eine noch zu Hause lebende Tochter mit ihr.

Ihrem Mann, der Versicherungsvertreter ist, hat man vor kurzem gekündigt, und er behauptet, daß sie daran schuld sei. Sie habe ihn zu sehr in Anspruch genommen, und er habe nicht mehr genügend Zeit für seine Arbeit gehabt. Wie sie immer wieder betont, liebt sie ihren Mann sehr und fühlt sich schuldig an dem Verlust seiner Anstellung.

Sie jammert, daß sie die ganze Familie ins Unglück gestoßen habe und deshalb keine Ruhe mehr finde. Sie fühle sich von Gott und den Menschen verlassen. Außer Magenbeschwerden, die durch Essen besser werden, hat sie keine anderen Beschwerden. Die BKS betrug 6/15, Urin und alles andere waren o. B.

Psychoanamnese

„Ich wurde in Sürth bei Köln geboren. Wir waren sechs Mädchen, von denen ich die Zweitjüngste bin.

Wir hatten ein hübsches Haus mit einem großen und hübschen Garten mit über 60 Obstbäumen. Unser Vater war so großzügig, daß er uns dort immer spielen ließ, so daß wir nicht auf die Straße gehen mußten wie andere Kinder. Wir durften sogar andere mitbringen und mit denen zusammen Zelte aufbauen. Nachher mußten wir nur alles wegräumen, so daß es wieder ordentlich aussah. Ich war wohl die Jungenhafteste von uns, und ich war es auch, die meist auf die Bäume klettern und ernten mußte. Ich tat das gern und hatte keine Angst hinunterzufallen. Ich war frech und das Enfant terrible der Familie, und wenn es zu schlimm wurde, bekam ich von der Mutter eine Ohrfeige. Mehr Prügel bekam ich eigentlich von meinem Vater, und er hatte dafür einen Ledergurt. Sicher hatte er immer einen Grund dafür, denn ich erinnere mich, daß ich viel gelogen habe, wahrscheinlich, um mich wichtig zu machen. Ich wollte im Mittelpunkt stehen und war überall, ob zu Hause oder in der Schule, vorlaut. Als ich schließlich mit 21 Jahren meinen Mann kennenlernte, hat dieser mir das Lügen ausgetrieben. Ich war bei meinem Mann immer sehr klein, zur Überraschung meiner Schwestern. Mein Mann war oft sehr grob zu mir und gebrauchte Ausdrücke wie ‚Du Mistvieh', ‚Du blöde Kuh' oder ‚Du dreckige Sau', was ich ihm aber immer wieder verziehen habe, denn ich liebte ihn und hatte Angst, ihn zu verlieren. Auch maßregelte er mich, wenn ich mich ungenau ausdrückte, denn er war immer für Präzision.

Als ich sechs Jahre alt war, sagte ein Nachbarjunge zu mir, daß wir ‚Schweinereien' machen wollten und zog sich vor mir aus. Ich sollte ihn vorne anfassen, und er wollte mit seiner Hand auch zu mir kommen. Ich wollte aber nicht und lief weg. Wir waren streng erzogen und sind nie aufgeklärt worden. Bis 18 glaubte ich noch, daß der Verkehr im Nabel stattfinden würde und wurde da erst von jemandem aufgeklärt.

Während ich einmal bei meinem Vater auf dem Schoß saß, küßte er mich so, daß ich merkte, daß das kein normales Küssen mehr war. Ich wollte das nicht und spuckte ihn an. Er war nachher sehr böse zu mir, tat das aber nie wieder. Mit 14 küßte ich andere aber gern. Zu mehr kam es nie, weil ich zuviel Angst hatte. Mit 19 machte ich zum ersten Mal mit einem Mann Petting, hatte dabei aber viel Angst, weil ich glaubte, daß man schon dadurch ein Kind bekommen könnte.

Mit 21 lernte ich meinen Mann kennen, der zwei Jahre älter ist. Es dauerte ein Jahr, bis er mich zum Beischlaf überreden konnte. Ich hatte eine schreckliche Angst, daß meine Familie das erfahren könnte, weil ich katholisch, mein Mann aber evangelisch war. Schließlich mußten wir es ihnen aber sagen, weil ich in Hoffnung kam und wir deshalb heiraten mußten. Weil das Kind geboren wurde, als ich erst 8 Monate verheiratet war, durften wir zwei Monate lang das Elternhaus nicht betreten. Mein Mann ließ unsere beiden Kinder zunächst evangelisch taufen, doch traten wir 1968 aus der Kirche aus, wovon meine Eltern aber nichts wissen durften. Meine Geschwister wissen auch heute noch nichts davon.

Mein Vater starb 1963, meine Mutter 1970. Ich habe von meinem Vater nie geträumt, um so mehr aber von meiner Mutter. Ich hatte sie immer gehaßt, weil sie mir gegenüber nie Liebe gezeigt hatte, weil sie immer nachtragend war und besonders deshalb, weil ich alles Schlechte von ihr geerbt habe. Daß ich gern im Mittelpunkt stehe, habe ich von ihr, außerdem meine Depressionen und dann, wenn ich leide, das Verlangen nach Mitleid. In meinen Träumen ist sie so schlecht und häßlich zu mir, wie sie es vorher immer gewesen ist. Es ist dann so schlimm, daß ich im Traum oft geschrien habe.

Ich bin wie meine Mutter geworden und habe auch das von ihr geerbt, was mich am meisten zermürbt, daß ich nämlich meine falschen Zähne nicht vertragen kann. Sie konnte ihre Zahnprothesen nicht vertragen, und mir geht es genauso. Mit meiner ersten Prothese ging es noch gut. Ich war 40, als ich eine Prothese für den ganzen Unterkiefer bekommen habe, die ich aber gut vertragen habe. Vor acht Jahren bekam ich eine Teilprothese für den Oberkiefer, und damit fing das Unglück an. Ich habe diese Prothese nicht vertragen, weil sie zu wacklig war, und eine neue auch nicht, weil sie zu sehr klemmte und es darunter immer brannte. Diese Prothese beherrscht mich und mein ganzes Leben. Sie beherrscht mich immer, und es ist grauenhaft. Ich kann mit niemandem mehr reden, weil ich nur an die Prothese denke. Ich sehe bei anderen nichts als deren Zähne, und seit Jahren rede ich nur noch über meine eigenen.

Am Anfang konnte meine Familie das ertragen. Dann aber merkte ich, wie ich meinem Mann und meiner Tochter, die noch bei uns wohnt, immer mehr lästig fiel, und jetzt lachen sie nicht einmal mehr über mich, von Mitleid gar nicht zu reden. Wenn ich vor dem Fernseher sitze und die Leute unbeschwert reden sehe, werde ich neidisch. So fließend wie die will ich auch reden können, aber es gelingt mir nicht. Außer über die Schmerzen weiß ich nicht, worüber ich reden soll, da meine Gedanken nur noch um mein Leiden kreisen. Mein Mund arbeitet den ganzen Tag, wird aber gegen Abend ruhig, und dann glaube ich, daß ich es geschafft habe. Nachts geht es aber wieder los. Meine Zunge und die Schleimhaut unter der Prothese sind ständig entzündet, und besonders nachts wird alles trocken. Ich muß dauernd schlucken, weil ich nach Speichel ringe. Ich leide sehr, und es ist eine dauernde Qual. So habe ich noch nie gelitten, und ich gehe jeden Tag durch die Hölle. Hoffentlich lohnt sich dieser Leidensweg, durch den ich gehe, hoffentlich wird es einmal besser.

Die körperlichen Qualen sind schlimm, aber die seelischen noch schlimmer. Ich habe das Gefühl, daß die anderen mich meiden, weil ich kein normaler Mensch mehr bin. Ich kann mich nicht mehr vernünftig unterhalten und habe seit langem nicht mehr lachen können.

Das Ganze erinnert mich an ein Erlebnis meiner Kindheit. Ich besaß ein wunderschönes altes Kaninchenfell, worin ich mich immer einkuschelte. Es gab mir Wärme und Geborgenheit. Eines Tages sagte mein Vater zu mir, daß ich jetzt zu alt geworden wäre für dieses Fell und er es dem Lumpensammler mitgeben wollte. Das war für mich ein Schock, und ich lebte seitdem in der ständigen Angst, daß es mir weggenommen werden könnte. Wenn der Lumpensammler kam, kroch ich mit diesem Stück Fell unter mein Bett.

Ich merke, wie ich immer mehr von dieser Qual ausgefüllt werde. Ich werde nie wieder eine ruhige Hand haben, nie mehr ruhig schlafen, nie mehr richtig essen können, niemals mehr Hunger und Durst haben und nie mehr lieben können, weil nichts mehr von innen kommt. Ich werde so bis zu einem von Gott gewollten Tod dahinvegetieren müssen. Ruhelos werde ich umherwandern und nirgends Ruhe finden. Mein Mund ist eine Kloake, und ich bin es auch.

Ich muß für alles bezahlen, was ich angestellt habe. Das Schlimmste für mich ist aber, daß ich meinen Mann kaputtgemacht habe. Ich mache ihm mit meinem Leiden das Leben zur Hölle. Ich weiß nicht mehr, ob ich ihn jemals richtig geliebt oder es nur als meine Pflicht angesehen habe. Ich suche in mir dauernd nach der Wahrheit und irre durch die Straßen. Ich habe große Schuld auf mich geladen, weil ich ihm immer Liebe vorgespielt habe, und diese Schuld kann mir auch in der Beichte nicht abgenommen werden. Oft habe ich meinen Mann gehaßt, aber in Wirklichkeit bin ich für ihn immer ein Kind geblieben. Neulich sagte er zu mir, daß ich nicht fähig wäre zu denken, weil ich nur ein Spatzengehirn hätte. Er will auch nicht mehr mit mir schlafen. Als ich ihn darum bat, meinte er, daß wir es lieber bleiben lassen sollten, denn ich wäre doch nur eine ‚trübe Tasse'.

Wenn ich morgens aufstehe, habe ich einen trockenen Mund, und es wird noch schlimmer, wenn ich am Frühstückstisch sitze. Ich darf auch jetzt nicht an das Frühstück mit meinem Mann denken, denn dann zieht sich alles bei mir zusammen. Ich bekomme dann keinen Bissen hinunter. Mein Mann verschlingt alles, und dann muß der Tisch schnell abgeräumt werden. Ich möchte einmal in meinem Leben schön und ausgiebig frühstücken und die Sachen auf dem Tisch stehen lassen, aber mein Mann sagt, alles Verderbliche müßte sofort in den Kühlschrank. Ich habe jetzt schon Angst vor dem Frühstück von morgen. Seitdem ich meinen Mann kenne, habe ich keine Verdauung mehr. Ich lebe seit 1947 mit Abführmitteln.

Wenn ich zurückdenke, kommt mir zu Bewußtsein, daß ich nie in meinem Leben so recht glücklich gewesen bin, nicht als Mädchen und auch nicht als Frau. Damals kam es mir nicht zu Bewußtsein, während ich das jetzt erst erkenne, genau wie das Gefühl, daß ich mir immer verloren vorkam und nie wußte, wohin ich gehörte. Ich besaß im Leben nie etwas für mich, keinen Menschen und kein Tier, noch nicht mal einen Raum, den ich mein eigen nennen konnte. Mein Herz tut weh. Ich habe keine Freude mehr an schönen Dingen. Wie kann man so leer und ausgepumpt sein?

Ich denke zuviel an mich selbst und forsche auf jede Veränderung in mir, besonders aber in meinem Mund. Ich komme mir vor wie eine Marionette, die zu nichts anderem mehr fähig ist, als nur an sich zu denken. Sonderbar ist, daß die Gefühle in meinem Mund dauernd wechseln. Nach schlimmen Tagen mit viel Wundheit und Schmerzen kommen auch solche, an denen ich kaum etwas fühle. Oft wandert die Prothese in meinem Mund hin und her, und dann nehme ich Belladonna, und dann gehört sie für einige Stunden mir. An den ganz schlimmen Tagen geht es mir unmenschlich. Ich habe dann nicht nur das Brennen im Mund, sondern auch im Hals und im Magen. Ich weine dann und werde mit meinen Schmerzen nicht fertig. Nach solch einem Anfall bin ich unheimlich liebebedürftig, bekomme aber keine Zärtlichkeit.

Als ich vor sechs Monaten in Ihre Behandlung kam, bekam ich von Ihnen die erste Spritze*). Einige Tage ging es besser, dann wurde es aber ganz schlimm. Ich hatte zu Hause noch 20 Schlaftabletten, die ich dann nahm. Als mein Mann das entdeckte, ließ er mich abholen und mir im Krankenhaus den Magen auspumpen. Dabei blieb es aber nicht, sondern es begann eine richtige Folterung, und ich weiß nicht,

---

*) ein Plazebo (Der Verfasser)

ob mein Mann das veranlaßt hat. Die Ärzte waren nur Roboter, die mich für meinen Selbstmordversuch bestrafen mußten und Versuche mit mir durchführten wie mit einem Kaninchen. Mit einem Apparat sollten bei mir Schmerzen und auch Wahnvorstellungen ausgelöst werden. Ich sollte sehen, wie alles um mich brannte und in Feuer geriet, und man hatte bei mir ein Mikrofon eingebaut, wodurch meine Reaktionen registriert wurden. Auch nach meiner Entlassung sollte meine Verhaltensweise kontrolliert werden, denn es wurde immer alles aufgezeichnet, und es spielte keine Rolle, wo ich war. Ich sprach kein Wort mehr, damit nichts registriert wurde, und sprach mit den anderen Insassen nur noch mit Zeichen. Auch war mein Tod schon festgelegt, und ich sollte wie die Tiere, mit denen man Versuche angestellt hat, am Ende der Versuchsreihe getötet werden.

Das waren qualvolle Stunden für mich, und ich mußte dem zuvorkommen. Ich hatte nur meinen Morgenrock und die Pantoffeln an, als ich vom Krankenhaus weglief, um mich von unserem Haus zu verabschieden. Dann versuchte ich dreimal, mich unter ein Auto zu werfen, und beim dritten Mal gelang es. Ich habe sechs Brüche davongetragen, Bruch des Unterkiefers mit Verlust von zwei Zähnen, Bruch der Rippen, des Schlüsselbeins, des Beckens und des Schambeins.

Als ich wieder aufwachte und zu mir kam, sagte ein Arzt zu mir, daß ich ihnen viel Sorgen gemacht hätte. Ich schrie ihn an: ‚Ihr seid doch schuld, denn Ihr wollt mich vernichten und habt mich dazu getrieben!' Auf meinem Nachttisch lag ein kleines Penatendöschen, und es war Gott. Mein Bett ging dann immer tiefer, und als ich versprochen hatte, der Kirche wieder beizutreten, ging mein Bett wieder hoch. Über mir flogen Flugzeuge, und sie machten Fotos von mir. Ich versteckte meine Beine, damit sie nicht fotografiert werden konnten. Mein Mann brachte mir eine Melone mit, auf der ein Etikett war, und darauf waren meine Zähne. Ich sah meinen Mann in der Maschinerie des Krankenhauses und glaubte ihm kein Wort mehr.

Ich sah, wie die beiden unteren Ecken des Bettes immer größer und höher wurden und wie sie mir entgegenkamen. Das war in meiner Kindheit in ähnlicher Form oft vorgekommen, aber ich habe das auch erlebt, als mein zweites Kind geboren wurde. Ich lag im Kreißsaal und sah einen riesengroßen Waschkessel auf dem Herd stehen, der immer größer wurde.

Als ich dann in die Psychiatrie kam, erlebte ich dort übergroße Stricknadeln vor mir. Ich träume eigentlich nie vom Größerwerden der Dinge, wohl aber höre ich im Traum Stimmen, die mir sagen, daß man mich immer verfolgen und mich finden würde, ob ich in Rußland oder der USA wäre. Ich deute das so, daß ich nirgendwo meine Ruhe finden werde. Warum kann ich nicht glücklich sein? Ich habe doch nicht viel Schuld auf mich geladen und will meinem Mann nur eine gute Frau sein!

Nachdem ich in die Psychiatrie verlegt worden war, wurde ich nach 3-4 Monaten entlassen. Zu Hause machte sich meine Prothese sofort wieder bemerkbar. Ich merke, daß sie nicht zu meinem Körper gehört und empfinde sie immer als Fremdkörper, vor dem ich Angst habe. Mein Mund ist durch sie zu einer Kloake geworden, und ich kann nicht mehr küssen, weil die Prothese zwischen meinem Mann und mir ist. Meine Zunge ist in dauernder Bewegung, denn ich muß immer wieder feststellen, ob der Fremdkörper noch da ist. Alles, was ich esse, schlinge ich schnell hinunter, damit mein Mund schnell wieder leer ist.

Ich bin wieder zu Ihnen gekommen, obwohl ich auch zu Ihnen kein Vertrauen mehr habe. Ich glaube, daß auch Sie manipuliert sind, um mich mit Ihren Spritzen verrückt zu machen. Aber immerhin habe ich zu Ihnen noch mehr Vertrauen als zu den anderen Ärzten, die so schreckliche Sachen mit mir angestellt haben.

Meine Tochter, die jetzt 33 ist, hatte auch mit 20 Jahren einen Selbstmordversuch mit Schlaftabletten gemacht, was mich noch bedrückt.

Ich war nie sehr leidenschaftlich, hatte früher aber bei fast jedem Verkehr einen Orgasmus. Seit meinem 30. Lebensjahr etwa hat das aufgehört, und wenn ich verkehre, tue ich das nur meinem Mann zuliebe. Ich bin dann wie zugeschnürt, muß aber schauspielern, damit mein Mann mit mir zufrieden ist. Mein Mann ist lieb und hat viel Geduld mit mir. Daß er mich schon öfter geschlagen hat, hat nichts zu sagen. Ich habe ihm viel Kummer bereitet, und jetzt hat er seine Stelle als Versicherungsreisender verloren, weil er durch mich keine Zeit mehr dafür hatte.

Ich habe jeden Tag Magenschmerzen. Ich krümme mich dann zusammen und presse auf meinen Bauch. Besonders nach dem Essen geht es mir besser. Zugleich habe ich aber Angst zu essen. Ich kaue nicht gern und darf das Essen nicht lange im Mund behalten, weshalb ich alles schnell hinunterschlinge."

Auswertung

Was ist die Hauptsache im Leben dieser Frau und was führt dazu, daß sie die Prothese, um die sich alles dreht, als Fremdkörper und auslösende Ursache für die Beschwerden empfindet?

Man darf keinesfalls ihre Mund- und Zahnsymptome in den Vordergrund stellen, wenn diese zunächst auch als vorrangige Symptome erscheinen. Schließlich stellen sie erst die Folgen einer maßgeblichen Irritation des Gemütsverhaltens dieser Frau dar.

Was veranlaßt diese Frau zur Flucht in dieses Leiden, das immer mit ihrem Mund verbunden ist? Was gibt überhaupt Anlaß zu dieser Flucht?

Wir wissen, daß jeder, der in seinem seelischen Gleichgewicht gestört ist, wozu oft ein sexuelles Unbefriedigtsein gehört, eine Flucht antritt. Oft ist es die Flucht zum Alkohol, zur Zigarette, bei Frauen gerade in letzter Zeit zur Bulimie und oft auch die zu irgendeinem Leiden.

Wir wissen, daß diese Frau seit ihrem 30. Lebensjahr keinen Orgasmus mehr hat, und diese Erkenntnis bringt uns der eigentlichen Ursache schon näher. Warum hat sie seit dem 30. Lebensjahr keinen Orgasmus mehr?

Diese Frau ist ein Mensch, der Zuneigung, Liebe und Zärtlichkeiten braucht, mehr als alles andere, und sie betonte oft, daß ihr das nie entgegengebracht worden ist. Ihr Mann hat ihr nie Liebe gezeigt, sondern immer nur Brutalität, wie er sie öfter geschlagen und mit den schlimmsten Schimpfworten bedacht hat. Anfangs mag eine solche Art von Brutalität reizbar gewesen sein, denn unsere Patientin hatte den Mann gefunden, der ihr Schutz gewährte und sie vor allem aus ihrem strengen Elternhaus herausholte. Dann aber kam die große Ernüchterung, denn was eine Frau außer dem Schutzgefühl noch braucht, Verständnis und Zuneigung, waren nicht da. Ihr Mann braucht deshalb nicht schlecht zu sein. Vielleicht liebt er sie und kann diese Liebe nicht zeigen? Vielleicht ist er kompliziert und gehemmt und braucht ein Ventil, und welches Ventil bietet sich einem Mann eher an als das schwache Eheweib? Wie dem auch sei, diese Frau fühlte sich von ihrem Mann nicht geliebt, und diese Enttäuschung, mit der diese bedürftige Frau schwere Stunden verbracht haben dürfte, zeigte sich zunächst in einem Ausbleiben des Orgasmus, einem Symptom, das an und für sich selten vorkommt. Diese Erscheinung, daß der Orgasmus einer Frau erstens bei demselben Mann und zweitens viele Jahre vor dem Klimakterium plötzlich wegbleibt, erscheint so selten, daß wir nach einer entsprechenden Rubrik in unserem Repertorium vergeblich suchen.

Als zweite Reaktion trat dann diese Flucht in die Prothesenkrankheit auf. Diese Flucht sollte sicher keine Ersatzbefriedigung sein wie etwa die Flucht zum Alkohol oder zur Freßsucht, sondern ist wohl so zu sehen, daß sie damit mehr Aufmerksamkeit, Verständnis und Mitleid und vielleicht endlich auch etwas mehr Liebe bei ihrem Mann auslösen wollte, ein Vorgehen, wie man es gerade bei Kindern oft beobachtet, wenn ein jüngeres Geschwisterchen angekommen ist.

Und die Geister, die sie rief, wurde sie dann nicht mehr los. Diese unbewußt ersonnene Krankheit manifestierte sich dann und wurde zur Qual. Unsere Aufgabe ist es jetzt, das Mittel zu finden, das der Patientin ihre Probleme entschärft und ihre Einstellung gegenüber der Prothese damit neutralisiert. Bei der Übersicht der entsprechenden Rubriken bieten sich vor allem 2 Mittel an: Anacardium und Opium.

Oft zeichnen sich unsere Arzneimittel durch stark hinweisende Symptome aus. Wie Stramonium unser „schreckliches" Mittel ist, bei dem alles schrecklich und wuchtig sein muß, Staphisagria das „Kritik"mittel, bei dem der Betreffende überempfindlich gegen Kritik ist, Sepia das Mittel für Menschen mit einem fanatischen Ehrlichkeits- und Gerechtigkeitsempfinden, Pulsatilla das „positive" und Natrium muriaticum das „negative" Trostmittel ist, so gehört zu Anacardium die „Widersprüchlichkeit des Willens", der bösartige Wille verbunden mit der positiven Vernunft, die immer miteinander hadern. Dieses richtungsweisende Symptom ist bei unserer Patientin aber nicht vorhanden, genausowenig, wie sie dieser Widersprüchlichkeit niemals Luft machen mußte durch Fluchen und Schimpfworte.

Opium dagegen hat in seinem AMB drei wichtige Symptome, die bei unserer Patientin vorhanden sind, nämlich die Lügenhaftigkeit des kleinen Mädchens (1), die in ihrem Leben oft eintretende Vorstellung, daß die Gegenstände riesenhaft vergrößert seien (nur vier Mittel) (2) und schließlich eine ganze Reihe von Einzeleindrücken bei ihren Wahnvorstellungen, daneben aber noch eine Reihe anderer übereinstimmender Symptome. Bei ihren Wahnideen sind es zunächst die Visionen allgemein, dann ihre schrecklichen und überspannten Phantasien wie z.B. die Ärzte als Roboter oder die sie fotografierenden Flugzeuge, die Vorstellung, daß sie unter übermenschlicher, nämlich göttlicher Kontrolle ist und schließlich die Gewißheit, daß sie ermordet oder hingerichtet wird (3).

Außerdem deckt Opium aber auch ihre Selbsttadelung, daß sie Schuld auf sich geladen, nämlich besonders ihren Mann vernichtet hätte (4), das fortdauerde von ihr ausgehende Jammern und Klagen (5) und ihre Selbstmordversuche, besonders den durch Schlafmittel (6).

Sogar die Mundsymptome sind im AMB enthalten. So die Furcht, etwas zu essen, weil sie jede Belastung des Mundes verhindern will und deshalb alles hinunterschlingt und die fortwährende Bewegung der Zunge, außerdem auch noch die Trockenheit besonders der Zunge beim Erwachen (7).

Wenn wir wieder zum Anfang zurückkehren, nämlich zur Ursache ihrer seelischen Entgleisung, und uns die Veränderung im Gemütsleben dieser Frau noch einmal vor Augen halten, die sie nach ihrer Eheschließung erfuhr, wird uns bewußt, daß tatsächlich nur der Mann die Schuld an der Krankheit dieser Frau trägt. Er hat aus diesem aufgeweckten und frechen Kind einen seelisch und körperlich kranken Menschen gemacht und zwar durch die fortwährenden Demütigungen, die sie im Laufe der Jahre erfuhr und die damit schon begonnen haben, daß er diesem religiös erzogenen Menschen den Glauben an und damit den Halt durch die Kirche entzogen hat.

Der Mensch benötigt, um gerade in der heutigen Zeit zu bestehen, nicht nur Liebe und Zuneigung, sondern auch die Möglichkeit einer freien Entfaltung und Entwicklung. Sie wurde stattdessen laufend gedemütigt und oft sogar mit Prügel bestraft. Auch diese Folgen nach Demütigungen und andauerndem Tadel sind im AMB von Opium nicht nur enthalten, sondern gerade Opium nimmt hier eine Vorrangstellung ein (8).

Hinweise auf das Simillimum Opium

1. Lügner (SR I 685): Dreiwertig
2. Gegenstände sind vergrößert (SR I 266): Einwertig
   Gegenstand ist sehr groß (SR I 267): Einwertig

Schlechte Beurteilung von Entfernungen (SR I 400): Einwertig
Gegenstände erscheinen groß (K III 69): Einwertig
3. Wahnideen, hat Visionen (SR I 360): Zweiwertig
Schreckliche Phantasien (SR I 456): Zweiwertig
Ausgefallene Phantasien nachts (SR I 456): Zweiwertig
Ausgefallene Phantasien mit Schlaflosigkeit (SR I 457): Zweiwertig
Exzentrizität (SR I 422): Zweiwertig
Exzentrizität die ganze Nacht (SR I 422): Einziges Mittel und einwertig
Wahnidee, unter übermenschlicher Kontrolle (SR I 349): Einwertig
Wahnidee, er wird ermordet (SR I 312): Zweiwertig
Furcht, ermordet zu werden (SR I 499): Einwertig
Wahnidee, Menschen wollen ihn hinrichten (SR I 268): Einziges Mittel und zweiwertig
4. Selbstvorwürfe (SR I 808): Zweiwertig
5. Jammern und Klagen (SR I 667): Zweiwertig
Heulen (SR I 563): Einwertig
6. Neigung zum Selbstmord (SR I 951): Einwertig
Selbstmord durch Gift (SR I 955): Einwertig
7. Furcht zu essen (SR I 483): Einwertig
Zunge trocken morgens (K III 261): Einziges dreiwertiges Mittel
Zunge trocken morgens beim Erwachen (K III 261): Dreiwertig
Zunge wird dauernd bewegt (K III 201): Einwertig bei insgesamt 4 Mitteln
8. Beschwerden durch Tadel (SR I 20): Einziges vierwertiges Mittel
Beschwerden durch Demütigung (SR I 19): Zweiwertig
Beschwerden durch Enttäuschung (SR I 15): Zweiwertig
Kummer durch frühere Beleidigungen (SR I 552): Zweiwertig

Therapie und Verlauf

Ich gab Opium C 200 als intravenöse Injektion und bekam bereits nach zwei Tagen einen Anruf, indem mir die Patientin mitteilte, daß alles bei ihr erheblich schlimmer geworden wäre. Das Brennen im Mund war noch schlimmer geworden, und die Prothese war überhaupt nicht mehr zu ertragen. Sie konnte sich nicht klar ausdrücken, sondern lallte nur und war deshalb schwer zu verstehen. Das Besondere war, daß sie einen Tag nach der Gabe sehr unsicher war und immer danebengriff, wenn sie nach etwas fassen wollte. Alles war riesengroß geworden.

Sie rief jeden Tag drei- bis viermal an. Um sie zu beruhigen, sagte ich, daß sie ihre Träume sammeln und mir diese zukommen lassen sollte. 14 Tage nach der Opiumgabe entwickelte sich eine unwahrscheinliche Aktivität. Sie kam einige Tage später vorbei und berichtete:

„Ich habe seit 10 Jahren kaum etwas im Haushalt getan, aber die letzte Woche hatte ich eine regelrechte Putzwut. Ich habe alles gesäubert und aufgeräumt vom Keller bis zum Speicher und meine ganze angehäufte und schmutzige Wäsche gewaschen. Ich habe eine ungeheure Aktivität entwickelt. Ich hole jetzt meine Enkeltochter aus dem Kindergarten ab und bringe sie zu meiner Tochter, die in der Nähe wohnt, und das Tollste dabei ist, daß ich nicht mehr die Angst habe, in ein Auto rennen zu müssen. Ich bin ein anderer Mensch geworden, nur in meinem Mund ist noch nicht alles in Ordnung. Ich habe gute Tage, an denen ich kaum etwas spüre und ganz schlimme, an denen ich fast so viele Schmerzen habe wie früher."

Ich gab der Patientin keine neue Gabe, sondern ließ mir die Träume aushändigen, hatte aber zunächst keine Zeit, sie auszuwerten. Nach vier bis acht Wochen war ein Zustand erreicht, der erheblich besser war als der vorherige, aber noch keine Heilung bedeutete, und es wurde auch nicht besser, als ich Opium in der Potenz M und das noch einmal verabreichte. Daher entschloß ich mich, etwas Neues zu unternehmen. Zu diesem Zwecke nahm ich mir die Träume vor, zu denen inzwischen noch andere hinzugekommen waren.

Nach einigen nichtssagenden Träumen fiel mir ein Traum auf, der sich öfter wiederholte und von schwarzen Katzen handelte. Ich schaute nach und fand in der betreffenden Rubrik (1) zwei Mittel und zwar Arnica und Daphne indica. Das erste kannte ich und wußte, daß es keine Beziehung zu dem Leiden der Patientin hatte. Daphne nahm ich mir jedoch vor und fand in diesem AMB Empfindungen wiedergegeben, die in einem anderen Traum aufgetreten waren.

Die Patientin hatte in dem Traum das Erlebnis gehabt, daß ihr Kopf abgetrennt und auf den dicken Körper ihrer Mutter aufgesetzt worden war (2). Ich will wörtlich zitieren, was *Boericke (Boericke, William:*

Homöopathische Mittel und ihre Wirkungen, 1. Auflage, S. 218. Verlag Grundlagen und Praxis, Leer 1972) über Daphne schreibt:
„Gefühl, als ob der Kopf abgetrennt wäre vom Körper" (unterstrichen).
In einem anderen Buch, und zwar im *Possart (Possart, A.:* Charakteristik der homöopathischen Arzneien, 1. Auflage, S. 243. Verlag F.A. Eupel, Sondershausen 1851) fand ich schließlich die Beziehung von Daphne zu dem Zahnleiden der Frau. *Possart* schreibt:
„Zahnschmerz mit und ohne Speichelfluß. In allen Zähnen Reißen, Zunge wie verbrannt."
Dies genügte mir, mit dem so wenig geprüften Mittel einen Versuch zu machen, und ich gab Daphne M in Form von fünf Globuli.

Nach der ersten und nach der zweiten Woche kam die Patientin bei mir vorbei, aber nur um mir Blumen zu bringen, woran sie vorher nie gedacht hatte, weil sie viel zu viel mit sich selbst beschäftigt gewesen war. Man konnte nett mit ihr sprechen, ohne daß ihr Mund dauernd in Bewegung war und die Zunge hin und her ging. Die Zähne sahen aus, als ob sie fest angewachsen wären, und das war das Besondere bei dieser Frau, was ich noch nie erlebt hatte.

„Mein Mann ist wieder nett zu mir", sagte sie, „vielleicht, weil ich nicht mehr jammere, und jetzt will er wieder mit mir schlafen. Ich war dabei nicht mehr trocken, sondern es wurde richtig feucht bei mir. Nur zum Orgasmus ist es nicht gekommen. Aber das kommt sicher auch noch."

Besonders auffällig war aber das unterschiedliche Aussehen dieser Frau, das ich jeweils mit meiner Kamera festhielt: Als sie zum ersten Mal gekommen war, hatte sie sich aufgegeben und sah verhärmt und hoffnungslos aus, jetzt aber gepflegt, strahlend und voller Optimismus. Auch das sexuelle Verlangen war bei ihr wieder sehr ausgeprägt.

Es ging dann drei Monate gut, bis allmählich ihre alten Beschwerden wieder zutage kamen. Es entwickelte sich wieder die Spannung im Mund und Hals, und die Prothese erschien als Fremdkörper, so daß ich mich veranlaßt sah, eine neue Gabe Daphne M zu geben, die aber wie auch eine folgende keine Wirkung brachte.

Ich entschloß mich dann, die frühere Gabe Opium M zu wiederholen, und dieses Mal war es tatsächlich dieses Mittel, das einen durchschlagenden Erfolg brachte, der dann zwei Jahre anhielt. Dann war eine neue Gabe notwendig, die ich zunächst als Daphne M verabreichte, was aber keinen Erfolg brachte, während Opium M wieder voll durchschlug.

Hinweise auf Daphne

1: Traum von schwarzen Katzen (SR III 252): Einwertig
2: Verwirrung, als ob der Kopf vom Körper getrennt sei (SR I 162): Zweiwertig
3: Mund- und Zahnsymptome nach *Possart*.

Das Basismittel ist demnach Opium, das jedoch als Komplementärmittel Daphne benötigte, um sich voll zu entfalten.

Besonders freute es mich, als die Patientin bei einem späteren Besuch „ein sattes Gelb" als ihre Lieblingsfarbe angab und dadurch Opium auch von ihrer Farbenvorliebe her als Simillimum bestätigte. Da ich erst mit Beginn des Jahres 1986 die Beziehung der Farbe zum Arzneimittel feststellte, konnte ich sie bei der Aufnahme und Auswertung dieses Falles nicht berücksichtigen. Wieviel leichter wäre aber die Lösung gewesen, wenn ich damals diese Beziehung schon hätte verwenden können!

Einen Brief möchte ich noch erwähnen, der ihre ganze Dankbarkeit ausdrückt:

> Köln, 22.7.85
>
> Lieber Herr Dr. Müller,
> es ist mir heute ein Bedürfnis, mich Ihnen kurz mitzuteilen.

Ich bin glücklich und zufrieden; meine innere Ruhe und Ausgeglichenheit ist wieder in mir eingekehrt. Ich danke Ihnen, lieber Herr Doktor, daß Sie mir wesentlich dabei geholfen haben. Ohne Sie und Ihre Frau hätte ich es nie geschafft. Wenn ich auch noch Schmerzen habe, aber die sind auszuhalten wenn ich bedenke, was für Qualen und Schmerzen hinter mir liegen.
Ich danke Gott, daß es Sie und Ihre Frau gibt.

Ihre C. D.

Fall 19

Die junge Dame (24 Jahre) sieht mit ihrem chronischen Ekzem schlimm aus. Das Gesicht und alles, was man überblicken kann, ist rot, schuppig und nässend, und schon dieser Anblick ruft Mitleid hervor. Man bemitleidet sie wegen ihrer Qual und der schlaflosen Nächte.

Die Neurodermitis besteht von Geburt an und war während aller Jahre nie ganz zurückgegangen. Vom zweiten Lebensjahr an war chronisches Asthma hinzugekommen, das zum dauernden Gebrauch der „Pümpchen" und zur Verabreichung stärkster und nicht unschädlicher Mittel wie Cortison, Antibiotika und Psychopharmaka Anlaß gegeben hatte. Einige Jahre später kam noch eine Pollenallergie hinzu, die Jahr für Jahr auftrat und besonders das Ekzem verschlimmerte. Außerdem war sie noch allergisch gegenüber Hausstaub, Tierepithelien und dem Verzehr von Eiern, später von Milch.

Seit zwei Jahren ist sie in psychoanalytischer Behandlung. Sie meint, daß ihre seelische Verhaltensweise sich dadurch gebessert habe, nicht aber ihre Haut und die anderen Beschwerden.

Die Menses kommen etwa alle 26-28 Tage und setzen immer ziemlich pünktlich um 11 Uhr vormittags ein. Sie sind aber sehr lang und zwar im Durchschnitt 14 Tage, wobei der Verlauf charakteristisch ist: Zunächst setzt für etwa sieben Tage eine relativ schwache Blutung ein, dann für weitere sieben Tage eine stärkere, die sich aber vorher durch Bauchschmerzen anmeldet.

Die Patientin ist schon zwei Jahre in meiner Behandlung, und ich habe repertorisiert und repertorisiert, um das Simillimum zu finden. Zwar ist das Asthma inzwischen ausgeheilt und auch die vielfachen Allergien, aber nicht das Grundleiden, nämlich das Ekzem. Ich weiß also, daß ich bisher jeweils nur mit einem Simile behandelt habe, und so bestelle ich die Patientin zu einem umfangreichen Gespräch, um eben das Simillimum zu finden.

Psychoanamnese

„Mein Hautausschlag ist ein Dämon, der mich mein ganzes Leben ständig verfolgt hat, wie ich auch schon mit ihm geboren wurde. Er ist Tag und Nacht bei mir und macht, daß ich die Nächte nur schlecht ertragen kann und mich erlöst fühle, wenn die Sonne aufgeht, wie ich auch nur den Schlaf am Tag wohltuend empfinde und mich nur selten entschließen kann, vor 15 oder 16 Uhr aufzustehen.

Warum leide ich an dieser Qual, während die meisten Leute ganz andere Sorgen haben, die ich aber gern an ihrer Stelle tragen würde, wenn ich dafür von meinem Leiden befreit wäre! Ist es die Unruhe, die immer in unserer Familie war, der fortwährende Streit zwischen meiner Mutter und meinem Vater, der uns schließlich verlassen hat, als ich 13 Jahre alt war, oder das Leberleiden meiner Mutter, ohne das ich sie überhaupt nicht kenne? Oder bin ich selbst schuld, mußte ich vielleicht schon vorher für die Schuld büßen, die ich später auf mich laden werde? Ich bin ein Mensch, der für alles, was geschieht, zuerst die Schuld bei sich sucht, aber ich kann mir nicht denken, daß es so etwas wie vorgezogene Buße gibt.

Meine Mutter hat mir erzählt, daß man ihr nach der Geburt gesagt habe, daß ihr Kind gesund sei, aber ein Ekzem hätte, was sicher bald wieder verschwinden würde. Ich weiß auch, daß sich, als ich etwa zwei Jahre alt war, eine Frau mit vielen Warzen im Gesicht über mich beugte und mich streichelte und daß ich vor Ekel davor schrie und sie abwehrte.

Ich weiß noch nicht einmal, ob ich ein allergisches Ekzem habe oder eine sogenannte Neurodermitis, denn jeder, wo ich war, beurteilte es anders, wie ich ja auch immer wieder andere Mittel bekam, am häufigsten aber innerlich und äußerlich Cortison und auch Antibiotika, wovon es aber nicht besser, sondern immer schlimmer wurde.

Mit drei Jahren etwa ging ich in den Kindergarten, wo ich mich recht wohl fühlte. Ich erinnere mich, daß ich damals schon sehr geräuschempfindlich war und bald eine erste Bronchitis und Asthma bekam. Deshalb wurde ich mit vier Jahren in eine Asthmaklinik gebracht. Ich kam später deswegen öfter in entsprechende Kliniken, aber der erste Klinikaufenthalt hat sich natürlich am stärksten eingeprägt, weil ich noch nicht gewohnt war, von zu Hause weg und unter fremden Leuten zu sein. Ich erinnere mich noch gut an meine erste Freundin, die ich damals hatte, und ich war ihr gegenüber so dominant, wie ich es heute immer bin. Ich glaube, daß ich sehr eigenwillig bin und meine eigenen Ansichten habe, die ich immer vertrete und anderen aufzwingen will. Ich gebe zu, daß ich ein Machtbedürfnis habe. Ich rede viel dabei, und ich meine, daß ich vielleicht zu laut und heftig rede. Meine Aggressivität dabei ist aber sicher nur aus meiner Empfindlichkeit heraus zu erklären, aus meiner Verletzlichkeit. Ich fühle mich sehr schnell bedrängt und bin empfindlich für jede Kritik. Ich fühle mich dann verraten und hintergangen und werde zur Furie.

Ich liebe meinen Bruder sehr, aber Sie glauben nicht, welche Machtkämpfe zunächst stattfanden. Er ist vier Jahre jünger als ich, und als er 16 war, wollte er nicht mehr meinem Willen folgen. Wir schlugen uns, und ich trat ihm vor die Hoden, aber schließlich ging er als Sieger hervor. Ich muß sagen, daß wir uns heute sehr zugetan sind und uns gegenseitig als gleichwertig anerkennen.

Ich habe zwei Seelen in meiner Brust, aber eigentlich ist es Unsinn, wenn ich das sage, denn das eine entspricht doch dem anderen. Auf der einen Seite bin ich Freibeuter, der seinen eigenen Weg geht, unbeeinflußbar und, ich muß es sagen, wenn ich ehrlich sein will, rücksichtslos. Auf der anderen Seite suche ich Gesellschaft, weil ich diskutieren will, weil ich mich mit anderen messen will, weil ich anderen meine Ansicht aufzwingen will, weil ich andere davon überzeugen will, daß meine Ansicht die richtige ist und zwar die allein richtige. Bekomme ich Kritik, dann erzähle ich anderen von dieser Kritik in der Hoffnung, von ihnen recht zu bekommen.

Ich erzähle auch von meinen Erlebnissen. Ich verspüre den Zwang, davon den anderen mitzuteilen, und ich schreibe das sogar auf. Ich erzähle den anderen mit einer Intensität und Eindringlichkeit, die mich selbst wundert, aber ich verspüre eben einen unheimlichen Druck, das den anderen mitteilen zu müssen. Wenn ich das sage, frage ich mich, warum ich in der Schule nie gesprochen habe, obwohl ich alles wußte. Warum habe ich mich nie gemeldet? Empfand ich es vielleicht als erniedrigend, mich zu melden, denn der Lehrer mußte doch eigentlich sowieso wissen, daß ich am meisten wußte? Ich will Perfektionist sein, und die anderen sollten eigentlich überzeugt sein, daß ich perfekt bin und nicht anders. Ich verlange Höchstleistungen von mir, was sogar, so sonderbar es sich anhört, meine Krankheit betrifft: Ich bin krank, und ich bin so perfekt krank wie kein anderer. Gibt es jemanden, der bei einem Ekzem soviel Kilo Salbe verbraucht wie ich? Um die Kilo-Zahl festzustellen, habe ich genau recherchiert, wieviel Kilo ich in einem Monat, in einem Jahr und in fünf Jahren verbrauchte.

Ich will perfekt sein und anerkannt werden, und dabei habe ich immer Angst, nicht genügend anerkannt zu werden, also Angst vor Kritik. Deshalb kann ich auch kein Referat halten, ohne vorher Angst zu haben. Noch mehr Angst bekomme ich, wenn alle Blicke auf mich gerichtet sind. Ich bekomme einen heißen und roten Kopf und das Gefühl, daß er geschwollen ist. Ich habe dann immer Angst, nicht meinen Mann zu stehen und nicht den Erwartungen zu entsprechen, die andere und auch ich selbst an mich stellen. Ich darf nicht versagen, ich darf keinen Anlaß zur Kritik geben, das ist mein Ehrgeiz, das ist meine Überzeugung. Das ist auch der Grund, warum ich nie Alkohol zu mir nehme. Ich habe dann Angst, enthemmt zu sein und mich nicht so zu benehmen, wie die anderen es von mir erwarten.

Ich habe nie die Überzeugung, daß die anderen mich so nehmen sollen, wie ich bin, sondern eher die, daß ich so sein muß, wie die anderen es von mir erwarten. Deshalb habe ich auch nie gern, wenn etwas Unvorhergesehenes auf mich zukommt, etwas, daß eine spontane Reaktion von mir erwartet, etwas, auf das ich mich nicht genügend vorbereiten konnte. Unplanmäßiges löst eine Katastrophe in mir aus.

Ähnlich ist es mit der Sexualität, die bei mir ganz hoch im Kurs steht. Ich bin ein aktiver Partner und möchte eigentlich nicht warten, bis der Mann auf mich zukommt und mich verführt. Wenn ich einem Mann begegne, der mir gefällt, möchte ich ihm am liebsten die Kleider vom Leib reißen, aber dann wiederum kneife ich, weil ich mich ja nicht enthemmt zeigen will. Weil ich keinen Orgasmus habe, möchte ich auch gar nicht so gern, daß mein Freund zu mir kommt, sondern befriedige lieber ihn, und das auf jede Art und Weise. Das ist das, was in der Sexualität auch mich befriedigt. In meinen häufigen sexuellen Träumen erlebe ich immer wieder dasselbe, die Befriedigung des Mannes durch mich. Ich habe überhaupt nicht viel Schamgefühl, und ich habe keine Hemmung, mich vor meinem Freund und auch vor meinem Bruder nackt zu zeigen. Ich neige also immer wieder dazu, meinen Gefühlen freien Lauf zu lassen und spontan etwas zu tun, aber dadurch, daß ich mich nicht enthemmt zeigen will, beherrsche ich eben meine Gefühle. Wenn ich mich selbst befriedige, kann ich mich so benehmen wie ich will und meinen Gefühlen Ausdruck geben, weil es niemanden gibt, der mich beobachtet. Ich habe dann wie auch in meinen Träumen die wildesten Phantasien.

Ich lasse meinen Freund auch nicht gern zu mir kommen, weil ich Angst vor einem Kind habe. Die natürlichen Verhütungsmaßnahmen sind mir nicht sicher genug. Ich habe es einmal, aber nur für kurze Zeit, mit der Pille versucht, aber mein Zyklus kam dadurch so durcheinander, daß ich bald wieder darauf verzichtete. Außerdem kam ich mir so erniedrigt vor, denn ich war dadurch eine Frau, die ‚immer zur Verfügung' stand. Auch kommt es mir unsinnig vor, die Pille dafür zu nehmen, daß ich dadurch einmal im Monat mit meinem Freund schlafen kann, denn zu mehr habe ich keine Lust.

Ich gehe überhaupt viel meinen Phantasien nach und nicht nur den sexuellen, sondern auch anderen, und da sind es besonders die unlogischen oder paradoxen Sachen, die mich faszinieren. Das Unlogische ist etwas, das entwirrt und logisch gemacht werden muß, und ich meine, daß das mir liegt, weshalb ich auch glaube, daß ich mich für den von mir ausgewählten Beruf der Psychologin eigne.

In meiner Wohnung muß Harmonie herrschen, die Farben müssen harmonisch aufeinander abgestimmt sein. Überhaupt habe ich eine besondere Beziehung zu Farben. Deshalb fiel mir meine Farbenentscheidung auch schwer, und ich kam erst nach anderen Farben auf die mir am meisten zusagende. Ich bin musikalisch. Ich male gerne und sehe die Farben auch in meinen Träumen, aber sie sind verschieden, ob ich nachts oder am Tag träume. Ich gehe wegen meines Juckreizes sehr spät zu Bett, und es wird oft 2 oder 3 Uhr. Es hat keinen Sinn, mich früher hinzulegen, denn durch den Juckreiz könnte ich sowieso nicht schlafen. Die sehr bunten Nachtträume zeigen mir materielle Gestalten, die faßbar und stark in den Farben sind, während in Vormittags- und erst recht in Nachmittagsträumen alles sanft und pastellartig erscheint. Selten kommt es vor, daß ich vor 16 Uhr aufstehe, morgens wäre es sowieso unmöglich, einmal, weil ich dann natürlich noch nicht ausgeschlafen bin, aber auch, weil das Bett meine Zufluchtsstelle ist, meine mich beherbergende Höhle, weshalb ich nie leicht aufstehen kann. Nachts finde ich mich schlecht zurecht und bin immer auf der Suche, wie ich sowieso Angst vor der Dunkelheit habe und nur bei Licht schlafen kann. Wenn die Sonne aber aufgegangen ist, erlebe ich andere Träume, dann sind es Träume voller Lust und Liebe, und ich bin ungehalten, wenn ich dann geweckt werde.

Ich habe schon gesagt, daß ich ein freiheitsliebender Mensch bin, der keinen Zwang erträgt. Obwohl ich ein zartes Streicheln gern habe, ein Streicheln mit den Fingerspitzen, mag ich keine Liebkosung, von der eine Besitzergreifung ausgeht, und daher auch nicht den Koitus. Ich mag keine festanliegende Kleidung, sondern nur etwas, das locker und leicht berührt, und deshalb gehe ich auch gern nackt. Ich sage nicht das, was ich sagen muß, sondern nur das, was ich sagen will, also nicht das, was andere hören wollen, sondern das, was meiner Ansicht und Überzeugung entspricht.

Ich bin empfindlich für alles, was auf mich zukommt. Von der Kritik habe ich schon gesprochen und auch von der Berührung und von Geräuschen, aber genauso ist es mit Gerüchen und mit Musik, die ich nicht mag. Ich selbst spiele Geige und auch gern Klavier, wozu ich auch gern dirigiere. Ich mag keinen Jazz, keine Country-Musik und keine indische Musik, lieber aber die *Beatles, Genesis, Tschaikowsky* und Softmusik. Ich mag auch keine Musik in Konserven, also Platten oder Kassetten, spiele aber selbst gern oder gehe auch gern in Konzerte. Ich singe gern viel und laut.

Ich mag mich nicht waschen und auch nicht duschen, lege mich aber gern in möglichst heiße Bäder, in denen ich mich auch mit meiner Haut wohlfühle und schlafe meist darin ein. Ich bleibe stundenlang darin. Ich bin ein Wintertyp, und Wärme verschlimmert bei mir alles. Ich habe also lieber Kälte, fühle mich aber trotzdem wohl im heißen Bad, das nicht heiß genug sein kann, weil es nur dann wohltuend auf meine Haut wirkt.

Zur Natur habe ich ein distanziertes Verhältnis. Ich mag keine Erde und diesen Moder überhaupt nicht anfassen und auch keine Pflanzen. Diese vertragen mich auch nicht, denn sie gehen kaputt, sobald ich sie in meinem Zimmer habe. Am liebsten mag ich Katzen und liebe meine ‚Salome' heiß und innig, obwohl ich gegen ihre Haare allergisch bin.

Ich mag auch Kinder und schaue gern einer Geburt zu, wie man sie schon einmal im Fernsehen sieht. Es fasziniert mich schon, wenn Urin und Kot vorher abgehen, und ich empfinde dabei einen lustvollen Ekel. Ich bin dann aufgedreht und bekomme einen roten Kopf.

Wovor ich Angst habe? Ich habe schon gesagt, daß ich mich vor der Dunkelheit fürchte und nie gern in den Keller gehe, weil ich Angst habe, daß dort jemand wäre, der mich vergewaltigen könnte. Ich habe

Angst vor Einbrechern und zwar von meiner Kindheit an. Ich habe mir immer vorgestellt, daß jemand über mich herfällt, wenn ich im Bett liege und habe damals schon geübt, mich totzustellen. Ich habe Angst vor Verletzungen und vor dem Tod. Ich wünsche mir später den Tod, wie Indianer ihn haben, die, wenn sie fühlen, daß der Tod bald kommt, in die Prärie gehen und mit Bedacht verhungern. Ich habe auch Angst, arm zu werden und deshalb gehe ich nie an mein festes Konto auf der Bank. Ich spiele auch, denn dadurch erwartet man ja eine Bereicherung, aber nur mit kleinen Summen, etwa beim Roulette. Ich kann kein Boot fahren, denn das Wasser erscheint mir, wenn ich draufschaue, in seiner Tiefe unheimlich, und ich bekomme Angst davor.

Da ich alles perfekt machen will, kontrolliere ich mich ständig. Schon als Kind hatte ich eine Stimme im Kopf, die alles lachend und sogar höhnisch kommentierte, was ich tat. Und nicht viel anders ist es heute, denn auch heute noch habe ich einen Zensor im Kopf.

Nachdem ich lange Zeit meiner Lieblingsfarbe nie sicher war und meist eine Pinkfarbe ausgewählt hatte, habe ich mich jetzt für eine entschieden und zwar für das Dunkelrot in der Rubrik 10 C 8. Ich bin mir sicher und bleibe dabei.

Ich glaube nur an reale und wahrnehmbare Tatsachen, also nicht etwa an eine Wahrheit im Horoskop, beim Kartenlegen oder bei der Betrachtung der Handlinien. Ich bin auch nicht sehr religiös und glaube nicht an ein Fortbestehen der Seele nach dem Tod. Meiner Ansicht nach ist mit dem Tod alles zu Ende, und ich finde, daß das gut ist."

Träume

Menschen bedrohen unser Haus. Wir gehören einer bestimmten Gruppe an, und die anderen sind unsere Gesinnungsgegner. Wir versuchen unser Haus zu verbarrikadieren, und mein Freund und ich schleichen hinaus, um herauszubekommen, was sie vorhaben. Plötzlich sehe ich unsere Katze zusammengerollt liegen und will sie ins Haus locken. Da sehe ich, daß eine Seite aufgerissen ist und die Eingeweide heraushängen. Dann steht sie auf einmal auf und läuft ins Haus. Schweißgebadet wache ich auf.

Ich träume oft von verletzten und entstellten Menschen.

Ich habe einem Freund meiner Freundin einen Mitesser auf der Stirn herausgedrückt, wobei ein kleiner weißer Wurm herauskam. Ich schnitt die Stelle auf und fand ein ganzes Nest von Würmern.
Viele erotische Träume.

Auswertung

Es ist keine ausgeglichene Persönlichkeit, die wir hier vor uns haben, und dafür spricht vieles. Auf der einen Seite stellt sie eine dominierende Person dar, die andere erziehen und ihnen ihren Willen aufzwingen will, auf der anderen Seite hat sie wiederum Angst, den Erwartungen anderer nicht zu entsprechen und diese zu enttäuschen. Damit niemand Kritik an ihr ausüben kann, will sie perfekt sein und hat ihren eigenen Zensor im Kopf, lebt dabei aber ständig in der Angst, nicht genügend perfekt zu sein, so daß Veranlassung zur Kritik bestehen könnte.

Daß dies kein Widerspruch sein muß, zeigt folgende Überlegung: Nicht jeder, der das Verlangen hat, zu kommandieren, muß selbst eine starke Persönlichkeit sein. Es kann sogar das Gegenteil der Fall sein, wenn nämlich der Betreffende sich ein Kartenhaus aufbaut, so daß er dauernd in der Angst lebt, daß dieses zusammenbrechen könnte. Und das ist hier der Fall.

Als die Patientin 1985 mit 22 Jahren zum ersten Mal zu mir kam, war sie eine sehr unangenehme Patientin. Sie widersprach sehr oft meinen Empfehlungen und meiner Therapie und verlangte eine Erklärung für fast jede meiner Maßnahmen. Warum sie nicht selbst bestimmte, was sie einnahm, lag nur daran, daß sie von der Homöopathie keine Ahnung hatte. Als sie aber merkte, welche Mühe ich mir mit ihr gab und wir schließlich gewisse Erfolge hatten, akzeptierte sie mich mehr. Vielleicht war ihre Verhaltensweise aber auch nur durch ihre schlechten Erfahrungen mit der üblichen allopathischen Behandlung bedingt, bei der sie jahrelang nutzlose und schädliche Medikamente verordnet bekam, so daß sie von mir etwas Ähnliches erwartet hatte.

Meiner Aufgabe, die für ihre Krankheit passenden Mittel zu finden, konnte ich zunächst nur durch Repertorisieren nachkommen, denn in der Farbenwahl, die für die Mittelsuche eine große Hilfe darstellt, war sie nicht sicher, sondern wechselte von Mal zu Mal.

Ich hatte durch die durch die Repertorisation gefundenen Mittel auch einige Erfolge. So war ihr Asthma innerhalb eines halben Jahres ausgeheilt und ihre Pollenallergie wurde von Jahr zu Jahr schwächer. Sicher gute Erfolge, die ich hier mit den Similia erreicht hatte, aber für mich nicht zufriedenstellend.

Ich suchte lange Zeit nach dem Simillimum vergebens, bis sich die Patientin schließlich nach drei Jahren für eine Farbe entschied, nämlich für das genannte dunkle Rot. Das ließ schließlich nur wenige Mittel als Simillimum in Frage kommen. Phytolacca in der M. Potenz erwies sich schließlich als das Mittel, das sowohl eine ziemliche Erstverschlimmerung mit erheblichen Schmerzen im Oberbauch, und zwar vom 7. bis 12. Tag, auslöste als auch eine erhebliche Besserung des endogenen Ekzems bis nahezu zur Ausheilung herbeiführte.

Natürlich habe ich nachher nachgeprüft, warum die Repertorisation nichts gebracht hatte und mich auch mit dem AMB von Phytolacca befaßt.

Ich fand, daß Phytolacca sowohl im *Kent* als auch in dem von mir benutzten Synthetischen Repertorium so wenig aufgeführt ist, daß eine Mittelfindung aus der Repertorisation heraus nicht möglich war. Um nur ein Beispiel zu nennen: Das Mittel ist weder in der Rubrik der verlängerten Menses (III 539), noch in der des erhöhten sexuellen Verlangens (III 580) und auch nicht in der der Abneigung gegen den Koitus (III 443) aufgeführt. Ähnlich geht es mit den anderen Rubriken, während lediglich im Synthetischen Repertorium einige Hinweise vorhanden sind, so in der Rubrik „Gleichgültig gegen Entblößung des Körpers" (I 597), „Möchte nackt sein" (I 700) und „Entblößt sich schamlos" (I 885) und schließlich noch bei „Ruhelos nachts" (I 818), was aber durch das Ekzem verursacht sein dürfte.

Vom AMB sagt *Kent* [1] (S. 618):

„Das Mittel ist erst mangelhaft geprüft und kann deshalb nur fragmentarisch besprochen werden. Die psychischen Symptome sind nicht genügend herausgearbeitet."

Allen schreibt bei „Mind" [6] (S. 880-884):

„Verstärkte Heiterkeit. Verlust des persönlichen Taktes, Mißachtung ihrer Umgebung und kein Verlangen, sich irgendwie einzuordnen oder anzupassen.

Keine Lebenslust morgens nach dem Erwachen und Ablehnung für die Arbeit, die am Tag auf sie wartet.

Melancholisch und reizbar, Furcht vor Bewegung.
Wünscht in kaltem Wasser zu baden, kann nur schwer davon zurückgehalten werden, Wasser über sich zu gießen."
„Skin" (Auszüge):
„Eruptionen beginnen auf dem Kopf und breiten sich aus bis zu den Zehennägeln. Blaßrote Flecken von verschiedenen Formen, leicht erhaben, entzündlich und schmerzhaft, juckend nur dort, wo sie abschuppen, reizen zum Kratzen.
Es juckt immer, aber am meisten im ersten Teil der Nacht, stört oft den Schlaf vor Mitternacht. Das Jucken wird schlimmer durch Kratzen und Bettwärme, die Haut ist heiß und trocken."

Diese Angaben passen recht gut zu unserem Fall, nur konnte und kann er nicht durch sie alleine gelöst werden. Weil das nicht möglich ist, konnte ich Ihnen auch keine Anleitung zur Repertorisation geben, aber aus der Bearbeitung dieses Falles erwächst eine Aufgabe:

Wenn Sie diese Fallschilderung durchlesen und sich die körperliche und psychische Symptomatik von Phytolacca einprägen, dazu die Farbe von Phytolacca merken, dann muß es Ihnen gehen wie mir: Beim nächsten Phytolacca-Fall wissen Sie, daß nur Phytolacca und nichts anderes das Simillimum sein muß.

Die einzelnen Symptome gewinnen aber erst dann für das Phytolacca-Bild Bedeutung, wenn sie sich in mehreren Fällen wiederholen, denn erst dann entsteht das eindeutige und manifeste AMB von Phytolacca.

Ähnlich steht es mit den Träumen. Nur, wenn sie sich in mehreren Fällen wiederholen, gewinnen auch sie Bedeutung für das Phytolacca-Bild.

Auf etwas anderes ist noch hinzuweisen: Einmal sagte die Patientin, daß sie nur an das Wahrnehmbare glauben könne, also nicht esoterisch veranlagt sei, und an einer anderen Stelle, daß sie nicht ihren Impulsen nachgeben, also nichts Unüberlegtes tun würde. Bei den Phytolacca-Patienten spielen also Verstand und Vernunft eine ausschlaggebende Rolle.

Therapie und Verlauf

Nach der Gabe von Phytolacca M in Form von 5 Globuli setzte zunächst eine Verschlimmerung ein, die am stärksten vom 7. bis 12. Tag nach der Gabe auftrat. Im Gegensatz zu vorherigen Verschlimmerungen nach anderen Mitteln verschlimmerte sich aber weniger die Haut als vielmehr die Psyche. Sie war in diesen Tagen, wie sie mitteilte, mutlos und verzweifelt und wollte mit allem und auch ihrem Leben Schluß machen. Besonders auffällig waren starke Beschwerden im Oberbauch, deren Maximum am 10.–11. Tag war.

Vom 12. Tag an besserte sich alles zusehends. Besonders auffällig war die günstige Entwicklung ihrer Neurodermitis. Als die Paientin 6 Wochen nach der Gabe zu mir kam, war davon kaum noch etwas zu sehen. Sie konnte wieder zur manierlichen Zeit ins Bett gehen und so früh aufstehen, daß sie wieder zu ihren Vorlesungen gehen konnte, die sie nach so langer Unterbrechung tatsächlich wieder aufgenommen hatte.

Die nächsten Gaben von Phytolacca in der 30. und 200. Potenz wurden je nach dem Zustand der Haut in kürzeren oder längeren Intervallen fällig, die nächste M. Potenz erst nach über einem Jahr. Bei einer Neurodermitis wird man bei einem Fortbestand der Umweltvergiftung als auslösende Ursache auch bei noch so überlegter homöopathischer Therapie nie eine vollständige Ausheilung erreichen, doch sind sowohl die Patientin als auch ich mit dem jetzigen Zustand der Haut voll und ganz zufrieden.

Zusammenfassend möchte ich feststellen, daß durch Phytolacca eine nahezu vollständige Ausheilung erreicht worden ist und zwar sowohl der Haut als auch der Psyche, derentwegen sich die Patientin einer Psychoanalyse unterzogen hatte. Sie, die das Studium immer wieder unterbrechen mußte und zuletzt fast drei Jahre ganz aussetzte, konnte aber das Studium nicht etwa nach der Psychoanalyse, sondern erst nach dem Wirken ihres Simillimums wieder aufnehmen.

Daß sie die Besserung ihrer Psyche in der Hauptsache auf die psychoanalytischen Sitzungen zurückführte, ist verständlich, will sie doch selbst Psychologin werden.

Fall 20

Eine Walküre (32 Jahre) kam zu mir herein, eine Walküre mit einem Nacktgewicht von 220 Pfund bei einer Größe von 174 cm. Sie strahlte mit ihrem runden und vollen Gesicht, als sie mich herzlich begrüßte.

Das wurde aber sofort anders, als sie mir von ihren Sorgen erzählte, die mir von ihrem letzten Besuch her noch in guter Erinnerung waren. Es handelte sich um die Probleme, die bei ihrer beamteten Laufbahn bei der Justizverwaltung aufgetreten waren. Sie war seit schon längerer Zeit als Protokollführerin bei den Verhandlungen des Amtsgerichts tätig, und sie meinte, daß sie diese Tätigkeit nicht mehr weiter ausführen könnte und wollte ihre Tätigkeit als Justizbeamtin abbrechen. Besonders interessierte mich natürlich, warum sie diese Arbeit, die meiner Meinung nach gar nicht so übel und vor allem mit wenig Verantwortung belastet war, aufgeben wollte. Sie meinte, daß gerade diese fehlende Verantwortung, dieses Fehlen einer jeden Entscheidungsfreiheit, die Triebfeder für ihren beabsichtigten Schritt sei.

Das wäre aber nur ein kleiner Teil von dem, was sie an ihrer Tätigkeit auszusetzen hätte, sagte sie. Schlimmer sei, daß sie ihre Tätigkeit genau nach Glockenschlag beginnen und ebenso beenden müßte. Sie käme sich wie ein gefangenes Raubtier vor, wie ein Strafgefangener im Knast, der nur von abends bis zum nächsten Morgen seinen Freigang hätte. Für sie käme nur eine Arbeit in Frage, wo sie selbst zu bestimmen hätte, wann sie mit ihrer Arbeit beginnen und wann sie damit aufhören könnte. Es wäre ihr vollkommen klar geworden, daß sie eine Arbeit unter solch entwürdigenden Umständen nicht mehr fortsetzen könnte, und sie wäre schließlich nicht zu mir gekommen, um mit mir darüber zu diskutieren und noch weniger, um sich von mir überzeugen zu lassen, daß sie eine schöne und befriedigende Arbeit habe. Das bekäme sie schon laufend von ihrer Mutter und anderen Personen zu hören, die das überhaupt nichts anginge. Sie wollte, daß ich mich lediglich um die dadurch hervorgerufenen Begleitbeschwerden kümmern sollte, um die Kopfschmerzen und besonders um ihre Schlaflosigkeit. Ich hätte ihr ja gesagt, daß wir deshalb ein längeres Gespräch führen müßten, was ihr vollständig unverständich wäre, aber sie habe sich dazu entschlossen und sei jetzt erschienen.

Ich ging diesem Gespräch dann mit sehr gemischten Gefühlen entgegen, weil ich annahm, daß die Patientin verschlossen und nicht sehr mitteilsam sei. Mit dieser Prognose hatte ich mich glücklicherweise aber getäuscht. Ich stellte fest, daß unsere Patientin nach der Überwindung einer anfänglich vorhandenen Schranke unwahrscheinlich viel von und über sich sagte, so daß ich schließlich den Eindruck bekam, daß sie ausgesprochen gern über sich erzählte, vorausgesetzt, ihr Gegenüber war vertrauenswürdig. Und das war ich anscheinend.

An organischen Beschwerden kann ich außer den Kopfschmerzen und der Schlaflosigkeit nicht viel aufzählen, denn beides schien mir nur durch die erwähnten Probleme verursacht, und um diese zu analysieren hatte ich sie schließlich zu der Psychoanamnese bestellt.

Die Regelblutungen stellten sich mit ziemlicher Sicherheit alle vier Wochen ein, waren nicht sonderlich stark und dauerten fünf bis sechs Tage an. Das dunkle Blut kam tagsüber am stärksten.

Psychoanamnese

„Ich kann mich noch gut an meine Kindheit erinnern und sogar an meine ersten Kinderjahre. Ich habe einen Bruder, der aber 20 Jahre älter ist, so daß ich mich immer als Einzelkind fühlte.

Ich weiß, daß ich eigenwillig und immer bemüht war, meinen Willen durchzusetzen. Ich spielte nicht gern mit anderen Kindern, sondern beschäftigte mich lieber mit mir. So machte ich auch nicht gern bei Gesellschaftsspielen wie ‚Mensch, ärgere dich nicht' oder anderen mit, denn das kam mir zu blöd und banal vor. Ich hatte meine Kisten mit Kinderspielzeug wie vor allem Puppen und Stoffresten. Besonders viel Freude machten mir diese Stoffreste, mit denen ich meine Puppen kleidete oder sogar mich, wobei ich in den Spiegel schaute. Ich war also immer ein Einzelgänger. Freundinnen habe ich nur selten gehabt und wenn schon, dann nur eine, die sich mir vollkommen unterordnete. Mit der Masse von Mensch habe ich Schwierigkeiten, aber dem Einzelnen gegenüber fühle ich mich immer überlegen. Ich möchte anderen gegenüber meine Macht zeigen, ich will sie ärgern oder sogar quälen.

Als ich drei war, kam meine Cousine Olly zu uns, weil sie in der Nähe in die Schule ging. Sie war damals 16 oder 17 und schlief immer sehr lange. Ich nahm dann Sachen zur Hand, die klirrten und klimperten, wenn sie fielen, und das machte ich oft neben ihrem Bett. Sie schreckte dann aus dem Schlaf auf, und mir machte es Spaß, zu sagen:

‚Och, entschuldige, liebe Olly, daß mir das hingefallen ist, aber ich konnte wirklich nichts dafür!' Einmal war meine Mutti nicht da, als ich das machte, und Olly benutzte die Gelegenheit, mir tüchtig eine herunterzuhauen. Ich verzog nicht die Miene dabei, sondern wartete, bis meine Mutter wiederkam und legte dann mit der Heulerei los. Der Olly passierte nicht viel, sondern sie wurde nur strafend angeguckt, und mir genügte das schon.

In der Schule war ich nicht ehrgeizig, sondern ich weiß, daß ich immer stinkfaul war. Ich arbeitete nur für die Fächer, die mir Spaß machten, und das war eigentlich nur Englisch. In den letzten Jahren machte ich überhaupt keine Hausaufgaben mehr und brachte kaum noch eine Arbeit zur Schule, aber ich machte mein Abitur gar nicht so schlecht.

Ich verreise gern, weil ich immer für Neues und Unbekanntes aufgeschlossen bin. Wenn ich aber zurückdenke, bin ich eigentlich gar nicht viel verreist. Einmal nach Irland, einmal nach England und einmal nach Frankreich, und das ist fast alles. Mir kommt es sonderbar vor, daß ich von meinem vierten bis zu meinem 16. Lebensjahr nie verreist bin. Das lag daran, daß meine Oma etwa 80 Kilometer von uns entfernt auf dem Land lebte, und ich bin in jedem Jahr vier- oder fünfmal dorthin gefahren. Oma war immer nett, und ich habe sehr an ihr gehangen. Es war das Zuhause von der schon erwähnten Cousine von mir, von Olly. Ich begegnete dort oft dem Freund von Olly, den sie später heiratete. Wenn Olly weg war, lag er oft auf der Wiese und bei ihm einige Mädchen aus der Nachbarschaft. Ich rief dann: ‚Paß auf, Olly kommt!', und der Freund erschrak und verscheuchte die Mädchen, und mir machte es dann Spaß, wenn ich rief ‚Angeschmiert!'

Ich hatte nie das Bedürfnis, woanders hin zu fahren. Wenn ich daran denke, meine ich, daß ich vielleicht doch nicht gern reise. Am liebsten bin ich wohl zu Hause, denn das Reisen macht Arbeit und bringt Begegnungen mit anderen Menschen, worauf ich nicht scharf bin. Mit dem Flugzeug fliege ich nie, und mit der Eisenbahn fahre ich auch nicht gern. Am liebsten dann schon mit dem Auto, denn mit diesem ist man an keine Route gebunden und kann bei Bedarf jederzeit anhalten. Am liebsten würde ich natürlich selbst steuern, aber ich habe weder ein Auto noch einen Führerschein, und so muß ich mich anderen anvertrauen, was mir nicht leicht fällt. Ich muß dann vorn sitzen und niemals hinten, damit ich alles überschauen kann, was auf uns zukommt.

Da ich keine Enge mag, und auch das Auto mich einengt, bin ich, wie ich schon sagte, am liebsten zu Hause. In meinen vier Wänden fühle ich mich am wohlsten und vor allem deshalb, weil ich dort vor der Zudringlichkeit von anderen geschützt bin. Ich mache prinzipiell nicht die Tür auf, wenn es schellt, und gehe erst recht nicht ans Telefon. Ich gehe nur dann dran, wenn ich weiß, wer anruft, und deshalb hat jeder meiner engen Bekannten ein besonderes Klingelzeichen, so daß ich genau weiß, wer dran ist. Immer, wenn das Telefon schellt, erschrecke ich und bin erbost darüber, daß man mich schon wieder stört. Eigentlich habe ich nur drei Menschen, über deren Anruf oder Besuch ich mich – aber auch nicht immer – freue. Das sind meine Mutter, Olly, mit der ich immer noch in Verbindung stehe, und Helmut, mein Freund, der Journalist bei einer Zeitung ist. Zu Familienfeiern wie Hochzeiten, Kindtaufen o.ä. gehe ich prinzipiell nie, weil mir dort eben zu viele Leute sind.

Ich bin nicht gern unter Menschen, es sei denn, ich kenne sie gut, und das sind nur wenige. Deshalb empfange ich außer den drei genannten keine in meiner Wohnung und gehe nur einmal in der Woche in einen kleinen Kreis. Zum Wochenende gehe ich prinzipiell nicht weg, weil dann zu viele unterwegs sind.

Ich werde wütend, wenn ich gestört werde. Ich werde wütend, wenn ich ermahnt oder getadelt werde. Ich werde wütend, wenn ich bedauert werde. Wenn ich wütend bin, weine und schreie ich und muß mich körperlich verausgaben. Ich weiß noch genau, daß ich als Kind mein Bett kaputtgetreten habe, wenn ich wütend war. Wenn ich einen Faden durch ein Öhr bringen will und es klappt nicht auf Anhieb, zerbreche ich die Nadel vor Wut oder ich zerreiße etwas, wenn es mir nicht gelingt. Ich werde auch wütend, wenn ich warten muß. Wenn ich zum Arzt gehe, gehe ich nie ins Wartezimmer. Einmal liegt das daran, daß es mir dort zu eng ist und ich die anderen nicht ertragen kann, zum anderen aber hat man mich nicht warten zu lassen. Deshalb muß ich mich bemerkbar machen.

Ich weine überhaupt öfter und zwar immer dann, wenn ich mich über etwas ärgere. Ich weine dann vor Wut und zwar beim Alleinsein, wobei es mir aber auch nichts ausmacht, wenn meine Mutter oder andere gute Bekannte dabei sind. Bei Fremden würde ich nie weinen.

Ich muß sowieso immer laut gewesen sein. Sie haben sogar von mir gesagt, daß ich regelrecht kreischen würde, und ich weiß noch, daß die Nachbarn, wenn ich zu meiner Oma kam, laut gerufen haben: ‚Die Sirene kommt zu Besuch!'

Meinen Freund kenne ich seit drei Jahren, und ich bin mit ihm zufrieden, weil er alles tut, was ich sage. Wenn wir mit dem Verkehr fertig sind, den ich nur durchführe, weil ich dabei wirklich einen Orgasmus habe, muß er schnellstens weg, denn dann kann ich ihn nicht mehr ertragen. Er muß sich sogar draußen, also in der Diele, anziehen. Ich gebe zu, daß ich ihn nicht liebe, sondern daß er mir nur als Mittel zum Zweck dient. Ich habe immer einen Lakaien, ich habe immer Leute, die mir meine schwere Arbeit abnehmen. So war es schon in der Schule. Ich hatte dort immer jemanden, der einen anderen, der bei mir etwas ausgefressen hatte, für mich verprügelte. Einmal hat mein Freund sich beklagt, weil meine Katze ihn angepißt hat, und ich habe ihm erklärt, daß die Katze mir mehr wert wäre als er und ich mich eher von ihm trennen würde als von ihr, und seitdem ist er manierlich. Ich wehre mich gegen alle Leute, die mir meine Freiheit nehmen wollen. Die Katze ist mein Eigentum, und an meinem Eigentum hat niemand etwas auszusetzen. Mein Körper ist mein Eigentum, und er gehört nur mir. So war es schon, als ich ein Kind war. Man hat mich auf den Topf gezwungen, und ich sollte dort pinkeln, und ich habe es nie getan. Mit sechs Jahren bin ich wie die Erwachsenen auf die Toilette gegangen, und ich war von demselben Moment an sauber. In den Topf habe ich aber nie gepißt, denn dieser Topf war entwürdigend für mich.

Mein Körper gehört mir, und er gefällt mir. Er hat niemand anderem zu gefallen, weil deren Urteil mir sowieso egal ist. Wenn ich in den Spiegel schaue, weiß ich, daß ich schön bin. Ich weiß es, und das genügt.

Ich bade jeden Tag. Warum ich bade? Nicht, weil ich sauber sein will. Wenn ich aber nicht baden würde, müßte ich mich waschen, denn schwitzen will ich nicht. Das Baden ist für mich aber viel einfacher als das Waschen, und deshalb bade ich. Ich gebe den Badezusatz hinein, gehe in das lauwarme Wasser und gehe nachher ohne einen Handgriff getan zu haben wieder heraus, und das ist alles so schön bequem. Abtrocknen muß ich mich, aber das müßte ich schließlich auch nach dem Waschen. Ich bade lauwarm, weil ich die

Hitze nicht mag. Im Sommer trage ich einen Sonnenhut, wenn es zu heiß ist, denn die Sonne darf mir nicht auf den Kopf knallen. Am schönsten empfinde ich den Winter, und ich freue mich, wenn der Schnee kommt. Ich ziehe mich auch im Winter dünn an und trage sogar auf dem Weihnachtsmarkt dünne Socken, denn ich weiß, daß es dann sogar den Bakterien zu kalt ist.

Wie ich keine Hitze mag, so mag ich auch kein helles Licht. Ich finde eine brennende Kerze sehr schön, und dieses Licht genügt mir. Früher hatte ich immer Angst vor Feuer, was jetzt aber besser geworden ist. Aber ich erinnere mich noch, daß mir immer jemand anderes Feuer geben mußte, als ich mit 12 Jahren anfing zu rauchen.

Ich gehe ja nicht gern unter Leute, besonders unter viele, weshalb ich am Wochenende auch niemals ausgehe. Ich betrete deshalb nie ein Kaufhaus. Wenn ich z.B. in die Kirche gehe, muß ich direkt an der Türe sitzen, damit ich schnell draußen sein kann. Ich habe mir oft überlegt, warum ich dann in der letzen Reihe sitzen muß. Ich glaube, das liegt daran, daß ich Angst davor habe, ohnmächtig zu werden und dann diesem Gesindel ausgeliefert zu sein. Ich muß dann schnell im Freien sein, weil es mir in der frischen Luft sicher besser geht. Zwar ist so etwas noch nie vorgekommen, aber vorsichtig bin ich trotzdem. Sicher spielt für mein Sitzen in der letzten Reihe aber auch eine Rolle, daß ich niemand hinter mir ertragen kann. Der Freund von Olly hat einmal von hinten seine Hände um meinen Hals gelegt, und ich bekam da einen wahnsinnigen Schock, den ich niemals vergessen werde. Auch einer Narkose würde ich mich nie unterziehen, denn dann weiß ich ja nicht mehr, was mit meinem Körper geschieht.

Ich habe gesagt, daß ich schon einmal in die Kirche gehe. Ich gehe hin, weil es für mich notwendig ist. Ich brauche die Hilfe von Gott, weil ich sehr an Übersinnliches, an den Teufel und an die Geister glaube. Ich glaube, daß es so etwas gibt und daß ich ohne Gottes Hilfe ausgeliefert sein könnte. Ich bin katholisch und gehe öfter zur Kommunion.

Der Mensch, den ich am meisten liebe, ist ohne Zweifel meine Mutter. Sie tut aber auch alles für mich. In meiner Wohnung wäre alles vertrottelt, wenn sie dort nicht für Ordnung sorgen würde. Ich habe für meinen Haushalt und für Hausarbeiten nichts übrig. Meine Wohnung ist mein Zuhause, meine Sicherheit, und das genügt mir. So schlampig ich zu Hause bin, so gewissenhaft bin ich aber mit meiner

Arbeit. Allerdings jetzt auch nicht mehr, weil ich meine Arbeit ja aufgeben will. Ebenso schlampig bin ich auch mit meinem Geld. Ich kann keines festhalten, weil es mir nichts bedeutet. Wenn mir etwas gefällt, kann ich viel Geld dafür ausgeben. Musik gefällt mir, und ich gebe viel Geld für Platten aus. Sie muß leise sein, und ich kann sie nicht während des Lesens hören, weil sie mich dann stört. Außer Lesen und Musik beschäftige ich mich mit Handarbeiten. Ich sticke gern. Andere haben oft etwas daran auszusetzen. Es sei nicht akkurat und ordentlich genug. Mir gefällt es aber, und das ist die Hauptsache.

Meine Lieblingsfarbe ist Zinnober 8 A 8."

Auswertung

Die Repertorisation kann ich mir in diesem Fall sparen, denn das AMB liegt eindeutig vor mir. Wenn schon die Farbenvorliebe auf Platinum hinweist, so bestätigt ein Vergleich der Symptome der Patientin mit dem von mir erarbeiteten AMB von Platinum die Platinum-Konstitution.

Da ist zunächst die Überheblichkeit und Arroganz der Patientin, der jede Beurteilung oder Stellungnahme von anderen gleichgültig ist, wenigstens, wenn sie ihre Person und ihren Status betrifft. Der Katze gibt sie den Vorzug vor ihrem jahrelangen und ihr treu ergebenen Freund, und sie zieht sich an, wie es ihr paßt, denn die Meinung der anderen, wenigstens in dieser Beziehung, ist ihr gleichgültig. Das Selbstbewußtsein von Platinum-Patienten wird durch Kritik nicht gestört, und es ist ihnen eigentlich vollkommen gleichgültig, wie andere über sie denken. Was sie ärgerlich macht, ist nicht die Feinfühligkeit, sondern nur Wut und Ärger des Despoten darüber, daß man ihn nicht genügend würdigt und es wagt, sein Können anzuzweifeln.

Die Überheblichkeit unserer Patientin zeigt sich schon darin, daß sie als Kind das Töpfchen als ungebührlichen Zwang empfand, genau wie jetzt ihre geordnete Arbeitszeit oder die Situation, als Patientin warten zu müssen. Deshalb mißfällt ihr auch ihre jetzige Tätigkeit als Protokollführerin. Jeder, der nicht gern eigene Verantwortung trägt, würde das als eine zufriedenstellende Arbeit ansehen, aber nicht unsere Patientin. Sie fühlt sich nicht genügend gewürdigt, weil ihre Arbeit ihr zu zweitrangig, zu einfach, zu unabhängig von ihrer Stellungnahme und ihrer Urteilskraft erscheint. Sie hat nur das zu schreiben, was andere diktieren. Das ist der springende Punkt. Sie ist nur ausführendes Organ ohne jede eigene Produktivität, und das gefällt ihr eben nicht.

Für ihre Überheblichkeit spricht neben ihrer Rücksichtslosigkeit, Taktlosigkeit und Unhöflichkeit anderen gegenüber auch ihre Entrüstung, wenn man sie trösten will. Sie sieht darin auch einen Zweifel an ihrer Fähigkeit, mit ihren Problemen selbst fertig zu werden und zum anderen eine unerlaubte Einmischung in ihre Privatangelegenheiten. Hierzu paßt auch, daß unsere Patientin ein Einzelgänger ist.

Neben dieser Arroganz ist das zweite Leitmotiv die Angst davor, daß etwas geschieht, was der Patient nicht mehr übersehen kann. Platinum ist unwahrscheinlich stark – solange noch alles unter Kontrolle ist. Unsere Patientin bringt viele Anhaltspunkte für dieses Symptom mit. Sie mag es nicht, wenn jemand hinter ihrem Rücken steht; deshalb erlitt sie durch den Würgegriff des Freundes ihrer Cousine einen starken Schock. Sie meidet es, mit Fremden zu telefonieren, während es ihr bei guten Bekannten nichts ausmacht. In Kaufhäusern und auch in der Kirche hat sie Angst, ohnmächtig zu werden und dadurch der Willkür anderer ausgeliefert zu sein. Mit einem Flugzeug will sie überhaupt nicht fliegen, und in der Bahn oder im Auto sitzt sie so, daß sie alles beobachten kann, was auf sie zukommt.

Unter vielen Menschen fühlt sie sich auch aus dem Grund nicht wohl, weil sie dann nicht alles übersehen kann. Deshalb geht sie nicht am Wochenende in die Öffentlichkeit und noch nicht einmal zu Familienfeiern.

Natürlich würde sich unsere Patientin auch niemals eine Narkose geben lassen.

Diese drei Leitsymptome, die Vorliebe für die zu Platinum gehörende Farbe, die Arroganz und schließlich die Unsicherheit, sobald etwas außer Kontrolle gerät, genügen, Platinum als Simillimum zu sehen. Nur der Vollständigkeit wegen will ich andere übereinstimmende Symptome anführen:

So die Freiheitsliebe unserer Patientin, die sich in vielen Einzelheiten ausdrückt. Sie reist nicht gern, denn ihr Zuhause ist ihre Welt. Ob es ein Beförderungsmittel oder schließlich das Hotel ist: Sie fühlt sich überall unfrei, weil sie sich nach anderen Gesetzen richten muß und von anderen abhängig ist. Dazu gehört auch, daß sie keine enge Kleidung mag, sondern lieber salopp gekleidet ist.

Sie mag kein helles Licht, sondern fühlt sich am wohlsten bei gedämpftem Licht, wie etwa bei Kerzenschein.

Sie mag gern Musik, die aber nicht zu laut sein darf.

Sie weint häufiger, weil sie das erleichtert. Dieses Weinen ist aber kein Weinen aus Kummer oder Verzweiflung, sondern immer der Ausdruck von Wut. Dieses Weinen ist ein Ventil für ihre angestaute Wut.

Sie hat viel Hitze im Körper und entblößt sich gern, sogar beim Baden ist ihr lauwarmes Wasser am liebsten.

Sie redet immer laut und oft kreischend, was sich oft sogar zum Schreien steigert. Sie wurde als „Sirene" bezeichnet. Sie muß sich bemerkbar machen.

Sexualität ist zwar vorhanden, aber nur in beschränktem Umfang.

Sie macht gern Handarbeiten und zwar Stickereien.

Therapie und Verlauf

Nach einer Gabe von drei Globuli Platinum M hörte ich ein Jahr nichts mehr von der Patientin. Dann stand sie eines Tages wieder in der Tür. „Ich will nur das Mittel noch einmal haben", meinte sie, „weil es mir so gut geholfen hat."

Natürlich nahm ich sie unprogrammgemäß in mein Ordinationszimmer, denn die Wirkung der damaligen Gabe interessierte mich brennend.

Sie berichtete mir:

„Ich hatte von ihrer Behandlung gar nichts erwartet, noch nicht einmal einen Erfolg bezüglich der Kopfschmerzen und der Schlaflosigkeit, weshalb ich ja zu Ihnen gekommen war.

Umso überraschter war ich, als nicht nur diese beiden Beschwerden verschwanden, sondern alles bei mir, wirklich alles, anders wurde. Ich bekam dem Alltag und dem Leben gegenüber überhaupt eine andere Einstellung. Im einzelnen kann ich Ihnen nichts über die Reaktion erzählen, weil es immerhin schon ein Jahr her ist, aber ich erzähle Ihnen gern, wie es mir jetzt geht, und vielleicht können Sie daraus Ihre Schlüsse ziehen."

War es schon verwunderlich oder sogar eine Sensation, daß Platinum unangemeldet in die Praxis kam, um ein Mittel bat und darüber hinaus zugab, daß etwas anderes, nämlich die Homöopathie, einen so starken Einfluß auf die Gesamtheit ausgeübt hatte, so überraschte mich noch mehr, was Platinum bei der Patientin zu erreichen vermochte.

Sie hatte nicht etwa, wie beabsichtigt, ihre Beamtenstellung aufgegeben, sondern etwas Unwahrscheinliches getan: Sie, die das vorher nie fertiggebracht hätte, war zu ihrem Vorgesetzten gegangen, um ihm ihre ganze Sachlage zu schildern, worauf er das einzig Zweckmäßige und Richtige tat, nämlich, ihr eine Stelle mit mehr Verantwortung zu geben. Sie ist jetzt beim Vormundschaftsgericht und bearbeitet selbständig die einzelnen Fälle. Sie zieht dann die Schlußfolgerungen und legt diese ihrem Vorgesetzten vor, der diese, weil sie gut und folgerichtig sind, meist unverändert anerkennt. Unsere Patientin geht nun vollständig in ihrer Arbeit auf und ist mit Leib und Seele dabei.

Ihr Verhalten anderen gegenüber hat sich geändert, besonders das gegenüber ihrem Freund. Sie behandelt ihn jetzt als vollwertigen und gleichgestellten Partner, was besonders darin zum Ausdruck kommt, daß sie ihm oft bei seinen Arbeiten hilft. Sie hat ihre literarischen Fähigkeiten entdeckt und schreibt für ihn Beiträge für die Zeitung, vollkommen uneigennützig, denn alle erscheinen unter dem Autorennamen ihres Freundes. Auch das Verhältnis ihres Freundes zur Katze ist besser geworden, was wiederum ihr Verdienst ist. Dadurch, daß sie ihm gegenüber sehr viel liebenswürdiger geworden ist, macht er Zugeständnisse, die ihm früher schwer gefallen wären.

Nach der neuen Gabe von Platinum M habe ich bis jetzt, und das sind fast drei Jahre her, nichts mehr von ihr gehört, wenigstens von ihr selbst. Da sie aber inzwischen ihre Mutter zu mir geschickt hat, weiß ich, daß es ihr gut geht.

Fall 21

Der mir gegenübersitzende 52jährige Patient war bei seinem ersten Besuch bei mir sehr ernst und auch wenig mitteilsam. Ich merkte ihm an, daß er Fremden mit sehr viel Reserviertheit begegnet und es wohl lange bei ihm dauert, „bis das Eis geschmolzen ist".

Es ging dann doch schneller, als ich gedacht hatte, und bald erzählte er mir von seinen Beschwerden, von seinen Anfällen mit Herzjagen und Angstzuständen, von seinen Arrhythmien und vor allem von seiner Furcht, wegen dieser Herzbeschwerden unter Menschen zu gehen. Er hatte ständig Angst vor einem Herztod und fühlte sich nur in seiner Häuslichkeit sicher. Er mochte nicht, daß ihm Mitleid entgegengebracht wurde, sorgte aber dafür, daß seine Angehörigen nie länger als notwendig außerhalb der Familie blieben und ihn nicht zu lange allein ließen. Er nahm schon ziemlich starke Herzmittel ein, nämlich Novodigal mite, 2 x 1 (= 0.2 mg/Tag), und einen Betablocker.

Er hatte auch Beschwerden im linken Hypochondrium (unterhalb des linken Rippenbogens), aber weniger Schmerzen als ein häufig vorkommendes Rumoren, das nach dem Essen besser wurde.

Ich bestellte den Patienten bald zu einem abendlichen Gespräch.

Psychoanamnese

„Ich bin in Köln geboren und als einziges Kind aufgewachsen. Ich habe eine glückliche Kindheit erlebt und fühlte mich immer wohl. 1933 kam das judenfeindliche nationalsozialistische Regime an die Regierung. Das war für uns von großer Bedeutung, da meine Mutter Jüdin war und ich auch jüdisch getauft war. Wir ließen uns beide umtaufen und wurden dadurch katholisch. Wenn wir aber glaubten, damit jeder Gefahr aus dem Wege gegangen zu sein, so mußten wir das bald als einen Irrtum erkennen. 1936 wurde ich dem Jungvolk, der nationalsozialistischen Jugendorganisation, zugeteilt, 1942 aber mit 12 Jahren wegen meiner jüdischen Abstammung ausgeschlossen. Ich fand den Ausschluß gar nicht so unangenehm, weil ich nie gern unter einem Zwang stehe. In der Schule hatte ich durch meine Abstammung keine Nachteile.

Mein Vater war sehr geschickt darin, meine Mutter und auch meine bei uns wohnende Großmutter vor der Verfolgung zu bewahren. Wir evakuierten nach Olpe, wo wir ungefährdet bis zum Ende des Krieges blieben.

Ich kann also nicht sagen, daß ich unter rassistischen Problemen gelitten habe. Das einzige, was mir sehr zusetzte, war die sehr große Angst meiner Mutter, die sich schließlich auf mich übertrug. So kam es dazu, daß ich mich nie wohl fühlte, wenn ein Elternteil nicht im Hause war.

Nach dem Krieg kehrten wir nach Köln zurück, wo ich ab 1946 mit 16 Jahren wieder zur Schule ging. Ab 1947 begannen bei mir Störungen. Ich bekam Herzjagen, aber nur dann, wenn ich von zu Hause wegging. Ich hatte dann Angst, unterwegs von anderen abhängig zu werden. Die Untersuchung ergab eine Überfunktion der Schilddrüse.

Die Angst, die über mich kam, wenn mein Vater oder meine Mutter aus dem Hause waren, nahm immer mehr zu. Ich hatte Angst, dem Betreffenden würde unterwegs etwas zustoßen, und besonders schlimm war es dann, wenn sie den ausgemachten Termin der Rückkehr nicht einhielten und sich verspäteten. Ich konnte Verspätungen anderer bei Verabredungen nie vertragen und ließ sie meinen Ärger nachher spüren. Heute kennen meine Familienangehörigen diese Unruhe, wenn Pünktlichkeit nicht eingehalten werden kann.

In der Schule hatte ich zu meinen Mitschülern und den Lehrern immer ein sehr gutes Verhältnis. Ich hatte eine Vorliebe für Sprachen und für die deutsche Literatur. Mit der letzten Deutschlehrerin hatten wir ein gutes Einvernehmen und trafen uns oft privat mit ihr. Wir hatten einen kleinen Kreis gebildet und kamen außerhalb der schulischen Disziplinen zu Diskussionen und Vorträgen zusammen. Die Lehrerin interessierte sich sehr für die zeitgenössische Literatur. Vielleicht hätte ich meine Interessen weiter ausbauen und mich Sprachwissenschaften widmen sollen, aber mein Vater beeinflußte mich sehr stark in Richtung einer kaufmännischen Ausbildung. So fühle ich mich in meiner heutigen Stellung als Abteilungsleiter eines Presseverlages einfach deshalb nicht besonders wohl, weil meine Interessen woanders liegen.

Ich habe mich neben der kaufmännischen Ausbildung in Fortsetzung des Einflusses der genannten Lehrerin viel mit zeitgenössischer Literatur befaßt. Heute ist jedoch die Literatur der Antike mein Hauptinteressengebiet, weil die Auffassung des Lebens und der Moral damals eine andere und mir sympathischere war. In der heutigen Zeit mißfällt mir besonders die allgemeine materielle Einstellung, wie sie durch die aus Amerika kommende Industrialisierung geprägt worden ist.

Ich habe mich auch viel mit der Homöopathie als einem äußerst interessanten Wissensgebiet und der homöopathischen Literatur befaßt. Dadurch war ich in der Lage, die Fehler meiner mich bisher behandelnden homöopathischen Ärzte zu erkennen und festzustellen, daß sie mich nur palliativ behandelten und deshalb zu keinem positiven Resultat kamen. Durch die Literatur habe ich die homöopathischen Grundbegriffe kennengelernt und werte besonders hoch, daß der Kranke als Ganzheit behandelt und keine organspezifische Therapie durchgeführt wird wie bei der Schulmedizin.

Mir gefällt auch nicht das heutige Bestreben der Medizin, einen Menschen, auch wenn er nicht mehr lebensfähig ist, unbedingt am Leben zu erhalten. Ich habe den Wunsch, nie an ein solches Gerät angeschlossen zu werden.

Wenn ich auf der Straße einen Rettungswagen mit dem Martinshorn höre, erschrecke ich jedes Mal von neuem, weil ich mir vorstelle, daß ich auch einmal von einem solchen Wagen abgeholt werden könnte. Es wäre für mich das Furchtbarste, anderen Leuten ausgeliefert zu sein und ihrer Willkür überlassen zu werden. Meine Angst vor dem Herztod ist nicht so groß wie die vor der Macht anderer über mich. Ich gehe nicht gern auf Reisen, zu Menschenansammlungen und deshalb auch nicht zu Einladungen. Ich bin dann, im Falle eines Herzanfalls, von anderen Menschen abhängig, die mir mehr oder weniger fremd sind. Ich habe Furcht davor, weil ich dann willenlos bin und andere über mich entscheiden. Hierzu zählt auch, daß ich eine Abneigung gegen Vergnügungen und besonders gegen den Kölner Karneval habe. Dabei spielt auch eine Rolle, daß diese Allerweltsdummheiten mir sinnlos erscheinen, und die dabei aufgetischten schmutzigen Witze tun noch ein übriges. Ich bin eben ein ernster und oft schwermütiger Mensch, der jeder Provokation aus dem Wege geht. Die eben geschilderte Angst tritt also immer dann auf, wenn ich auf das Geschehen keinen Einfluß mehr habe und es nicht mehr steuern kann.

Im Krieg fühlte ich mich wohler, wenn ich bei Fliegerangriffen auf freiem Feld und nicht in einem Bunker war. Die Enge des Kellers war es, die mich bedrängte. Auch heute kann ich mich nicht in engen

Räumen aufhalten. Im Aufzug ist es nicht so schlimm, denn dieser bewegt sich ziemlich schnell, so daß der Zeitraum der Beengung nur kurz bemessen ist. Sobald der Aufzug aber unterwegs stehenbleiben würde, bekäme ich eine wahnsinnige Angst.

Aus demselben Grund kann ich nicht auf Türme wie etwa auf den Eiffelturm steigen. Ich habe dort oben keine Fluchtmöglichkeit als nur eine und zwar die nach unten. Wenn diese aber abgeschnitten würde, wäre ich verloren. Schlimm für mich war es, als ich einmal mit der Zahnradbahn auf den Wendelstein fuhr. Die Auffahrt war nicht so schlimm, wohl aber der Aufenthalt dort oben, wobei mir bewußt wurde, daß die nächste Abfahrt erst in 2 Stunden möglich sein würde.

Vor zwei Jahren machte ich mit mehreren Bekannten einen Ausflug von etwa drei Stunden, um ein bestimmtes Ziel zu erreichen. Schon auf dem Hinweg bekam ich Herzklopfen und Angst, weil mir bewußt wurde, daß ich meinen Begleitern ausgeliefert wäre, wenn ich nicht mehr Herr meiner selbst sein würde. Als wir dort waren, konnte mich keiner überreden, mit den anderen zurückzugehen, sondern ich wartete lieber dort allein, bis ein Fahrzeug kam, um mich abzuholen.

Wie erwähnt hatte ich schon beim Hinweg Angst, das gesteckte Ziel ohne Zwischenfälle zu erreichen, denn davor habe ich immer Angst. Besonders beim Gehen habe ich immer eine solche Beklemmung mit Furcht, vielleicht nicht zum Ziel zu kommen.

Meine Frau ist 12 Jahre jünger als ich, und wir heirateten vor 22 Jahren, als sie mit der Schule fertig war. Wir verstanden uns von Anfang an gut und von Jahr zu Jahr besser. Wir haben keine Probleme, und kleine Plänkeleien sind immer schnell bereinigt, weil keiner von uns nachtragend ist. Sie ist Belgierin und leidenschaftlich, so daß wir uns auch in sexueller Hinsicht gut verstehen.

Jetzt wissen Sie so ziemlich alles von mir, und ich habe kaum noch etwas hinzuzufügen. Vielleicht interessiert es sie, daß ich leicht erröte und auch dann, wenn ich mich nicht schuldig fühle.

Nachts kann ich keine Hosen tragen, weil ich mich dadurch beengt fühle.

Ich kann kein Mitleid vertragen.

Der Tod meiner Eltern hat mich sehr mitgenommen."

Die Ehefrau meines Patienten ist ebenfalls in meiner Behandlung, und er tat das, was ich nicht erwartet hatte, nämlich geduldig im Wartezimmer auszuharren, während ich mich nach der Psychoanamnese über eine Stunde mit ihr unterhielt und, wie er sich wohl denken konnte, besonders über ihn.

Sie liebt ihn sehr, das möchte ich vorwegnehmen, ist aber dabei imstande, ihn und seine Fehler objektiv zu beurteilen.

„Durch die Verhaltensweise meines Mannes", sagt sie, „werden wir von der Umwelt immer mehr abgeschnitten. Ich gehe gern unter Leute, und Sie können sich vorstellen, welche Überwindung für mich nötig war, mich auf ihn einzustellen. Er geht noch nicht einmal mit mir in die Stadt, um Einkäufe zu machen. Ich bin Lehrerin und werde oft zu einem Schulessen eingeladen, wozu wir unsere Männer bzw. Frauen dann mitbringen sollen. Aber es ist unmöglich, ihn dazu zu überreden. Schon Tage vorher klagt er über Müdigkeit oder irgendwelche Beschwerden, und ich versuche schon lange nicht mehr, ihn zum Mitgehen zu überreden. Sie glauben nicht, welche Entschuldigungen ich mir immer wieder für sein Fernbleiben ausdenken muß.

Ich bin Belgierin, und wir haben hier unseren Belgischen Klub. Die Einladungen des Klubs zum gemeinsamen Essen, die wir etwa zweimal im Jahr erhalten, sind das einzige, dem er Folge leistet. Er nimmt am gemeinsamen Essen teil, aber glauben Sie nicht, daß er anschließend einmal mit mir getanzt hätte.

Wenn es bei uns schellt oder das Telefon läutet, reagiert er nie darauf und auch nicht, wenn ich in der Badewanne bin. Besucher kommen kaum noch zu uns, denn mein Mann redet nicht mit ihnen und ist froh, wenn sie bald wieder weggehen, was sie wohl auch merken.

Im Urlaub sind wir bisher kaum fortgefahren, das wird auch in Zukunft so sein. Mein Mann hat, wie Sie sicher schon wissen, einen Horror vor dem Reisen. Er verläßt eben ungern seine vier Wände, nach dem Motto 'My home is my castle'.

Sie wollen wissen, wie wir unsere Abende verbringen. Ich bevorzuge das Fernsehen, während mein Mann liest. Oft unterhalten wir uns und zwar meistens über Krankheiten, wobei es häufig die eingebildeten Krankheiten meines Mannes sind oder die, vor denen er Angst hat.

Als wir heirateten, habe ich gedacht, dieser 12 Jahre ältere und wirklich gut aussehende Mann wird mich einmal beschützen, aber heute ist es genau umgekehrt. Ich beschütze meinen überaus ängstlichen Mann in jeder Situation.

Sie wissen, daß mein Mann mit uns, d. h. meinem Sohn und mir, immer Termine der Rückkehr ausmacht, und ich habe bisher noch nie gewagt, diese Termine nicht einzuhalten. Es gibt nur eine Möglichkeit, diese Termine nicht einzuhalten, nämlich die, ihm vorher telefonisch darüber Mitteilung zu machen, und dann ist er sehr großzügig. Wenn Sie mich fragen, warum er so darauf versessen ist, daß diese Termine eingehalten werden müssen, dann glaube ich nicht ganz an seine Auslegung, daß er das aus Angst tue, es könnte uns etwas zustoßen. Er hat sicherlich Angst um uns, aber nicht etwa, daß uns etwas zustoßen könnte, sondern eher, daß er uns verlieren könnte und dann überhaupt nicht mehr zurechtkäme. Mein Mann ist nun einmal ein sehr introvertierter Mensch. Er geht allem aus dem Wege, was ihn irgendwie belasten könnte, er hat Angst vor allem.

Ich habe nicht gut über meinen Mann gesprochen, und man könnte meinen, er sei ein sehr gefühlskalter Mensch. Aber das ist er nicht. Ich weiß, daß er sehr warmherzig und sogar edel ist; nur kann er es nicht zeigen. Ich werde nie den Vorfall vergessen, als wir einmal zusammen in der Stadt waren. Wir beobachteten, wie ein Mann ein Kind trat. Mein Mann brachte es tatsächlich fertig, zu ihm hinzugehen, um ihm einen Kinnhaken zu versetzen. Ich werde das nie vergessen, weil er dabei einen ungewöhnlichen Mut gezeigt hat.

Mein Mann hat sonst keinen Mut und geht jeder Auseinandersetzung aus dem Wege. So hat er Angst, Leichen zu sehen und schaute sich auch nicht seine toten Eltern an. Wenn ich sterben sollte, würde er auch meinen Leichnam mit Sicherheit nicht sehen wollen.

Ich liebe übrigens meinen Mann sehr. Oft wollte ich schon den ewigen Kampf mit ihm aufgeben und weggehen, aber dann kam mir immer wieder zu Bewußtsein, welch ein liebenswerter Mensch mein Mann eigentlich ist. Er trinkt nicht, schafft sich keine Freundin an und ist immer für mich da. Wo finde ich das heute noch? Ich habe Verlangen nach Zärtlichkeiten, bekomme aber nie welche, wenigstens nie außerhalb des Bettes. Der Beischlaf ist die einzige Gelegenheit, meinen Mann wirklich zu erleben. Er wird dann natürlich und leidenschaftlich. Zu diesen Gefühlsäußerungen kommt es sonst nie, weil er immer Hemmungen hat, sogar mir gegenüber.

Wir verkehren im Durchschnitt einmal in der Woche, und mein Mann tut alles, um mich zufriedenzustellen, so daß ich sogar mehrmals zum Orgasmus komme. Der Verkehr mit ihm gefällt mir so gut, daß ich gern öfter verkehren möchte."

Auswertung

Wir wissen, daß dieser Mann viele Ängste hat, besonders, wenn er allein ist. Er ist dann hilflos und fühlt sich nur sicher, wenn einer seiner Familienangehörigen bei ihm ist. Wenn einer seiner Angehörigen den Rückkehrtermin nicht einhält, hat er zwangsläufig das Gefühl des Verlassenseins und im Stich gelassen zu sein. Er hat so wenig Selbstwertgefühl, daß er alleine nicht existieren kann.

Andererseits geht er nicht gern unter Leute. Wiederum ist die Ursache dafür Hilflosigkeit und Unsicherheit. Obwohl er abhängig von seiner Frau ist, hat er Angst, von den anderen abhängig zu werden. Die Abhängigkeit von seiner Frau stört ihn nicht, die von anderen oder sogar Fremden ist für ihn aber unerträglich.

Hier liegen also zunächst zwei wichtige Symptome vor, nämlich einmal das Gefühl der Verlassenheit (1), wenn er über den vereinbarten Termin allein gelassen wird, und zum zweiten die Furcht vor Menschen (2).

Beim Vergleich beider Rubriken ergeben sich 16 übereinstimmende Mittel.

Wenn wir damit die größere Rubrik „Furcht vor dem Alleinsein" (3) vergleichen, bleiben 8 Mittel übrig. Andere in Frage kommende Rubriken sind noch „Furcht, vernachlässigt zu werden", in der Pulsatilla als einziges Mittel aufgeführt ist, „Wahn, ist im Stich gelassen" (5), „Wahn, wird vernachlässigt" (6), „Wahn, ist allein auf der Welt" (7) und schließlich noch „Angst in einer Menschenmenge" (8) und „Menschenfeindlichkeit" (9), wobei Pulsatilla immer mehr in den Vordergrund tritt und schließlich als einziges Mittel übrigbleibt.

Auch noch andere Symptome bestätigen die Mittelwahl, so die Klaustrophobie (10), die Abneigung, zu reisen, wobei wir nur die Rubrik „Furcht, mit der Eisenbahn zu fahren" (11) finden, und die „Furcht vor hochgelegenen Orten" (12).

Der Patient zeigt Pedanterie in jeder Beziehung, und unter den drei hier aufgeführten Mitteln ist Pulsatilla ebenfalls enthalten (13).

Die Herzbeschwerden, die das einzige organische Leiden des Patienten darstellen, haben für die Mittelwahl eine untergeordnete

Bedeutung, denn sie sind sicher nicht organisch verursacht, sondern entstehen nur durch die häufigen Angstzustände. Aber in den entsprechenden Rubriken wird ebenfalls Pulsatilla aufgeführt (14), (15).

Bei dem eigentlich grundlegenden Symptom, nämlich dem Mangel an Selbstvertrauen, ist Pulsatilla zweiwertig (16).

Hinweise auf das Simillimum Pulsatilla
1. Gefühl der Verlassenheit (SR I 532): Dreiwertig
2. Anthropophobie (SR I 502): Zweiwertig
3. Furcht vor dem Alleinsein (SR I 465): Zweiwertig
4. Furcht, vernächlässigt zu werden (SR I 500): Einziges Mittel und einwertig
5. Wahn, ist im Stich gelassen (SR I 253): Einwertig
6. Wahn, wird vernachlässigt (SR I 314): Einwertig
7. Wahn, sie ist allein auf der Welt (SR I 223): Zweiwertig
8. Angst in einer Menschenmenge (SR I 68): Einwertig
9. Misanthropie (SR I 722): Zweiwertig
10. Klaustrophobie (SR I 499): Dreiwertig
11. Furcht, mit der Eisenbahn zu fahren (SR I 505): Einwertig
12. Furcht vor hochgelegenen Orten (SR I 492): Einwertig
    Höhe verschlimmert das Gemüt (SR I 559): Einwertig
13. Pedant (SR I 171, 770): Jeweils einwertig
14. Herzklopfen mit Angst (K II 222): Dreiwertig
15. Anfallsweises Herzklopfen (K II 222): Zweiwertig
16. Mangel an Selbstvertrauen (SR I 151): Zweiwertig

Therapie und Verlauf

Die einmalige Gabe von Pulsatilla M in Form von 5 Globuli vermochte die Einstellung des Patienten gegenüber seiner Umwelt zu ändern.

In der zweiten und dritten Woche nach der Einnahme begann diese Wandlung. Seine Frau stellte schon zu diesem Zeitpunkt fest, daß er sich gegenüber der Umwelt nicht mehr so abkapselte, sondern in jeder Beziehung aufgeschlossener wurde.

Inzwischen sind drei Jahre vergangen, und es ist immer noch so, daß die beiden sehr viel mehr als früher gemeinsam unternehmen und sogar zusammen verreisen. Es bestehen keine Herzbeschwerden mehr, so daß der Patient auf die entsprechenden Mittel verzichten konnte.

Eigentümlich und erwähnenswert ist, daß nach der Gabe keine erkennbare Reaktion festgestellt wurde.

Es kann aber auch möglich sein, daß dieser verschlossene Mann alles mit sich alleine ausmachen wollte und deshalb keine Bemerkungen darüber machte.

Der Patient bekam nach etwa 18 Monaten die zweite Gabe Pulsatilla M, weil die bis dahin verschwundenen vielfachen Ängste angedeutet wieder auftraten. Nach dieser zweiten Gabe war alles wieder in Ordnung.

Als seine Farbe gab er 2 A 8 an. Es ist dasselbe Zitronengelb, das meine anderen Pulsatilla-Patienten mir nannten.

Ich trage meine Arbeiten gerne vor, weil durch die gemeinsame Analyse und die folgende Diskussion vieles zu Tage kommt, woraus ich ebenfalls Nutzen ziehen kann.

So war es auch bei einer Wochenendfortbildung in Bad Meinberg, und ich erlebte wieder einmal die Beobachtungsgabe und Lebenserfahrung der verehrten 92jährigen Frau *Olga von Ungern-Sternberg*.

Immer wieder tritt die Frage auf, warum ein Mensch so ist und nicht anders, was also die eigentliche Ursache seiner Verhaltensweise ist. „Das ist ganz einfach", sagte Frau *von Ungern-Sternberg*, „dieser Mensch ist noch nicht voll entwickelt. Er hat noch die Manieren eines Kindes, welches Angst davor hat, allein gelassen zu werden oder nicht nach Hause zurückzufinden. Wenn er nicht die Wohnung verläßt, so ist das nichts anderes als die Nestwärme, die er braucht, und seine Frau ist nichts anderes als seine Mutter. Mit seinen Herzbeschwerden erpreßt er seine Frau, so wie es bei Kindern üblich ist. Er ist in jeder Beziehung noch ein Kind."

Fall 22

Eine großgewachsene und gutaussehende junge Dame (36 Jahre) kommt zu mir, vielleicht etwas zu schmal, was bei ihrer Größe besonders auffällt. Sie ist Brillenträgerin und betritt gutgelaunt und strahlend mein Zimmer.

Diese gute Laune verschwindet recht bald, wenn sie über die Probleme spricht, die sie zu mir führen. Am schlimmsten sind ihre Kopfschmerzen, die durch Geräusche und Gerüche ausgelöst bzw. verschlimmert werden. An organischen Beschwerden habe sie auch eine Darmmykose und eine fast ständige Mykose in der Vagina. Über die Regel kann sie nichts Auffälliges mitteilen.

Am Hals habe sie immer wieder geschwürartige Knoten, die aber nie nach außen aufbrechen. Mit der Haut habe sie überhaupt viel zu tun, so eine Akne, die besonders im Gesicht und auf der Brust erscheinen würde, und immer wieder an verschiedenen Stellen Juckreiz, der besonders nachts aufträte.

Mich interessieren besonders Gemütserscheinungen, und so frage ich sie zunächst nach Ängsten. Zuerst zögert sie, erzählt dann auch davon, und es ist erstaunlich, wieviel verschiedene Ängste zusammenkommen.

Es besteht eine Angst vor der Dunkelheit und auch vor dem Tod. Nachts, wenn sie im Dunkeln liege, habe sie immer Angst vor Einbrechern, weshalb das Licht nachts brennen müßte, und das, obwohl sie mit ihrem Mann zusammen in einem Zimmer schlafe.

Sie habe Angst vor dem Fliegen, wobei das Schlimmste das Landen sei. Mit dem Aufzug fahre sie nie gern und schon gar nicht abwärts. Das Treppen-abwärts-Gehen würde sie dann vorziehen.

Außer vor dem Fliegen habe sie auch Furcht davor, mit dem Zug zu fahren. Sonderbarerweise fühle sie sich dabei wohler, wenn sie allein im Abteil sitze. Sie möge auch niemanden neben sich sitzen haben, dann schon lieber gegenüber, damit sie den Betreffenden beobachten könne.

Psychoanamnese

„Ich komme hauptsächlich meiner starken Migräne wegen zu Ihnen, die durch Geräusche wie lautes Sprechen, Geschrei von Kindern, laute Musik oder auch schon durch die beim Ballspielen entstehenden Geräusche ausgelöst wird.

Ich habe immer einen ganz leichten, drückenden Kopfschmerz oder eigentlich nur ein Druckgefühl im Kopf, und ich kann damit leben. Durch diese Geräusche entstehen aus dem Druckgefühl aber Schmerzen, und sogar extrem starke. Genauso empfindlich bin ich gegen Gerüche und zwar besonders Nikotingerüche, und ich meide alle Veranstaltungen, bei denen geraucht wird. Nicht besser sind die Gerüche, die beim Grillen und Anbraten von Fleisch entstehen, und auch die Gerüche moderner Klebstoffe. Ich bekomme Kopfschmerzen allein durch diese Gerüche.

Vor allem waren es die Geräusche der Kinder, die mich veranlaßten, den Schuldienst aufzugeben. Ich war vorher, und zwar von 1973-1981, Lehrerin an einer Hauptschule und habe fast nur Englisch unterrichtet. Meine Schülerinnen und Schüler waren zwischen 10 und 16 Jahren alt, wobei die 13-14jährigen den meisten Krach machten.

Andere Gründe für die Aufgabe meines Berufes waren die nervlichen Belastungen in der Schule. Ich litt so unter all dem, daß ich nicht mehr schlafen und essen konnte, und von 74 kg auf 60 kg abnahm, was für meine Größe von 178 cm nicht viel ist. Ich habe nur noch geheult, und mein Mann mußte mich zur Schule bringen und auch wieder dort abholen.

Ich fühlte, wie das Gleichgewicht in unserer Ehe litt und diese ernstlich in Gefahr geriet, und das trug auch dazu bei, daß ich mich zur Berufsaufgabe entschloß. Viele ärztliche und amtsärztliche Untersuchungen, die auch eine Belastung darstellten, führten mich schließlich zum Ziel.

Es gab noch anderes, was mich belastete. So starb mein Vater 1975, und meine Mutter folgte ihm schon 1979. Das nahm mich sehr mit, obwohl ich zu meinen Eltern nie ein gutes Verhältnis hatte. Wir waren zu Hause sieben Kinder, von denen ich als einzige aus der ersten Ehe meiner Mutter stammte und drei brachte mein Stiefvater aus seiner ersten Ehe mit, so daß dann noch drei aus der neuen Ehe hinzukamen. Ich wurde mit allen zu Hause anstehenden Arbeiten beauftragt, weil ich robust und leistungsfähig aussah. Ich mußte die Hausarbeiten durchführen, meine Geschwister versorgen und Einkäufe machen, weil ich allein als die für alle diese Arbeiten Fähige angesehen wurde.

Dabei war ich gar nicht so leistungsfähig, denn mit sechs Jahren war bei mir eine Herzoperation wegen eines zurückgebliebenen Ductus Botalli durchgeführt worden. Der Aufenthalt im Krankenhaus war furchtbar für mich, denn ich fühlte mich vollkommen verlassen. Die Schwestern brachten uns Kindern alles andere als Fürsorge oder Liebe entgegen, sondern erschienen mir kalt und herzlos, und meine Mutter konnte mich nicht oft besuchen. Wenn sie da war, ging sie nur schweren Herzens und unter Tränen fort von mir, weil ich inständig bettelte, daß sie bleiben sollte. Ich kam mir von unserer Familie ausgestoßen und im Krankenhaus nicht angenommen vor. Ich kam mir ausgeliefert vor, wenn ich vor den anderen ausgezogen und gewaschen wurde. In unserem Saal waren 20 Kinder untergebracht, und ich konnte schon damals das Gejammer und Gezeter nicht vertragen, wozu dann noch das Mitleid kam, das ich für die anderen empfand. Diese damals begonnene Angst vor solchen Institutionen wie Kinderheimen und Krankenanstalten ist seither in mir geblieben. Diese sterile unmenschliche Verhaltensweise und die damit verbundenen Gerüche sind zu einem Greuel für mich geworden. Der damalige Tod eines Kindes und schließlich der Tod eines Mitpatienten, als ich mit 16 wegen einer Anorexia nervosa erneut im Krankenhaus lag, waren die Ursache für einen Schock, den ich nie überwunden habe, und was geblieben ist, ist die ständige Angst vor dem Tod. Ich war damals so groß wie heute, also 178 cm, und kam mit 39 kg, also einem beträchtlichen Untergewicht, ins Krankenhaus. Hier wurde ich wegen meiner Schwäche festgebunden und bekam ständig einen Dauertropf. Nach sechs Wochen mußte ich wieder laufen lernen, weil nichts mehr bei mir funktionierte. Ich hatte nicht nur das Gehen verlernt, sondern keine Verdauung mehr und natürlich auch keine Regel.
Die Ursache für meine Unterernährung war mit Sicherheit der immerwährende Streit unserer Eltern, der von ihrer Haßliebe ausging und sich auf uns Kinder übertrug. Ich kann mir nicht vorstellen, daß in einer anderen Familie solch eine Unruhe und Disharmonie mit Lärm und Tätlichkeiten herrschen konnten wie bei uns. Ich mußte mehrmals ins Krankenhaus und immer in Abständen von vier bis fünf Monaten, und ich glaube, daß es nur dem Mitgefühl und der Fürsorge eines jungen Arztes zu verdanken ist, daß ich schließlich gesund wurde. Er hatte sich mein letztes Zeugnis zeigen lassen und meinte, daß ich mit meinen neun Einsern keine Angst vor der Zukunft zu

haben brauche. Ich könnte mir nach meinem Abitur sicher bald eine eigene Existenz aufbauen und würde dann unabhängig von anderen werden.

Von meinen Mitschülern bin ich immer als Streber angesehen worden und war deshalb nicht gut gelitten, denn sie haben nie begriffen, daß ich das nur tat, um nach dem Abitur bald von zu Hause wegzukommen. Nach meiner Konfrontierung mit meiner Krankheit, dem Kranksein überhaupt und dem Tod war ich aber auch so ernst geworden, daß kein Kontakt mehr mit der Albernheit meiner Mitschüler zustande kam.

Nach meinem Abitur reiste ich viel, um von zu Hause weg zu sein. Zunächst ging ich in die USA, dann nach Frankreich und schließlich nach England, immer als Au-pair-Mädchen. Mit 22 Jahren zog ich schließlich ganz von zu Hause fort, um zu studieren, und verlor dadurch meine letzte Bindung an mein Elternhaus, bekam aber viel Kontakt mit anderen.

Man könnte meinen, ich wäre ein ichbezogener und kontaktarmer Mensch, aber genau das Gegenteil ist der Fall. Ich hatte mich vorher unterdrückt und unverstanden gefühlt und war nur deshalb verschlossen und schwer zugänglich. Jetzt, da ich mich frei fühlte, suchte ich den Kontakt mit anderen und war mehr extro- als introvertiert.

Das wurde aber wieder grundlegend anders, als ich Lehrerin war. Die Kinder übten mit ihrem Lärm und ihrem flegelhaften Benehmen einen Druck auf mich aus, der gar nicht so viel anders war als der in meinem Elternhaus und in meiner Schulzeit. Meine Schüler haben mich auf die Dauer kaputt gemacht und schließlich auch die anderen Lehrer, weil ich in meinen Klassen aus der Unordnung Ordnung machen wollte und dabei ständig auf Widerstand in der Lehrerschaft stieß. Besonders schlimm war für meine Kollegen und auch für den Rektor, daß ich über meine Rechte als Lehrerin genau informiert war, besser als jeder andere. Das liegt daran, daß mein Mann, den ich 1976 heiratete, Jurist ist und ich so die Möglichkeit hatte, mich vor jeder Besprechung bei ihm über meine Rechte zu informieren. Vielleicht konnte ich mich des öfteren auch nicht beherrschen und ließ die anderen merken, für wie dumm ich sie hielt. Ich wurde schließlich zwangsversetzt, und ich kann Ihnen nicht sagen, aus welchem Grund. Das hat mich aber so deprimiert, daß ich mich in der Rolle einer Lehrerin immer unwohler fühlte.

Mein Verhältnis zu meinem Mann ist sehr gut, und ich werde deshalb von allen meinen Bekannten beneidet. Ich liebe meinen Mann, und ich glaube, er mich auch. Wir verstehen uns auch sexuell sehr gut, was vielleicht daran liegt, daß ich sehr leidenschaftlich bin. Ich hatte noch mit 21 Jahren viel Angst vor Männern, weil ich als einzigen Mann meinen Vater kannte, und ich hatte genauso eine Furcht vor einer Ehe oder sogar einer Bekanntschaft, weil meine Eltern ein abschreckendes Beispiel für mich waren. Ich habe deshalb zunächst mit Männern nur wie 'Katz und Maus' gespielt und war dabei sehr einfallsreich. Ich gab mich anziehend und war gleichzeitig unnahbar. Männer sind wie kleine Kinder und der weiblichen Raffinesse niemals gewachsen.

Ich habe meinen Mann durch die Kirche kennengelernt. Ich war immer religiös und habe mich viel mit theologischen Problemen beschäftigt. Vielleicht hatte dieses seinen Ursprung in meinem früheren Bestreben. Um möglichst oft von zu Hause weg zu sein, trat ich deshalb einem Kirchenchor und einer kirchlichen Studentengemeinschaft bei und besuchte später gern kirchliche Veranstaltungen. Dabei bin ich meinem Mann zum ersten Mal begegnet.

Ich muß trotz unserer schönen Ehe viel an meine schlimme Kindheit denken, weil ich von den Erinnerungen nicht loskomme. Ich muß mich dann mit meinem Mann aussprechen, und er ist so lieb und hört mir immer wieder zu. Er hat überhaupt viel Verständnis für mich und meine Launen. Ich weiß, daß ich launenhaft bin. Ich kann fröhlich und guter Dinge sein und bin dann im nächsten Moment übellaunig und reizbar."

Auswertung

Am auffälligsten bei dieser Patientin ist ihre übersteigerte Empfindlichkeit, die sich auf verschiedene Reize bezieht. Die Rubrik der Überempfindlichkeit ist aber eine sehr große Rubrik (7), so daß sie zunächst wenig Bedeutung für die Mittelsuche hat. Auch die Rubrik der Empfindlichkeit gegenüber Geräuschen spielt für die Symptomengewichtung keine Rolle, denn auch sie enthält zu viele Einzelmittel. Ich suche also nach besonders charakteristischen Arten der Hypersensibilität dieser Patientin, und in dieser Beziehung besteht ja kein Mangel.

Da ist zunächst die Furcht vor der Abwärtsbewegung (1), die sowohl im Flugzeug als auch im Aufzug auftritt, nach meiner Frage aber auch bei der Abwärtsbewegung im Auto.

Dann kommt die Furcht vor der Dunkelheit hinzu (2), und wenn wir beide Rubriken vergleichen, bleiben nur drei Mittel als gemeinsame Mittel übrig, und das sind Cuprum, Gelsemium und Sanicula aqua.

Wenn wir als drittes wichtiges Symptom die Furcht vor einem Einbruch hinzuziehen (3), bleibt nur noch Sanicula übrig.

Es kommt aber noch ein sehr wichtiges Symptom hinzu, das zunächst gar nicht so auffällig erscheint, nämlich die Furcht vor einer Berührung (4). Als die Patientin erzählte, daß sie lieber allein in einem Abteil sitzen würde als mit anderen zusammen, wurde mir klar, daß sie das Eisenbahnfahren nicht wegen des Fahrens scheute, sondern wegen der anderen Gäste. Als sie schließlich hinzufügte, daß sie jemand nicht so gern neben sich sitzen hätte als gegenüber, kam mir dieses Symptom recht bekannt vor, war ich ihm doch schon häufiger begegnet. Es ist nicht etwa das Verlangen, seinen Mitgast besser beobachten zu können, sondern vielmehr die Furcht vor einer Berührung. Ich fragte die Patientin deshalb, ob sie am Ende eines Konzerts oder Vortrags mit den anderen zum Ausgang gehe oder was sie sonst tue. „Ich will auf keinen Fall zwischen den anderen eingekeilt werden", meinte sie, „ich gehe entweder kurz vorher hinaus oder warte, bis die anderen hinausgegangen sind."

Damit war mir klar geworden, daß unsere Patientin auf keinen Fall eine Berührung mit anderen wünschte, und sie gab auf meine Frage ihre Abneigung dagegen zu.

Auch der launenhafte Stimmungswechsel ist im AMB von Sanicula enthalten (5) und die Auslösung bzw. Verschlimmerung des Kopfschmerzes durch Geräusche (6).

Sie ist aber nicht nur empfindlich gegenüber Geräuschen, sondern auch Gerüchen, und so finden wir Sanicula in der Rubrik der „allgemeinen Überempfindlichkeit" (7)

Adolf zur Lippe [9] beschreibt das Sanicula-Bild in allen Einzelheiten, und es wundert nicht, daß viele Symptome unserer Patientin dabei erscheinen. *Lippe* schreibt u. a. (S. 675-677):
„Kind eigenwillig, eigensinnig, schreit und stößt um sich, verdrießlich, reizbar, will nicht berührt werden.

Lachen und Weinen abwechselnd. Fürchtet sich vor Abwärtsbewegungen. Abmagerung trotz guten Essens." (Die Patientin erzählte mir, daß sie immer guten Appetit habe.)

Bei *Voisin* steht viel über die Hauterscheinungen bei Sanicula [8], und hier finden wir den Satz, der genau das Symptom der Patientin beschreibt (S. 1072):
„Rezidivierende Furunkel, die nicht zur Reifung gelangen."

Im AMB von Sanicula ist auch aufgeführt, was es für Geräusche sind, die den Patienten bis aufs Äußerste reizen können *(Clarke)* [10] (S. 1090-1102): „Kopfschmerz verschlimmert durch Licht, Bewegung und Geräusche und zwar durch Lärm, Gekreisch und Mißklänge (noise, jar, misstep)."

Weiter steht hier über die Nachtruhe:
„Sie weckt ihren Partner, um im Zimmer nach einem Einbrecher zu suchen, und sie steht auf und schaut unter das Bett. Träumt von Räubern und kann nicht wieder einschlafen, bis das ganze Haus durchsucht ist.
Kann nicht das Nahe-Liegen und auch nicht die Berührung von anderen vertragen."

Besonders auffällig für das Sanicula-Bild ist, daß die Betreffenden sich nicht in eine Ordnung einfügen können, sondern ihren eigenen Willen haben und diesen anderen aufzwingen wollen. Wir finden Sanicula deshalb auch bei Eigenwilligkeit (8).

Hinweise auf das Simillimum Sanicula aqua

1. Angst bei Abwärtsbewegung (SR I 82): Einwertig
   Furcht vor Abwärtsbewegung (SR I 482): Einwertig
2. Furcht vor Dunkelheit (SR I 474): Einwertig
3. Furcht vor Räubern (SR I 506): Einwertig
4. Will nicht angefaßt werden (SR I 1002): Einwertig
   Furcht vor Berührung (SR I 514): Einwertig
5. Wankelmütige Stimmung (SR I 740): Einwertig
   Reizbar im Wechsel mit fröhlich (SR I 639): Einwertig
   Lachen im Wechsel mit schlechter Laune (SR I 676): Einwertig
6. Kopfschmerz durch Geräusche (K I 251): Einwertig
7. Überempfindlichkeit (SR I 873): Einwertig
8. Eigensinn (SR I 765): Einwertig

Therapie und Verlauf

Nach der Gabe von Sanicula aqua M in Form von fünf Globuli suchte die Patientin mich nach drei Monaten wieder auf und berichtete folgendes:

Zunächst war alles schlimmer geworden, besonders die Kopfschmerzen, das Hautjucken, das besonders nachts auftrat, und die nicht reifenden Furunkel am Hals und auf der Brust. Diese Verschlimmerung hielt zwei bis drei Wochen an und schlug dann um zu einer allgemeinen Besserung, die besonders die Kopfschmerzen und die Hauteruptionen betraf, aber auch ihre Gemütsbeschwerden, nämlich die ständige ängstliche Unruhe. Sie wurde im ganzen ausgeglichener, und diese positive Entwicklung setzte sich weiter fort.

Inzwischen sind zwei Jahre vergangen, ohne daß eine neue Gabe notwendig geworden wäre.

Bei der Farbenwahl entschied sich die Patientin für ein Korallenrot mit der Bezeichnung 9 A 8 und stimmte damit mit der Farbenwahl der anderen Sanicula-Patienten überein.

Fall 23

Meine Patientin (34 Jahre) hat ein zartes und dabei hübsches Gesicht. Sie ist die Frau eines Kollegen. Ihr Mann hat sie nicht geschickt, sondern sie ist aus freien Stücken gekommen, betonte sie.

Sie hat immer Unruhe und viele Ängste, so vor allem vor schlimmen Krankheiten, nämlich solchen, die den Tod bringen und vor dem Sterben selbst. Sie hat aber auch Angst davor, daß sie nicht genug Leistungen bringen würde und also ein Versager wäre. Seit zwei Jahren ist sie in psychotherapeutischer Behandlung und ging bis jetzt jede Woche zur Psychoanalyse, aber viel gebracht habe das nicht, weshalb sie jetzt zu mir käme.

Sie habe schon oft Selbstmordideen gehabt und dachte daran, sich mit Tabletten oder durch einen Autounfall umzubringen, habe aber nie versucht, dieses Vorhaben in die Tat umzusetzen. Anlaß dafür sei wohl vor allem ihr fünfjähriger Sohn, den sie sehr gern habe.

Die Angstgefühle würden sich auch im Magen zeigen. Wenn sie sehr unruhg und voller Angst wäre, hätte sie auch erhebliche Magenbeschwerden, die sich bis zum Erbrechen steigern würden. Sie könnte dann nichts essen.

Die Sexualität spiele bei ihr eine große Rolle, und das sei umso sonderbarer, als sie noch nie einen Orgasmus gehabt habe. Vielleicht habe sie einen gehabt, aber sie könnte sich nicht vorstellen, daß diese Steigerung des Sexualgefühls ohne das Erreichen eines Höhepunktes, mit dem sie zufrieden gewesen wäre, ein echter Orgasmus sein könnte. Auch beim Masturbieren, womit sie einen Versuch gemacht hatte, glaubte sie keinen Orgasmus erlebt zu haben.

Dieses unbefriedigte sexuelle Verlangen, die damit verbundene Lebensunlust mit dem Gefühl, viel versäumt zu haben und diese immer vorhandene Versagensangst mache ihr so zu schaffen, wozu auch noch die Angst vor einer schweren Krankheit und vor dem Tode käme.

Als Lieblingsfarbe gab sie ein leuchtendes Korallenrot in der Rubrik 9 A 8 an.

Ich möchte noch erwähnen, daß ihr Schmuck kostbar und ihre Kleidung sehr elegant waren.

Psychoanamnese

"Zunächst besondere Daten aus meinem Leben:
Mit 18 Jahren habe ich zum ersten Mal geheiratet und mit 26 zum zweiten Mal und zwar einen Dermatologen.

Mit 30 Jahren habe ich mein Abitur nachgemacht. Ich habe das getan, weil mein Selbstbewußtsein aufgefrischt werden mußte. Ich hatte ein Minderwertigkeitsgefühl, und das rührte noch von meiner Erziehung her. Mein Vater war Lehrer und hat immer wieder zum Ausdruck gebracht, für wie dumm er uns hielt. Wir waren drei Schwestern, von denen ich die älteste bin, und ein Bruder. Bei einem Test, den er mit uns machte, schnitten wir Mädchen sehr viel schlechter ab als mein Bruder. Das benutzte mein Vater dazu, uns jedes Selbstbewußtsein zu nehmen. Außerdem äußerte er sich immer wieder, daß der Mensch bei ihm erst mit dem Abitur anfangen würde, und daß ein einigermaßen intelligenter Mensch dieses eben haben müßte. Jetzt werden Sie verstehen, daß das Nachholen des Abiturs viel für mich bedeutete, denn ich konnte dadurch vor mir und auch vor ihm bestätigen, daß ich nicht ganz so dumm bin.

Nach dem Abitur, das ich mit 33 Jahren abschloß, begann ich ein Jurastudium, das ich aber wieder abbrechen mußte, weil ich bei meinen Verpflichtungen als Ehefrau und Mutter zu wenig Zeit dafür hatte. Ich konnte mich während des Studiums wenig um meinen Mann kümmern, der mich meiner Meinung nach aber braucht, und das erscheint mir wichtiger als mein Studium. Er ist Dozent in der Universitätsklinik einer Großstadt und braucht eine schöne Häuslichkeit und eine Freundin, mit der er sich abends aussprechen kann.

Am Anfang hatte ich tagsüber Langeweile, weil ich allein war, und es fiel mir nicht schwer, das Studium aufzunehmen, bis ich merkte, daß ich meinem Mann zu Hause fehlte, und erst recht hat es sich geändert, als mein Junge zur Welt gekommen war.

Zunächst wollte ich kein Kind, weil ich meinen Mann nur für mich haben wollte, aber jetzt ist es so, daß wir zweimal im Monat ausgehen, und dann habe ich meinen Mann für mich. Ich freue mich sehr darauf, denn in der Woche ist er abends zu müde, um sich außer mit unserem Sohn auch noch mit mir zu beschäftigen. Sie meinen, daß er sonntags doch Zeit für seine Familie haben müßte, aber wir fahren sonntags immer zu seiner Mutter, die allein und damit sehr einsam ist.

Wenn ich vormittags eingekauft habe und in die Wohnung zurückgekehrt bin, habe ich eine so furchtbare Angst und Unruhe, daß es zur Übelkeit und sogar zum Erbrechen kommt. Es ist jeden Tag so, und ich weiß nicht, was es ist. Ich habe schon gedacht, daß es vielleicht durch meinen unbefriedigten Ehrgeiz zustande kommt. Wenn ich von zu Hause weg bin und Dinge für mich einkaufe oder andere Sachen unternehme, wie z. B. zu einer Auktion gehe, geht es mir gut, aber es wird dann trostlos für mich, wenn ich wieder zwischen meinen vier Wänden bin.

Das erste Jahr meiner Ehe war schlimm für mich. Mein Mann kam nach Hause, setzte sich nach dem Essen vor den Fernseher und ist dann ins Bett gegangen. Ich kam mir überflüssig und leer vor und litt unter schlimmen Depressionen. Der Neurologe verschrieb mir Valium und später Lexotanil und schließlich Rohypnol, und es wurde immer schlimmer. Ich weiß jetzt, daß ich dadurch in eine Angstpsychose kam und morgens nicht mehr aus dem Bett wollte.

Ich hatte eine wahnsinnige Angst vor dem Leben bekommen und wollte aus dem Leben gehen. Ich dachte an Gift oder einen gebauten Autounfall. In dieser Not begann ich mit einer Psychoanalyse-Behandlung und kam dadurch wenigstens so weit zur Ruhe, daß ich mein Abitur hinter mich bringen konnte. Ich weiß heute nicht mehr, was mir am meisten geholfen hat, daß ich mich bei der Psychoanalyse aussprechen konnte und einen Zuhörer hatte, oder daß ich mich auf mein Abitur vorbereitete und dadurch nicht nur beschäftigt war, sondern auch selbstbewußter wurde, weil ich Erfolge sah, je näher ich dem Abitur rückte.

Im November 1986 geschah etwas, was mich sehr schockierte. Ich hatte mit meinem Jungen Einkäufe erledigt und ging mit ihm zum Wagen zurück, der in einer stillen Nebenstraße stand. Mein Sohn war bereits im Wagen, als ein Mann mit einem Messer auf mich zukam und mich aufforderte, in den Wagen zu gehen und dann rüber zu rücken. Ich war noch nicht im Wagen, als mein fünfjähriger Sohn das Messer sah und anfing, laut zu schreien. Ich ließ mich in den Wagen fallen und schrie auch, und dann lief der Mann weg. Mich schockierte dieser Überfall deshalb so sehr, weil ich Angst vor einer Vergewaltigung hatte. 15 Jahre vorher, mit 20, war etwas Ähnliches passiert. Ich war abends über einen ziemlich belebten Platz gegangen, als ein Mann mich von hinten mit einer Pistole bedrohte und mich aufforderte, mit ihm zu einem Taxi zu gehen. Auf dem Wege dorthin erzählte er mir, daß er in einer Organisation sei, die es sich zu Aufgabe gemacht habe, das Verhalten von Leuten zu beobachten, wenn sie in Not wären und wüßten, daß sie sterben müßten. Er fuhr dann mit mir in meine Wohnung und zwang mich zum Verkehr. Bevor er wegging, drohte er mir, meine ganze Familie umzubringen, wenn ich zur Polizei gehen würde.

Eigentlich hatte ich Mitleid mit dem jungen Mann gehabt, der sicher nicht älter als 25 Jahre war, Mitleid, weil er mir vollkommen ausgeflippt und mit den Nerven fertig zu sein schien. Ich hatte mich nicht zur Wehr gesetzt, weil ich wußte, daß er nicht zögern würde, Gewalt anzuwenden und mich sogar zu töten. Ich hatte ja auch noch keine Angst vor AIDS, weil diese Krankheit damals noch unbekannt war. Heute trage ich immer Präservative in meiner Tasche mit mir, obwohl ich weiß, daß das Unsinn ist, denn keiner dieser Sittlichkeitsverbrecher würde mir Zeit lassen, sie ihm überzustreifen.

Ich will noch von meiner Mutter erzählen, die wir sehr geliebt haben, vielleicht, weil wir bei ihr die Liebe suchten, die unser Vater uns vermissen ließ. Sie war wenig zu Hause, weil sie als Stadträtin eine politische Laufbahn eingeschlagen hatte, die ihr wenig Zeit für ihre Familie ließ. Uns kam damals nicht zu Bewußtsein, daß sie uns vernachlässigte, weil sie voller Egoismus und politischen Ehrgeizes war. Es ist auch heute noch so, daß wir niemals wegen irgendeiner Angelegenheit zu ihr kommen können. Sie hat keine Zeit für uns, wohl aber genügend für stundenlange Telefonate, wenn es sie als Politikerin angeht. Als ich neun war, kam meine jüngste Schwester zur Welt, und ich war es, die sich dauernd um sie kümmern mußte. Als Politikerin war es meiner Mutter sicher nicht recht, daß sie so viele Kinder bekam, aber da sie außerdem auch sehr religiös war, durfte sie nichts unternehmen, um eine Schwangerschaft zu verhindern.

Als ich 18 war, heiratete ich, um von zu Hause wegzukommen. Mein erster Mann war ein Jahr älter als ich und Techniker, und da ich als kaufmännische Angestellte tätig war, verdienten wir beide ganz gut. Ich sorgte dafür, daß er die mittlere Reife und das Fachabitur nachholte und danach ein Studium in der Architektur einschlug. Aber ich konnte mit ihm trotzdem nicht zufrieden und glücklich werden. Er war von Natur aus vulgär und primitiv, und wir paßten nicht zusammen. Deshalb hatte mein Vater mir schon von dieser Hochzeit abgeraten.

Nach der von mir schon beschriebenen Vergewaltigung hatte mein Mann keine Achtung mehr vor mir. Er lehnte mich ab und sagte offen zu mir, daß er sich vor mir ekeln würde. Er ging abends immer öfter ohne mich fort und zwar zum Schach oder Billard, wie er mir sagte, und schließlich ging ich auch weg, weil ich zu Hause nicht allein sein konnte. Ich lernte eines Abends in einer Diskothek einen Mann kennen, der mir besser gefiel als mein Ehemann, der von diesem Verhältnis erfuhr, so daß es bei uns zu Auseinandersetzungen kam, bis ich schließlich die Scheidung einreichte. Ich bin aber sicher, daß die Vergewaltigung schon das Ende unserer Ehe bedeutet hatte.

Ich habe dann den Mann, den ich in der Diskothek kennengelernt hatte, geheiratet. Ich weiß, daß ich Männer anziehe, und ich muß Eroberungen machen, um meinen Ehrgeiz zu befriedigen. Man muß schwach und hilflos sein, um Macht auszuüben.

Wie ich schon gesagt habe, war meine Mutter immer sehr fromm, und so habe ich eine fromme Erziehung gehabt, was sich auch auf die Sexualität ausgewirkt hat. Als ich mit 16 Jahren meinen ersten Mann kennenlernte, hatten wir beide in der Sexualität noch keine Erfahrung, und sicher war das schon der erste Anlaß für die späteren Schwierigkeiten. Ich bin leicht erregbar und habe gern sexuellen Kontakt, kann aber nicht den ersten Schritt machen, sondern warte auf die Annäherung des Mannes. Ich habe es gern, wenn mein großer und schwerer Mann zu mir kommt und mich mit seiner ganzen Fülle beherrscht und schützt, muß ihn aber auch schon einmal abweisen, wenn ich nicht dazu aufgelegt bin, und dann ist er böse. Ich glaube nicht, daß das, was ich beim Verkehr empfinde, ein Orgasmus ist und auch nicht das Gefühl bei der Masturbation. Mit 32 Jahren war ich allein in England und lernte dort einen 19jährigen kennen, in den ich mich sehr verliebt habe. Ich kam lange nicht mehr los von ihm. Wir haben nicht zusammen geschlafen, aber ich glaube, daß das bei einer Liebe auch nicht die Hauptsache für mich ist.

Mein Mann ist seit fünf Jahren Dozent an der Universitätsklinik, und es war nicht leicht, ihn zur Annahme dieser Stellung zu überreden."

Träume

„Ich habe fast nur sexuelle Träume und träume oft von Männern, die ich kennengelernt habe. Ich komme mit ihnen zum Verkehr und zum Orgasmus oder auch nicht, ich weiß es nicht. Ich wache auf jeden Fall auf und habe dann ein solches sexuelles Verlangen, daß ich meinen Mann wecken muß, um mit ihm zu verkehren.

Ich träumte von einer Vergewaltigung. Nicht ich wurde vergewaltigt, sondern eine mir bekannte 18jährige. Sie wurde von vielen Männern vergewaltigt und immer wieder von neuem. Ich stand dabei und schaute zu, und ich empfand noch nicht einmal Mitleid mit ihr, sondern habe es genossen, wie sie immer wieder vergewaltigt wurde.

Ich habe auch schon vom Sterben geträumt."

Auswertung

Bei der Gewichtung stoße ich auf drei Hauptmerkmale, nämlich Ehrgeiz, Empfindlichkeit gegen Kritik und schließlich Ranghöhe der Sexualität.

Wenn ich die für diese wichtigsten Symptome zutreffenden Rubriken vergleiche, komme ich auf Staphisagria als meist vertretenes Mittel, das auch der von der Patientin ausgewählten Farbe entspricht.

1. Der Ehrgeiz als erstes Hauptmerkmal zeigt sich nicht nur in Bezug auf die eigene Person, sondern erstreckt sich auch auf den jeweiligen Ehemann.

Zunächst betrifft er aber sie selbst. „Ich habe mit 30 Jahren mein Abitur nachgemacht, weil mein Selbstbewußtsein aufgefrischt werden mußte", sagte sie. „Ich muß etwas erreichen, weil ich sonst meine Selbstachtung verliere und kein Selbstbewußtsein mehr habe. Ich mußte durch mein Abitur bestätigen und zwar vor mir und vor allem vor meinem Vater, daß ich nicht so dumm bin, wie er uns drei Mädchen vorgeworfen hatte."

Nun machen viele ihr Abitur nach, ohne daß man deshalb von allen diesen sagen kann, daß sie einen über die Norm gesteigerten Ehrgeiz besitzen. Bei dieser Frau zeigt sich ihr Ehrgeiz aber auch in anderen Beziehungen. Das beweist ihr sicherer Geschmack beim Einkaufen oder beim Erwerb von auserlesenen und ausgefallenen Dingen auf Auktionen. Jeder Müßiggang zu Hause führte zu psychischen und physischen Beschwerden. „Zwischen meinen vier Wänden zu sitzen, ist trostlos für mich", hatte sie gesagt.

Auch ihr jeweiliger Ehemann mußte unter ihrem Ehrgeiz leiden. So sagt sie bei ihrem ersten Mann: „Ich sorgte dafür, daß er die mittlere

Reife und das Fachabitur nachholte und dann sein Studium einschlug." – „Meinem zweiten Mann mußte ich lange zusetzen, bis er sich entschloß, Dozent zu werden, denn an und für sich liegt ihm das nicht."
In der entsprechenden Rubrik ist Staphisagria vertreten (1).

Der Ehrgeiz ist vorhanden, weil durch die dadurch erreichte Leistung das Selbstbewußtsein aufgefrischt werden muß. Wenn sie selbst oder ihr Ehemann keine Leistungen aufweisen können, fühlt sie sich minderwertig (2), und sie ist dadurch natürlich auch empfindlich gegenüber jedem Tadel und jeder Kritik, wie sie auch ein empfindliches Ehrgefühl hat (2). Dies ist das zweite wichtige Merkmal. In Verbindung damit hatte sie bei depressiver Verstimmung sogar Selbstmordpläne (3), wobei aber sicher auch eine Überbewertung ihrer Probleme eine Rolle spielt. Das Selbstbewußtsein einer solchen Frau wird natürlich auch dann gehoben, wenn sie empfindet, auf Männer sexuelle Reize auszuüben. Die angebliche Vergewaltigung durch den heruntergekommenen Strolch, wie sie den Mann nannte, erscheint in einem gewissen Zwielicht. Ich kann mich der Gedanken nicht erwehren, und dieser Meinung war ihr damaliger Mann sicher auch, daß sie sich der Zudringlichkeit dieses Mannes hätte entziehen können, wenn sie es ernstlich gewollt hätte, zumindest während der Taxifahrt. Zwei Gründe können das andere Verhalten veranlaßt haben, einmal ein gewisser Stolz auf ihre sexuellen Reize, die gerade sie zur Auserwählten machten und zum anderen, daß sie gar nicht so abgeneigt war, außerhalb ihrer Ehe zu verkehren.

Gehobenes sexuelles Verlangen als drittes Hauptmerkmal liegt bei dieser Frau nach ihrer eigenen Schilderung vor (4), und außer ihrer eigenen Meinung spricht noch anderes dafür. Da ist zunächst die erwähnte sexuelle Betätigung außerhalb der Ehe (5), aber auch die vielen erotischen Träume, die so intensiv sein können, daß sie unmittelbares Verlangen nach dem Verkehr hat und ihren Mann deshalb weckt (6). Der zweite geschilderte sexuelle Traum zeigt eine Hartherzigkeit, die man bei einer solchen Frau nicht erwarten würde (7).

Außer den genannten in der Hierarchisierung führenden drei Symptomen weisen auch noch andere auf unser Mittel hin.

Diese Frau hat ein leicht verwundbares Selbstbewußtsein, daneben ist sie aber auch überheblich und arrogant, und das eine schließt das andere absolut nicht aus. Sie will als "first class" erscheinen, und deshalb kleidet sie sich elegant und sorgt dafür, daß ihr Ehemann jeweils eine gehobene Position einnimmt, was auch ihren Wert als Ehefrau anhebt. Ihr Eigendünkel veranlaßt sie, alles zu tun, um dieses Ziel zu erreichen und zwar gerade deshalb, weil sie ein vermindertes Selbstbewußtsein hat. Jemand, der „groß" ist und sich so fühlt, unternimmt nicht solche Anstrengungen, um bei anderen auch so zu erscheinen (8).

Ihre Arroganz veranlaßt sie auch dazu, alle Menschen, die ihr irgendwie nicht genehm sind, zu tadeln, so vor allem ihren ersten Ehemann, der die einzige Schuld trug am Scheitern ihrer Ehe, obwohl er nach ihrem Bericht zunächst folgsam war und alles mitgemacht hat. Am schlimmsten aber empfand sie es, daß er ihr die Darstellung ihrer Vergewaltigung nicht abnahm und begann, sich vor ihr zu ekeln (9).

Angst- und Erregungsgefühle zeigen sich vorrangig als Magenbeschwerden (10).

Hinweise auf das Simillimum Staphisagria
1. Ehrgeiz (SR I 23): Einwertig
   Furcht um seine Stellung in der Gesellschaft (SR I 509): Nur drei Mittel, darunter einwertig
2. Mangel an Selbstvertrauen (SR I 151): Einwertig
   Beschwerden durch Kränkung (SR I 19): Vierwertig
   Beschwerden durch Tadel (SR I 20): Zweiwertig
   Beschwerden durch Geringschätzung (SR I 21): Zweiwertig
   Beschwerden durch verletztes Ehrgefühl (SR I 18): Zweiwertig
   Verweilt bei früheren Beleidigungen (SR I 420): Nur zwei Mittel, dabei einwertig
   Kummer durch frühere Beleidigungen (SR I 552): Zweiwertig
   Leicht beleidigt, nimmt alles übel (SR I 769): Dreiwertig
   Empfindlich gegen Grobheit (SR I 881): Dreiwertig
3. Depression mit Selbstmordneigung (SR I 864): Dreiwertig
   Selbstmord aus Hypochondrie (SR I 954): Dreiwertig
4. Erhöhtes sexuelles Verlangen (SR III 580): Zweiwertig
   Heftiges sexuelles Verlangen (SR III 585): Zweiwertig
   Unwiderstehliches sexuelles Verlangen (SR III 585): Einwertig
   Quälende sexuelle Gedanken (SR I 990): Zweiwertig
5. Ehebrecherisch (SR I 10): Einwertig
   Sexuelle Ausschweifung (SR I 685): Zweiwertig

6. Erotische Träume (SR III 232): Dreiwertig
7. Grausamkeit (SR I 181): Einwertig
8. Selbstüberhebung (SR I 425): Einwertig
   Arrogant (SR I 556): Zweiwertig
9. Tadelt andere (SR I 808): Zweiwertig
10. Magenschmerzen bei Erregung (K III 490): Zweiwertig

Therapie und Verlauf

Nach einer Gabe von Staphisagria M in Form von fünf Globuli kam die Patientin erst nach elf Monaten wieder und sagte:
„Ich brauchte nicht früher zu Ihnen kommen, weil ich mich nach der letzten Behandlung so gut fühlte wie nie zuvor. Zunächst glaubte ich, daß diese Änderung nur vorübergehend sein würde, erlebte aber, daß mein guter Zustand sich noch weiter verbesserte, so daß ich mich entschloß, mit der ständigen Psychoanalyse aufzuhören und mein Rohypnol abzusetzen. Mir ging es weiter gut und das bis zum heutigen Tag. Ich komme auch nicht, weil ich dieses Mittel, das mir so geholfen hat, noch einmal haben will, sondern weil ich eine akute Halsentzündung habe."

Staphisagria M wurde ein Jahr später nötig, als sie wieder unzufriedener wurde. Nach einem weiteren Jahr war eine neue Gabe, die ich in einer CM gegeben hätte, nicht erforderlich. Auch nach weiteren zwei Jahren geht es der Patientin nach wie vor gut. Sie war in Hoffnung, worüber sie sich sehr freute. Es kam zu der Frühgeburt eines mongoloiden Kindes. Sie ist froh, daß sie dieses Kind nicht ausgetragen hat, umsomehr, als sie jetzt wieder ein Kind erwartet.

Staphysagria hat dieselbe Farbe wie das Mittel des vorhergehenden Falles. Es ist selbstverständlich, daß bei den über 1600 gebräuchlichen homöopathischen Mitteln mehrere Mittel dieselbe Farbe haben müssen. Sie werden das in diesem Buch bei Anantherum, Cannabis indica und Nux moschata feststellen, aber auch bei Anacardium und Belladonna, bei Argentum nitricum, Badiaga und Conium usw.

Fall 24

Sie heißt Luzia, ist 27 Jahre alt und hat besondere Beziehungen zu Luzifer. Aber ich will nicht vorgreifen und alles der Reihe nach erzählen.

Als sie zum ersten Mal zu mir kam, war sie vollkommen in Schwarz gekleidet und hatte ihren Motorradhelm unter dem Arm. Als erstes sagte sie, daß sie seit einigen Jahren den M. Boeck habe und zeigte die bisherigen Röntgenbilder, und die sahen nicht gut aus. Beide Lungen waren übersät mit kleineren und größeren wabigen Herden, und sie meinte, daß sie auch mit der Luft nicht gut dabei sei. Vor zwei Jahren hatte sie eine Erythema nodosum und ihre BKS war mit 45/84 mm Hg nicht die beste. Ich versorgte sie, so gut es nach der ersten und kurzen Anamnese ging.

Vier Wochen später kam sie zum zweiten Mal, und die BKS war mit 62/95 noch höher. Wegen einer Erkältung hatte sie von einem HNO-Arzt Antibiotika bekommen und diese auch genommen, obwohl ich sie, wie ich das gewöhnlich tue, beim ersten Besuch gebeten hatte, weder Antibiotika noch Cortisone zu nehmen. Auf die Vorhaltungen wurde sie so ausfallend, wie ich es bis dahin nur selten erlebt hatte, so daß ich sie bitten mußte, meine Praxis umgehend zu verlassen, was sie dann auch tat. Ich hätte niemals erwartet, daß sie wiederkommen würde. Aber genau das trat ein, und seitdem verstanden wir uns prächtig. Ich wußte nun, daß sie ein Mensch ist, dem man auch einmal die Zähne zeigen und beweisen mußte, wer der Herr im Hause ist.

Noch einiges zur Person. Sie ist seit acht Jahren bei einem Zahnarzt beschäftigt und macht dort die Verwaltungs- und Rechnungsarbeiten.

Mit den Menses gab es keine Besonderheiten. Sie hat gelben und dickflüssigen Ausfluß, der nach Fisch riecht und öfter Schmerzen in der linken Adnexgegend, wobei sie eine Erleichterung durch Anziehen der Beine erfährt. Mit der Luft war sie, wie schon erwähnt, nicht gut dabei, und besondere Luftnot hatte sie bei körperlichen Belastungen, z. B. schon beim Treppensteigen, wobei heißes Wetter verschlimmerte. Überhaupt bevorzugte sie kühleres Wetter. Sie mag lieber gedämpftes Licht als zu helles.

Wegen der Schwere der Erkrankung gab ich der Patientin einen Termin zu einer Psychoanamnese.

Psychoanamnese

„Ich möchte damit anfangen, daß ich Einsamkeit schlecht ertragen kann, und so war es schon in der Kindheit. Ich war damals sehr mutterbezogen. Wenn meine Mutter wegging oder wenn ich zur Schule ging, fiel mir die Trennung immer sehr schwer. Ich hatte Angst, daß sie nicht mehr wiederkommen oder daß während meiner Abwesenheit etwas mit ihr passieren würde.

So geht es mir jetzt auch mit meinem Freund. Er merkt, daß mir die Trennung schwer fällt und ich ihn dadurch in gewissem Sinne einenge und Besitz von ihm ergreife. Das betrifft nicht nur die Trennung, sondern seine ganze Verhaltensweise. Ich will, daß er mir ständig seine Liebe zeigt und mich fühlen läßt, was ich ihm bedeute. Wenn er das nicht tut, fühle ich mich einsam und sogar auch dann, wenn er anwesend ist. Ich fühle mich dann fast so alleingelassen und einsam, wie wenn ich wirklich alleine wäre.

Dabei verlange ich aber von ihm, daß er seine Eigenheit und sein Wesen beibehält, denn sonst wird er uninteressant für mich.

Eigentlich wollte ich mich nie binden und auch keine Ehe eingehen, weil ich die meiner Eltern als abschreckendes Beispiel erlebte. Wir hatten alle Angst vor meinem Vater. Er ist ein Mensch, der nie seine Gefühle zeigen kann. Meine Mutter dagegen ist immer weich gewesen und weinte schon aus kleinen Anlässen. Sie hat viel für die Familie empfunden und getan, war in der Erziehung aber nie straff genug, was nötig gewesen wäre, da mein Vater fast ständig unterwegs und auf Montage war. So kam es dazu, daß mein Bruder, der ein Jahr älter ist als ich, in kriminelle und Drogenkreise geriet. Ich habe noch einen Bruder, der vier Jahre älter und Arzt für Orthopädie ist.

Ich weine leicht. Wenn ich Probleme habe, und die habe ich oft, darf ich keine traurige Musik hören, denn dann kann nichts mein Weinen aufhalten. Klassische Musik habe ich ausgesprochen gern, während ich die harte Popmusik nicht mag. Sie bringt mir Unruhe und macht mich aggressiv. Ich muß sogar beim Autofahren aufpassen, daß ich diese Musik nicht anstelle, denn sonst werde ich leichtsinnig und waghalsig. Meine Stimmung ist von der Musik sehr abhängig. So war es schon in meiner Kindheit. Ich war etwa sieben Jahre, als ich mit Begeisterung tanzte. Es war eine Art Ausdruckstanz, bei dem ich kreativ sein und viel Gefühl zeigen wollte. Ich lege sehr viel Wert auf

Grazie und Eleganz, sowohl beim Tanz als auch bei meinen Yoga-Übungen. Mich beeindruckt sehr, daß man durch diese Art des Tanzens innerliche Ausgeglichenheit und Ruhe bekommt, was ich brauche, weil ich sonst alles andere als ausgeglichen bin. Ich bin oft depressiv verstimmt und zwar vor allem vor meiner Periode. Ich habe festgestellt, daß ich besonders dann empfindlich bin gegenüber der Verhaltensweise anderer, was wohl daran liegt, daß ich von anderen zuviel erwarte. Ich will und muß im Mittelpunkt stehen und angehimmelt werden. Ich bin enttäuscht, wenn das nicht klappt und fühle mich ausgestoßen. Ich frage mich dann, wozu ich überhaupt da bin, da man doch auch ohne mich auskommt, und schon kommen mir wieder die Tränen in die Augen. Ich weiß, daß ich den anderen nicht den freien Raum zugestehe, den sie haben müßten, kann mich in dieser Beziehung aber nicht ändern.

Ich glaube, daß ich in meinem Freund wieder meinen Vater sehe und eine Liebe erwarte, die er mir nicht so zeigen kann, wie ich sie haben möchte. Er geht weg von mir und sagt nicht, wohin und auch nicht, wann er wiederkommt. Ich werde dann nicht mehr so wütend wie früher und will mich nicht mit ihm streiten, sondern ich bin still und schmolle, und dann kommt es doch zum Streitgespräch. Es besteht ein ständiger Kampf zwischen uns und zwar in der Form, daß ich ihn kontrollieren will und er sich wiederum gegen diese Kontrolle wehrt. Das ist wahrscheinlich auch der Grund dafür, daß mein Freund nicht mit mir zusammenziehen will. Ich erlebe in ihm immer wieder einen Einzelgänger, der oft allein sein und seinen eigenen Weg gehen will. Ich bin auch nicht gern unter vielen Leuten, möchte aber gern öfter mit meinem Freund zusammen sein.

Es kommt bei uns auch zum Streit, weil jeder von uns eine andere Auffassung von der Haushaltsführung hat. Ich bin sehr ordentlich und will alles sofort wegräumen. Nach dem Essen muß z.B. das Geschirr sofort gespült werden, und ich kann es nicht ausstehen, wenn es bis zum Abend oder gar dem nächsten Tag liegen bleibt. Genauso ist es nach dem Aufstehen. Bei mir muß das Bettzeug sofort gelüftet und das Bett bald gemacht werden. Er aber läßt sich mit allem Zeit. Wenn ich auch gern mit ihm zusammen bin, so müssen wir allein deshalb getrennte Zimmer haben. Mir genügt es aber auch aus einem anderen Grund: denn mir reicht die Gewißheit, daß noch jemand in der Wohnung ist. Ein Mann, der immer um mich ist, würde mir lästig fallen und erst recht, wenn er mich mit Liebkosungen überhäuft. Ich hatte vorher einen solchen Freund, und ich konnte nicht lange mit ihm zusammen sein.

Ich will zwar mit meinem Freund zusammen leben, aber noch nicht heiraten und erst recht noch keine Kinder haben. Ich habe einfach noch zu viele eigene Probleme, mit denen ich noch nicht fertig bin, so daß ich für die Kinder gar keine Zeit hätte. Außerdem beschäftigte ich mich auch noch mit den Problemen anderer und versuche, ihnen zu helfen. Ich komme hier auf eine andere Resonanz als bei Kindern. Bei Kindern trifft man nie auf Dankbarkeit und Würdigung dessen, was man für sie tut, sondern man begegnet nur Geschrei, Aufsässigkeit und unsinniger Fragerei.

Ich käme mit Kindern sowieso nicht zurecht, weil der einfache Alltag mich schon überfordert. Es fängt schon morgens mit der Dusche an. Ich weiß dann nicht, was ich tun soll. Ich weiß, daß eine kalte Dusche gesünder ist und mehr abhärtet als eine warme, aber für diese kann ich mich wiederum nicht entschließen, weil sie mir zu unangenehm ist. Ich kann auch niemals in kaltes Wasser springen, weil ich dann Angst habe, einen Herzschlag zu bekommen. Das Schwimmen überhaupt macht mir Schwierigkeiten, und ich kann im Meer nur in Ufernähe schwimmen. Wenn ich keinen Grund mehr sehen kann, habe ich Angst, daß ein Fisch mir ein Bein abreißen oder mich hinunterziehen könnte, und Ähnliches muß ich auch von einer Welle erwarten.

Auch vor der Dunkelheit habe ich Angst. Schon als Kind konnte ich nicht im Dunkeln schlafen, weil ich dann immer komische Geräusche hörte. Ich habe gefühlt, daß jemand im Raum ist. Ich hörte auf zu atmen, damit der andere meinen sollte, daß ich tot wäre. Genau diese Angst habe ich auch heute noch. Man müßte meinen, daß ich immer Licht brennen lasse, und ich würde das auch am liebsten tun. Weil ich mich dazu erziehen will, härter zu werden, lösche ich das Licht, und dann kommt eben immer wieder die Angst, daß jemand im Zimmer ist und mich erwürgen will. Ich habe dann Angst, die Augen zuzumachen.

Ich habe überhaupt Hang zum Okkultismus. Ich glaube, daß es böse Geister gibt, die einen Menschen töten können. Besonders, wenn ich im Bad bin, habe ich Angst, daß jemand, ein Mensch oder ein Übermensch, hinter dem Vorhang hervorkommt und mich mit einem Messer ersticht. Ich habe diesen Psychohorror oft und bin auch überzeugt, daß es einen Teufel gibt. Vielleicht hängt das damit zusammen, daß ich religiös bin und so an einen Gott und auch an einen Teufel glaube.

Ich bin mit 14 Jahren aus der katholischen Kirche ausgetreten und zu den Zeugen Jehovas übergegangen, was damit zusammenhing, daß meine Mutter schon seit langem Mitglied war. Ich hatte bei den Zeugen Jehovas immer Schwierigkeiten, weil ich kein unterwürfiger Mensch bin und mich als Frau nicht der einzigen und alleinigen Männerherrschaft unterwerfen konnte. Ich war immer aufmüpfig, und als die Führungselite schließlich erfuhr, daß ich mir einen Freund angeschafft hatte, wurde ich vor ein Tribunal geladen. Alleine aus Protest kam ich schon mit meinem Motorrad und in einem schwarzen Lederdreß dorthin, wo drei Männer über mich zu Gericht saßen. Sie versuchten mich niederzubrüllen. Je mehr sie aber an Lautstärke zunahmen und versuchten, mich fertigzumachen, desto mehr wuchs mein Widerstand. Ich konnte keine Reue zeigen, weil ich mich nicht schuldig fühlte. Nach dieser für mich lächerlichen Gerichtssitzung brauchte ich nicht lange, um mich von diesem Verein und allem, was mich an ihn gebunden hatte, zu lösen. Ich habe diese Menschen später nie vermißt, sondern fühlte mich nur befreit, wenn ich daran zurückdachte. Ich konnte mich aber nicht lösen von den jahrelangen Ermahnungen, auf andere Menschen einen guten Einfluß geltend zu machen und sie zu etwas Besserem zu bekehren. An noch etwas glaube ich, was ich dort gelernt habe, daß nämlich der Messias eines Tages auf die Erde kommen wird, um das Böse auszulöschen.

Das Böse ist es, was jetzt die größte Macht auf der Erde hat. Der Teufel stellt für mich eine überdimensionale Kraft dar, und wenn ich den Film 'Rosemaries baby' vor mir sehe, dann bin ich davon überzeugt, daß so etwas schon einmal vorgekommen ist und auch wieder geschehen wird, daß wir aber unsere Augen davor verschließen.

Ich sehe oft Filme vor mir, in denen er vorhanden ist. Auch wenn Leute in meiner Gegenwart etwas erzählen, dann sehe ich alles plastisch vor mir, genauso wie ich Filme vor dem Einschlafen vor meinen Augen ablaufen lasse.

Ich fühle mich überhaupt am wohlsten im Bett. Das Bett ist mein Zuhause und meine Zuflucht. Ich will dabei kein leichtes Federbett haben, sondern es muß wie eine übernatürliche Macht auf mir liegen.

Ich nehme immer zwei Federbetten, nicht etwa, weil ich friere, sondern weil ich den Druck von oben haben muß.

Vor großen Hunden habe ich Angst, überhaupt vor Hunden. Ich weiß aber, daß ich ihnen meine Angst nicht zeigen darf, weil sie das merken. Besonders gern habe ich Katzen und bei denen am liebsten ganz schwarze, die mit ihren grünen Augen starken Eindruck auf mich machen. Wovor ich auch Angst habe, sind Spinnen. Ich töte sie mit einem Spray und zwar teuflisch langsam, und ich fühle eine Genugtuung, wenn sie sich im Todeskampf zusammenkrümmen.

Ich bin, wie ich schon gesagt habe, eine begeisterte Motorradfahrerin. Ich habe eine 550 ccm-Yamaha mit 50 PS, mit der ich auf 180 Sachen komme. Ich habe schon mit 18 Jahren meinen Führerschein gemacht und bin immer rasant gefahren. Seitdem in meiner Nachbarschaft ein junger Mann mit seinem Motorrad tödlich verunglückt ist, habe ich aber auch Ängste.

Als Kind habe ich immer Angst vor dunklen Männern gehabt. Wenn so ein Schwarzhaariger mich auf den Arm nahm, habe ich geschrien vor Angst.

Ich muß noch einiges über meine Sexualität sagen. Ich glaube, daß ich da viel erwarte. Als ich noch in der Pubertät war, sah es anders aus. Ich hatte seit dem 16. Lebensjahr Freunde, machte aber jedes Mal Schluß, wenn diese mit mir ins Bett gehen wollten, und das dauerte bis zum 22. Lebensjahr. Wie vor dem Teufel hatte ich einen Horror vor dem Penis. Erst, als ich mit 24 Jahren Abschied von den Zeugen Jehovas nahm, bekam ich Spaß an der Sexualität, und ich fühle mich auch heute noch wohl dabei. Ich habe keine Orgasmus-Schwierigkeiten und brauche wenigstens zweimal in der Woche die körperliche Befriedigung, nehme aber Rücksicht auf meinen Freund, und so kommt es nicht mehr als einmal pro Woche zur körperlichen Vereinigung. Vielleicht muß ich noch erwähnen, daß der Verkehr sich nicht zu lange hinziehen darf. Wenn ich den Orgasmus hatte, muß Schluß sein, denn sonst fühle ich mich ausgelaugt und verbraucht.

Wenn ich im Umgang mit anderen eine Beleidigung empfinde, bin ich nachtragend. Selbst wenn der Betreffende sich entschuldigt oder ich ihm anmerke, daß es ihm leid tut, muß ich bei jeder Gelegenheit darin herumstochern.

Meine Lieblingsfarbe ist ein dunkles Weinrot, meine zweitliebste ist Schwarz. Ich mag nicht gerne Orange.
In Ihrem Buch ist es die Rubrik 11 E 8."

Auswertung

Besonders auffallend ist eine intensive Beziehung zu Schwarz. Dabei ist bedeutsam, daß Schwarz nicht etwa ihre Lieblingsfarbe ist, denn diese ist Weinrot, sondern daß Schwarz eine Farbe ist, die sie ihr ganzes Leben hindurch beschäftigt, die sie entweder ablehnt oder liebt. Schwarz übt auf jeden Fall eine unheimliche Wirkung auf sie aus. So hat sie Angst vor dem Schwarz der Dunkelheit, vor dem Teufel, den man sich auch nur in dieser Farbe vorstellt – ein roter oder gelber Teufel ist schlecht denkbar –, vor den dunklen Geistern und vor dem Wasser, wenn die Schwärze der Tiefe ihr unheimlich wird. Als Kind hatte sie schon Angst vor schwarzhaarigen Männern.

Das Sonderbare ist, daß sie Schwarz aber auch lieben kann. Einmal ist es ihre zweite Lieblingsfarbe, zum anderen liebt sie schwarze Katzen und kleidet sich am liebsten in Schwarz, und ich habe sie noch nie in einer anderen Kleidung gesehen. Sogar helles Licht mag sie nicht, sondern zieht das gedämpfte vor. (1). Diese intensive Beziehung zu Schwarz hat nur Stramonium (1), wie auch viele andere Symptome eindeutig auf Stramonium hinweisen, so die Furcht vor der Dunkelheit (2), vor dem Wasser (3), vor Hunden (4), vor Geistern (5) und vor dem Teufel, mit dem sie sich viel beschäftigt (6).

Diese Stramonium-Geschichte ist also keine schwierige Aufgabe für uns und ist trotzdem sehr wertvoll, weil sie in ihrer Reichhaltigkeit einen tiefen Einblick in die Gemüts-Symptomatik von Stramonium erlaubt.

Wir ersehen aus ihr, wie diktatorisch diese Frau ist, die erwartet, daß sie im Mittelpunkt steht und sich alles um sie dreht, daß alle sich nach ihr richten und daß sie fähig dazu ist, sich der Probleme der anderen anzunehmen und ihnen zu helfen (7). Bei dieser Überheblichkeit hat sie aber auch Angst vor dem Alleinsein und braucht die Gesellschaft (8), wobei sie jedoch die große Gesellschaft ablehnt und zufrieden ist, wenn sich ein ihr nachstehender Mensch in ihrer Umgebung aufhält, das heißt, für sie verfügbar ist (9). Die ständig Nähe des anderen und seine fortdauernden Liebkosungen mag sie aber nicht.

Wenn sie allein ist, fühlt sie sich verlassen (10), hat dieses Gefühl aber auch oft in Gegenwart anderer (11), denn selbst dann fühlt sie sich allein und einsam.

Ferner gehört zum AMB von Stramonium das Verlangen zu tanzen, das schon sehr früh vorhanden war (12), die Gewissenhaftigkeit in Kleinigkeiten, wie sie in ihrem Haushalt für sofortige Bereinigung und Wiederherstellung der Ordnung ist (13) und die Depression vor der Regel (14).

Bei einer gemeinsamen Ausarbeitung in einer Vortragsreihe fanden die Zuhörer noch eine ganze Reihe von übereinstimmenden Symptomen, die ich z. T. noch aufführen will. So wird Stramonium bei „Religiösen Gemütsbewegungen" vierwertig geführt (15), bei „Verlangen zu töten" zweiwertig (16) und bei „Erythema nodosum" dreiwertig (17), schließlich noch bei „Furcht durch Einbildungen" dreiwertig (18).

Hinweise auf das Simillimum Stramonium

1. Furcht vor allem, was schwarz ist (SR I 470): Dreiwertig bei nur 2 Mitteln, als einziges aber dreiwertig
Abneigung gegen alles Schwarze und Dunkle (SR I 108): Einwertig
Abneigung gegen Licht (SR I 686): Einwertig bei nur 3 Mitteln
Empfindlich gegen Licht (SR I 876): Einwertig
2. Furcht vor Dunkelheit (SR I 474): Einziges vierwertiges Mittel
Angst im Dunkel (SR I 68): Einziges vierwertiges Mittel
Dunkelheit verschlimmert (SR I 184): Einziges dreiwertiges Mittel
3. Furcht vor Wasser (SR I 518): Dreiwertig
4. Furcht vor Hunden (SR I 482): Zweiwertig
5. Furcht vor Geistern (SR I 489): Einwertig
6. Wahn, sieht Teufel (SR I 253): Einwertig
7. Selbstüberhebung (SR I 425): Einwertig
Hochmut, Arroganz (SR I 556): Zweiwertig
8. Furcht vor dem Alleinsein (SR I 465): Zweiwertig
Schlimmer beim Alleinsein (SR I 143): Zweiwertig
Verlangen nach Gesellschaft (SR I 142): Zweiwertig
9. Abneigung gegen Gesellschaft, jedoch Furcht vor dem Alleinsein (SR I 140): Einwertig

10. Gefühl der Verlassenheit (SR I 532): Zweiwertig
    Gefühl der Vereinsamung (SR I 533): Einwertig
11. Wahn, sie ist immer allein (SR I 223): Einwertig
    Wahn, sie ist im Stich gelassen (SR I 253): Zweiwertig
12. Tanzen (SR I 183): Zweiwertig
13. Gewissenhaft in Kleinigkeiten (SR I 171): Zweiwertig
14. Depression vor den Menses (SR I 859): Einwertig
15. Religiöse Gemütsbewegungen (SR I 803): Vierwertig
16. Verlangen zu töten (SR I 662): Zweiwertig
17. Erythema nodosum (K II 192): Dreiwertig
18. Furcht vor Einbildungen (SR I 492): Dreiwertig

Therapie und Verlauf

Nachdem ich Stramonium in der 200. Potenz als intravenöse Injektion gegeben hatte, besserte sich der Gesamtzustand der Patientin, und auch die BKS, die ich nach sechs Wochen durchführen ließ, begann sich mit einem Wert von 34/80 zu normalisieren.

Ich hatte deshalb keine Bedenken, zwei Monate nach der ersten Gabe Stramonium M in Form von fünf Globuli zu geben, erlebte aber eine nicht vorauszusehende Überraschung:

Sie bekam eine Woche nach der Gabe Selbstmordgedanken und wurde aggressiv gegenüber allen, mit denen sie zusammenkam. Ihre Gedanken und Ideen überfielen sie besonders nachts, so daß sie kaum noch schlafen konnte. Dazu kamen starke Schmerzen im linken Unterleib, die besonders im Liegen auftraten. Ängstlich wie sie war, begab sie sich in ein Krankenhaus, wo aber nichts Besonderes festgestellt wurde.

Sie fühlte sich nach der Krankenhausentlassung ausgesprochen gut, was auch fast ein halbes Jahr anhielt. Als dann eine Verschlechterung eintrat, wagte ich es, noch einmal Stramonium zu geben und zwar in der 200. Potenz. Der Folgezustand war sehr gut, nur die Schmerzen im linken Unterleib waren für eine Woche verstärkt.

8 Monate später gab ich noch einmal eine M. Potenz, worauf sie am nächsten Tag wieder depressiv und dazu ziemlich unruhig war, beides aber nur für einen Tag. Nach einigen Tagen trat eine Erythema nodosum der Unterschenkel auf, die nach drei Wochen wieder abgeklungen war.

Eine BKS, die ich 3 Monate später durchführen ließ, ergab einen Wert von 13/38, eine Röntgenkontrolle ergab eine erhebliche Aufhellung gegenüber den knotigen Trübungen auf den früheren Aufnahmen.

Der linke Unterleib meldete sich nicht mehr, die Patientin bekam sehr viel besser Luft als früher, und der Allgemeinzustand war sowohl organisch als auch gemütsmäßig sehr gut. Inzwischen ist ein Jahr vergangen, ohne daß eine neue Gabe nötig geworden wäre.

Jetzt, 1989, sind weitere drei Jahre vergangen, und die Patientin fühlt sich nach wie vor sehr gut. Nur eine neue Gabe erschien mir in der Zwischenzeit notwendig. Ich gab sie wieder in der M. Potenz.

Fall 25

In den Tageszeitungen wurde intensiv über eine Mutter berichtet, die ihr einziges Kind aus dem Fenster und damit in den Tod geworfen hatte. Auch über das Gerichtsverfahren, das sich daran anschloß, denn es war einiges vorausgegangen. Die Frau hatte sich an verschiedene Psychiater und auch an Kliniken gewandt und ihnen mitgeteilt, daß sie das Verlangen habe, ihr Kind zu töten und um Hilfe gebeten. Sie war jedes Mal schnell abgefertigt und nur mit einigen Beruhigungsmitteln oder Psychopharmaka versehen worden, ohne daß man sich dieses Falles mehr angenommen hätte. Jetzt standen auch diese Kollegen vor Gericht und mußten sich rechtfertigen.

Zu diesem Zeitpunkt rief ein Italiener bei uns an, der von dem ähnlichen Verlangen seiner Frau berichtete und uns um dringende Hilfe bat. Ich brauche nicht zu betonen, daß ich trotz Terminschwierigkeiten einen baldigen Termin gab und dies auch ohne die Vorwarnung durch die Zeitungsveröffentlichungen getan hätte.

Nun saß die 21jährige Italienerin vor mir. Organbeschwerden und besondere Menstruationskennzeichen hatte sie nicht, so daß ich mir sofort ihre Krankengeschichte erzählen lassen konnte. Vielleicht ist noch zu erwähnen, daß sie trotz ihrer schweren Gemütsstörung einen guten Geschmack in der Auswahl ihrer Kleidung bewies und mit ihrem hübschen Gesicht, trotz ihres Übergewichtes, ansprechend aussah.

Psychoanamnese

„Meine Ängste fingen eigentlich vor zwei Jahren an. Eines Tages war mein Schwager verschwunden. Wir suchten ihn überall. Ich habe viele Nächte nicht geschlafen und hatte besonders abends Angst. Tagsüber war es nicht so schlimm, aber abends mußte ich mich an meinen Mann klammern. Ich hatte schlimme Gedanken. Er konnte tot oder mit Punkern und Drogensüchtigen zusammen sein. Eines Tages erhielten wir die Nachricht, daß er erschossen worden sei. Es war ein Kopfschuß durch ein Auge.

Ich war dadurch natürlich sehr erschrocken und meine Angst furchtbar geworden. Ich wußte genau, daß der, der meinen Schwager erschossen hatte, kommen und auch uns töten würde. Alles mußte verschlossen sein, und trotzdem hatte ich Angst, entsetzliche Angst. Anfangs war es schlimm, aber allmählich verging meine Angst. Als wir vier Wochen in Urlaub waren, habe ich die Angst sogar fast vergessen. Aber dann kam etwas Neues und mit diesem wieder die große Angst.

Vorher will ich aber von meiner Kindheit erzählen, denn schon damals gab es Ängste für mich. Ich bin in Favara in Italien geboren und weiß, daß ich sehr eitel war. Ich wollte immer das Schönste haben und zeigte mich damit vor den anderen, und diese durften das nicht haben. Ich erinnere mich noch daran, daß ich einmal auf einer Hochzeit eine Frau mit einem wunderschönen Pelzmantel sah. Ich ging zu ihr und streichelte den Pelz und wußte in demselben Augenblick, daß ich auch so etwas bekommen müßte. Ich bekam das auch von meinen Eltern, und niemand war stolzer als ich, als ich mich damit meinen Freundinnen zeigen konnte.

Ich war versessen auf Eis. Wenn ich Lust darauf hatte, dachte ich, daß mein Leben davon abhängen würde und schrie solange, bis ich es bekam.

Mit drei Jahren bekam ich ein Brüderchen, auf das ich sehr eifersüchtig war. Meine Mutter durfte es nicht auf dem Arm tragen, ohne daß ich schlimme Gedanken bekam. Es fing mit Kneifen an. Wenn meine Mutter woanders war, ging ich zum Bettchen und kniff es tüchtig in sein weiches Fleisch, worauf es ganz erbärmlich brüllte. Wenn meine Mutter dann herbeilief, tat ich ganz unschuldig und sagte, ich wüßte von nichts.

Meine Eifersucht wurde immer schlimmer und einmal, als meine Mutter nicht da war, stieß ich den Kinderwagen mit dem Kleinen die Treppe hinunter. Es war eine hohe und ziemlich steile Treppe, die aber zum Glück für das Kind in einem Bogen verlief, so daß der Wagen durch den Aufprall auf die Wand immer wieder gebremst wurde und nicht umkippte, sondern die vielen Stufen nacheinander hinunterpolterte. Es wäre aber trotzdem etwas Schlimmes passiert, wenn die Haustür nicht verschlossen gewesen wäre, denn diese mündete auf eine Straße mit viel Verkehr, so daß der Wagen und das Kind mit Sicherheit überrollt worden wären. Ich war wieder sehr schlau, so daß meine Mutter nicht merkte, daß alles durch mich geschehen war.

Es kam aber noch schlimmer, denn ich wollte das Kind unbedingt töten. Meine Mutter sollte nur für mich da sein und für niemand anderen. Eines Tages hatte ich die Idee, das Kind vom Balkon, wir wohnten in der zweiten Etage, auf die Straße zu werfen. Ich öffnete die Balkontür, nahm das Kind auf den Arm und trat an die Brüstung, um es hinunter zu werfen. Ich hatte aber anscheinend noch nicht die Kraft dazu, denn das Kind stieß gegen das Geländer und dann auf den Boden des Balkons. Als es ganz jämmerlich schrie, eilte meine Mutter herbei und begriff, daß ich schuldig war, denn jetzt konnte ich mich nicht mehr verstellen. Der Kleine hatte nur Prellungen und blaue Flecken, mich aber schob meine Mutter zu meiner Oma ab, denn sie hatte erkannt, daß ich für den Kleinen eine große Gefahr darstellte.

Ich hatte nicht viel Lust, in der Schule zu arbeiten und habe den Unterricht oft geschwänzt, wofür ich mir selbst Entschuldigungen schrieb. Ich konnte die Unterschrift meines Vaters gut nachmachen, und deshalb fiel ich nie auf. Mit sieben hatte die Oma mich nach Deutschland zu meinen Eltern geschickt, bei denen ich dann blieb. Ich war inzwischen vernünftiger geworden.

Das Lesen und Schreiben fiel mir nie schwer, und meine Hefte waren immer sehr ordentlich. Auch das Malen machte mir Spaß, aber was ich nie mochte, waren die Handarbeiten, die ich in die Ecke warf.

Ich war ein Kind, das wußte, was es wollte, und ich habe mich immer durchgesetzt.

Meine Mutter kam erst abends nach Hause, denn sie war berufstätig und erwartete, daß die Wohnung dann sauber war. Das war etwas, was ich gern gemacht habe, und ich erinnere mich daran, daß eines Abends, als wir Gäste hatten, alles bis zum nächsten Morgen liegen bleiben sollte, was mir aber nicht gefiel. Ich stand in der Nacht auf und brachte alles in Ordnung. Ich hatte immer einen regelrechten Putzfimmel, und alles mußte glänzen und glitzern. Ich mußte immer zu tun haben und bot auch anderen Leuten meine Putzhilfe an.

Ich bin eine schnelle und gewissenhafte Arbeiterin, und das zeigte sich auch, als ich mit 14 in einer Schweißerei arbeitete. Ich mußte alles als erste und ordentlichste Arbeiterin fertig haben, und ich kannte bei der Arbeit keine Müdigkeit.

Von meinem 12. Lebensjahr an, als meine Regel kam, hatte ich einige Freunde. Es war aber jeweils eine nur oberflächliche Freundschaft, die über Küssen und Zärtlichkeiten nicht hinausging, bis ich mit 16 meinen späteren Mann kennenlernte, den ich mit 17 geheiratet habe. Ich weiß, daß er mich sehr liebt, denn er tut alles für mich.

Mit 19 Jahren kam ich in Hoffnung, und damit begann eine furchtbare Zeit für mich.

Nachdem zum ersten Mal die Regel ausgeblieben war und ich mit Sicherheit wußte, daß ich das Kind bekommen würde, auf das ich mich so freute, schaute ich mir zufällig folgenden Film an: Ein Arzt und Forscher versuchte dadurch seine Persönlichkeit zu ändern, daß er eine Droge einnahm. Es war ein furchtbarer Film für mich, denn ich erlebte mit, wie ihm überall Haare wuchsen und er ein Fell wie ein Tier bekam. Er schrie wie ein Wolf und mordete Frauen.

Nach dem Ende des Films legte ich mich schlafen und erlebte, wie ich auch Haare bekam. Ich stand auf und machte das Licht an, konnte die Haare, die ich vorher gefühlt hatte, aber nicht sehen. Ich legte mich wieder hin, und dann bekam ich ein Herzjagen, wie ich es vorher nie gehabt hatte.

In den nächsten Wochen wuchsen meine Haare tatsächlich, und ich lief von einem Arzt zum anderen. Jeder sagte mir, daß das eine ganz natürliche Hormonumstellung wäre, wie man sie bei einer Schwangerschaft immer erleben würde. Ich glaubte das nicht, denn ich wußte, daß ich immer mehr Haare bekommen würde und auch mein Kind. Je näher die Geburtsstunde kam, desto mehr Angst bekam ich. Ich ging zu verschiedenen Ärzten und ließ bei mir immer wieder eine Ultraschalluntersuchung durchführen und fragte nachher, ob mein Kind ein menschliches Kind wäre. Ich habe es nie geglaubt.

Die erste Nacht im Krankenhaus war furchtbar für mich, und ich rief um 4 Uhr meinen Mann an, der sofort kam und mich zu beruhigen versuchte. Als ich im Entbindungssaal lag und sah, wie die Ärzte ihre Hände desinfizierten, bekam ich noch mehr Angst und schrie in einem fort, bis man mir eine Narkose gab. Als ich aufwachte, sagte ein Arzt zu mir, daß ich ein gesundes Mädchen bekommen hätte. Ich wollte es sehen und nahm es in den Arm, und dann kam mein Mann und fotografierte uns. Er machte es mit Blitzlicht, und ich sah einen Blitz und wieder einen und wieder einen und so weiter. Es hörte überhaupt nicht mehr auf zu blitzen. Ich habe geschrien, daß ich nichts mehr sehen könnte, und es wurde dunkel um mich. Ich bekam Elektrizität am ganzen Körper und spürte, wie sich alles verzog, mein Gesicht, meine Hände und meine Beine. Als ich wieder aufwachte, sagte mir der Arzt, daß ich ohnmächtig gewesen wäre und dabei einen schweren Krampfanfall gehabt hätte. Ich wäre beinahe tot gewesen, wenn er mir nicht eine rettende Spritze gegeben hätte.

Ich hatte jetzt immer Angst, daß sich dieser Krampfanfall wiederholen und ich nicht mehr aufwachen würde, denn nach diesen furchtbaren Worten des Arztes, daß ich nämlich bald tot gewesen wäre, kam ich nie mehr richtig zur Besinnung.

Ich hatte Angst einzuschlafen. Wenn ich die Augen geschlossen hatte, hatte ich das Gefühl zu fliegen und fürchtete immer, wieder einen Krampfanfall zu bekommen. Mein Blutdruck stieg bis 180, und die Ärzte sagten, ich sei psychisch krank. Das bedeutete für mich, daß ich geisteskrank wäre und steigerte meine Angst immer mehr. Ich sah die Ursache für das alles in meinem Kind und fing an, es zu hassen. Eigentlich hätte ich es lieben müssen, weil ich mich so darauf gefreut hatte, aber in mir wuchs immer mehr das Verlangen, es umzubringen. Wenn ich das Kind bade, habe ich immer mehr das Verlangen, es unterzutauchen oder einfach in das Waschbecken zu werfen. Es soll sterben, und dann will ich mir das Leben nehmen. Ich oder vielmehr mein Mann ließ meine Mutter aus Italien kommen, damit sie mich davor bewahren sollte, so etwas zu tun.

Mein Mann tat alles für mich. Ich durfte keine aufregenden Filme mehr sehen und nichts mehr hören von Tod, Operationen oder Geisteskrankheiten, denn sicherlich haben diese Äußerungen der Ärzte zu meinem jetzigen Zustand beigetragen. Ich ging von einem Nervenarzt zum anderen, und ich mußte viele Mittel einnehmen. Danach wurde es immer schlimmer, und ich weiß nicht, ob das, was dann alles kam, mit meiner Krankheit zusammenhing oder durch diese Medikamente verursacht ist.

Es ist jetzt soweit gekommen, daß ich nicht mehr aus dem Haus gehen kann. Ich habe Schwindel bekommen. Oft habe ich das Gefühl, nach der Seite zu fallen, und immer bewegt sich der Boden unter mir. Er bewegt sich schnell und zwar nach vorne und zurück, so daß ich taumelig werde. Es ist wie auf einem Schüttelrost, aber auch auf und nieder kann der Boden gehen, wenn ich draußen bin. Menschen, die hin und her laufen, machen mich noch mehr schwindlig, und in ein Kaufhaus kann ich gar nicht mehr gehen. Ich kämpfe dauernd. Ich will mich überwinden und dem Leben wieder anpassen, und deshalb gehe ich immer wieder raus, aber es wird nicht besser.

Das ist alles schlimm, aber nicht so schlimm wie mein ständiges Verlangen, mein Kind zu töten. Wenn Sie mich nur von diesem Zwang befreien, werde ich Ihnen schon ewig dankbar sein."

Träume

„Ich habe immer nur schreckliche Träume und niemals einen schönen.

Ich träume oft, daß ich einen Krampfanfall bekomme oder noch öfter, daß mich jemand umbringen will.

Jemand hat mich gerufen und mir den Auftrag gegeben, etwas Schlimmes für ihn zu tun. Es war mein Cousin. Er saß auf der Fensterbank und sagte, ich sollte ihn runterstoßen. Wenn ich es nicht tun würde, würde er mich in die Tiefe stoßen. Es war das neunte Stockwerk, und ich wollte ihn nicht runterstoßen, aber alle sagten zu mir ‚Tue es doch ruhig!' Ich wollte ihn lieber mit zu Ihnen bringen, aber er sagte, daß das zu lange dauern würde, daß er sofort sterben wollte, und dann habe ich ihn eben runtergeschubst. Ich habe dann gesehen, wie er unten lag und voller Blut war. Ich wurde wach und mußte meinen Mann wecken, weil mir dieser Traum so sonderbar erschien und auch mein Verhalten nachher. Der Anblick des toten Körpers in Blut war zwar furchtbar für mich gewesen, aber irgendwie hatte ich mich gefreut, daß mein Cousin tot war, denn wir haben uns nie gut verstanden."

Auswertung

In diesem Fall ist das Hauptthema das Töten und zwar in verschiedenen Varianten. Wir haben nicht viele Mittel, die sich intensiv damit befassen und erst recht mit dieser besonderen Art zu töten, nämlich einmal das eigene Kind zu töten und zum anderen, dieses Töten nicht lange vorzubereiten, sondern immer wieder diesen plötzlichen Tötungsimpuls zu haben. Außer diesen beiden Besonderheiten gibt es aber noch eine dritte, nämlich die Furcht davor, töten zu müssen. Das ist vielleicht das auffälligste Symptom, denn aus ihm geht hervor, daß diese Tötung nicht beabsichtigt ist, sondern ein Zwang ist, der plötzlich und unvorhergesehen auf die Patientin zukommt.

Diese Furcht, töten zu können oder zu müssen, enthält 10 Mittel (1). Wenn wir sie vergleichen mit dem plötzlichen Impuls zu töten, ergeben sich nur zwei Mittel, die beide Symptome decken, nämlich Nux vomica und Thea (2). Dazu gehört auch noch die allgemeine Rubrik des „Verlangens zu töten" (3), die ebenfalls beide Mittel enthält.

Wenn wir aber als dritte Rubrik, die nur vier Mittel enthält, die „Furcht vor dem plötzlichen eigenen Tod" hinzuziehen, denn darin schwebte die Patientin immer, bleibt nur Thea übrig (4).

Noch einfacher wäre die Mittelsuche gewesen, hätte das SR für das AMB von Thea das Symptom angeführt „Fühlt einen Zwang, ihr Kind in ein Wäschebecken zu werfen" oder „es die Treppe hinunterzustoßen". Statt dessen steht im SR nur die Rubrik „Plötzlicher Impuls, sein Kind ins Feuer zu werfen". Diese Rubrik steht so auch im *Kent*, aber im *Allen* [6] (S. 1107) sind die beiden Symptome wortwörtlich aufgezeichnet (7).

Beide Symptome finden wir wörtlich bei der Patientin, das Verlangen, ihr Kind in ein Wäschebecken zu werfen, und das in der Kindheit erlebte Stoßen des kleinen Brüderchens die Treppe hinunter.

Auch der Traum „vom Töten von Knaben" war bei der Patientin vorgekommen, denn das Hinunterstoßen ihres Cousins vom Fensterbrett war nichts anderes (5).

Ein ganz eigenartiges und sicher nicht häufiges Symptom weist noch auf Thea hin, das als einziges Mittel dieses Symptom hat, nämlich die Freude, wenn diese Leute von dem Traum aufwachen, in dem sie jemanden ermordet haben. Daß es nicht ein Traum vom Töten ihres Kindes ist, über den sie sich freut, ist für eine Mutter wohl selbstverständlich (6).

Hinweise auf das Simillimum Thea

1. Furcht, er könnte töten (SR I 494): Einwertig
2. Plötzlicher Impuls zu töten (SR I 665): 8 Mittel, dabei Thea einwertig
3. Verlangen zu töten (SR I 662): Einwertig
4. Furcht vor dem plötzlichen Tod (SR I 478): Vier Mittel, dabei Thea einwertig

5. Traum von der Ermordung von Knaben (SR III 312): Einziges Mittel und einwertig
6. Vergnügen beim Erwachen vom Traum von Mord (SR I 775): Einziges Mittel und einwertig
7. Empfindet den Trieb dazu, ihr Baby in eine Wanne mit Wäsche zu werfen oder es die Treppe hinunterzustoßen (nach *Allen* [6], S. 1107).

Therapie und Verlauf

Nach einer Gabe von Thea M in Form von fünf Globuli kam die Patientin nach vier Wochen zu mir und hatte wie immer alles fein säuberlich mit der Schreibmaschine aufgeschrieben, was ich erstaunlich fand.

„Seitdem ich in Ihrer Behandlung bin, hat sich alles bei mir gebessert. Ich liebe meine Tochter so, wie ich es mir immer gewünscht habe. Ich denke nicht mehr daran, ihr etwas anzutun.

Früher konnte ich schlecht allein sein, denn ich hatte immer Angst, mir würde etwas passieren und ich hätte niemand, der mir helfen könnte. Jetzt kann ich gut allein sein und mache sogar wieder meine Hausarbeiten, zu denen ich nicht mehr fähig war. Auch meine Depressionen sind verschwunden und ebenso meine Vergeßlichkeit.

Das einzige, was geblieben ist, ist meine Empfindlichkeit gegen Licht, das stark blendet. Ich bekomme dann Herzklopfen. Sie haben einen anderen Menschen aus mir gemacht, und ich bin Ihnen sehr dankbar dafür."

Natürlich war es interessant, den Verlauf der Besserung zu verfolgen, und so ließ ich mir diesen genau schildern. Die ersten vier bis fünf Tage, meinte sie, wurde nichts anders. Dann aber wäre eine Verschlimmerung ihrer Ängste eingetreten, so daß sie vor allem Angst bekam und sogar vor ihren Möbeln. In ihr war ein heilloses Durcheinander und sie war am Verzweifeln, bis sie auf einmal feststellte, daß sich alles nach einer weiteren Woche besserte. Die Besserung habe bis heute angehalten, und sie sei jetzt so weit, daß sie am liebsten allein zu Hause sei, allein mit ihrem geliebten Kind und keinen Besuch mehr haben wollte, ein Zustand, der vorher unmöglich gewesen sei.

Als die Patientin nach weiteren sechs Wochen zu mir kam, war ihr Zustand so gut oder eher noch besser als zuvor. Ich gab ihr aber den

Rat mit auf den Weg, bei der geringsten Verschlimmerung Kontakt mit mir aufzunehmen.

Die Patientin kam nach etwa einem halben Jahr wieder zu mir, aber nur, weil sie wieder Schwindelanfälle hatte. Bis heute, das sind inzwischen drei Jahre geworden, hatte sie nie wieder die Idee, ihr Kind töten zu wollen.

Daß ich mit Thea das Simillimum getroffen hatte, geht nicht nur aus der Besserung hervor, denn diese könnte auch zufällig gewesen sei, sondern vielmehr aus der Art der Besserung, wie sie eben typisch für das Simillimum ist:

Zunächst einige Tage (zwischen drei und zwölf Tagen) des Verharrens auf dem alten Zustand, dann aber einige Tage der Verschlimmerung und schließlich eine durchgreifende und beständige Verbesserung. Diese Verhaltensweise des gemütskranken Organismus hat Ähnlichkeit mit dem organkranken Organismus, der durch das Simillimum die Initiative bekommt, sich mit seiner Krankheit auseinanderzusetzen, was immer einige Tage dauert, bis sich die Tendenz zur Heilung durchsetzt.

Die Patientin hatte sich für die Lieblingsfarbe Pink (12C8) entschieden.

Fall 26

Mir ist noch nie die Aufgliederung und Zusammenfassung einer Psychoanamnese so schwer gefallen wie diese, denn vorher hatte kaum jemand alles so konfus und zusammenhanglos erzählt wie dieser 45jährige Patient.

Er kam zum ersten Mal vor zwei Jahren zu mir und sagte mir sofort, daß er ein Exhibitionist sei. Da er außerdem ein gläubiges Mitglied der Zeugen Jehovas sei, habe er Schwierigkeiten, aber nicht in bezug auf sein Gewissen, sondern mehr mit seinen Glaubensbrüdern.

Man mußte Angst vor ihm haben, wenn man ihn so sah und mit ihm sprach. Es war wohl weniger sein muskulöser Körper und das runde Gesicht mit noch kindlichen Zügen und seinem kurzgeschnittenen, aber schwarzen und dichten Haar, sondern mehr seine Art, wie er sprach und sich verhielt. Er sprach mit einer bestimmenden Überlegenheit, mit einer dominanten Selbstgefälligkeit, so daß man fürchtete, einmal anderer Meinung zu sein als er. Er sprach dann auch davon, daß alle Angst vor ihm hätten, seine Frau, seine Kinder, seine jetzige Freundin und sogar seine Arbeitskollegen, und er wüßte nicht warum. Sicher, er könnte nicht vertragen, wenn man ihn nicht verstehen würde, und neulich habe er sich zu Hause vergessen und den Heizkörper aus der Wand gerissen und auf den Boden geworfen, so daß alles kaputt ging und sogar Risse in den Boden kamen, aber schließlich seien doch immer die anderen schuld. Er sei gewiß ein ruhiger Mensch, jedoch könnte jeder Widerspruch ihn wirklich wütend machen. Er würde doch nur etwas sagen, wenn er wüßte, daß er im Recht sei, und dann habe ihm niemand zu widersprechen.

Seine Frau habe sich entschlossen, mit den Kindern von ihm zu gehen, und das sei ihm nur recht. Er fühle sich zu Hause unfrei und sei kaum noch zu Hause. Seine Frau wollte einen Friseursalon aufmachen, denn sie sei Meisterin, und er würde ihr dabei helfen, so daß sie recht bald ausziehen würde. Dann hätte er sein Haus nur noch für sich allein.

Ich glaube, ich werde zunächst erwähnen, was er mir von seiner Kindheit erzählte:

Psychoanamnese

„Wir hatten in Ungarn einen Bauernhof. Als ich 15 war, warf man mir eines Tages vor, daß ich mir ohne Erlaubnis Eier genommen und verkauft habe. Mein Vater schlug mich, und ich schlug zurück und lief dann weg. Ich fuhr zu meiner Schwester und dann nach Budapest zu meinem Bruder. Von dort holte mein Vater mich wieder ab. Als ich 16 war, holte mein Bruder mich ab und verführte mich zum Trinken und schüttete mir immer wieder ein, bis ich betrunken war. Meine Eltern haben mich in der Nacht gesucht und schließlich gefunden, und am nächsten Tag schlug mein Bruder mich so, wie ich noch nie geschlagen worden war. Es war die Zeit des ungarischen Aufstandes, der am 23.10.56 begonnen hatte. Dadurch war es möglich, über die Grenze nach Österreich zu kommen, was vorher unmöglich war, weil alles vermint war. Jetzt aber halfen uns die ungarischen Soldaten und machten es möglich. Ich habe später nie viel nach Hause geschrieben. Ich wurde dann in das Lager bei Eisenstadt im Burgenland gebracht, von wo ich aber bald ausgerissen bin. Ich mußte ausreißen, weil das Leben im Lager unerträglich war. In den Betten über mir und in den Betten unter mir machten die immer ihren Verkehr. Ich hörte das und wurde dadurch verleitet, mich dauernd zu befriedigen. Ich mache das auch heute noch und oft mehrmals am Tag. Mit meiner Frau verkehre ich nur noch selten, seit fast einem Jahr überhaupt nicht mehr. Wenn wir Streit hatten, hat meine Frau sich mir für Monate verweigert. Ich habe bei ihr nie viel vom Verkehr gehabt.

Meine Frau hatte immer schon gemerkt, daß bei mir nicht alles in Ordnung ist, und vor eineinhalb Jahren habe ich ihr alles von mir erzählt, von meinem Exhibitionismus und daß ich sie schon öfter betrogen habe. Ich habe ihr gesagt, daß ich das machen mußte, weil sie sich mir so oft verweigert habe. Als ich das meiner Frau erzählt hatte, ging ich auch zu den Zeugen Jehovas, wo ich ja Mitglied bin, und habe es ihnen erzählt, wozu ich verpflichtet bin. Der Vorstand, wozu auch meine Frau gehört, hat sich das angehört und mir als Ultimatum gestellt, daß ich innerhalb eines Jahres aufhören müßte. Ich konnte das aber nicht einhalten und wollte es vielleicht auch nicht, und so wurde ich nach diesem Jahr ausgeschlossen.

Bei meiner Freundin, die ich vor einigen Monaten kennenlernte und die Griechin ist, habe ich vom Verkehr sehr viel. Sie hatte mir aber gesagt, daß sie nicht mit mir zusammenziehen könnte, weil sie Angst vor mir habe. ‚Wieso?', habe ich gefragt, und sie meinte, daß sie Angst davor habe, daß ich sie so formen würde, wie ich es wollte. Ich habe ihr versichert, daß ich nie einen anderen Menschen ändern wollte, und ich habe es ihr immer wieder versichert, aber sie wird ihre Angst nicht los und will mich jetzt nicht mehr sehen.

Aus dem Lager bei Eisenstadt floh ich damals nach Wien, von da nach Ingolstadt und schließlich nach Köln. Ich bin Automechaniker und war bei Mercedes und bin Organisateur und jetzt bei der Deutschen Shell beschäftigt.

1964 bekam ich Bescheid, daß meine Mutter gestorben ist. Ich habe sie immer gehaßt. Sie hat mich sehr viel und hart geschlagen. Oft mußte ich auf einem Säckchen Maiskörner in der Ecke knien und das stundenlang. Sie hat Liebesbriefe, die ich mit 16 Jahren bekam, geöffnet und mich ausgelacht. Ich bin oft von zu Hause fort und habe mit Tieren gesprochen, da man nicht mit Menschen sprechen konnte.

Ich bin ein Mensch, der über ein Thema stundenlang reden kann. Oft kommen in meiner Arbeitsstelle jüngere Leute zu mir und lassen sich von mir beraten. Auch meine beiden Kinder sagen von mir, daß sie noch nirgendwo soviel gelernt haben wie von mir.

Es kann sein, daß ich bei einer Diskussion zu weit gehe, und dann sagen sie, daß ich verrückt wäre. Sie sagen das, weil sie nicht mehr folgen können. Ich denke zu sehr in der Tiefe, weil ich allem auf den Grund gehen will. Mir gefällt nicht, daß die anderen nur an der Oberfläche schwimmen. ‚Mußt Du immer recht haben?', fragen mich meine beiden Töchter. ‚Ja', sage ich, ‚ich muß, aber es geht nicht um das Recht, sondern um die Wahrheit. Aber ich habe Recht, weil ich die Wahrheit weiß!'

Ich kann wütend werden, wenn der andere überhaupt nicht begreift. Besonders schlimm war es immer, wenn ich von draußen kam und Alkohol getrunken hatte. Dann habe ich noch nicht einmal Ruhe, meine Kleidung aufzuknöpfen, so daß ich mir alles vom Leibe reiße, alles beschädigt wird.

Meine Frau meint, daß ich ärgerlich werde, wenn ich einige Wochen nichts getrunken habe und dann Streit suche, damit ich weggehen und trinken kann. Diesen Verdacht erkenne ich aber nicht an.

Ich war sehr verliebt, als ich vor kurzem die Griechin kennenlernte. Ich habe dann nicht mehr an den Exhibitionismus gedacht und auch nicht ans Trinken. Ich hatte vorher gedacht, daß ich eine Nymphomanin in männlicher Form bin, weil ich beim Onanieren und auch beim Exhibitionismus unersättlich war, aber das ist nach dieser Bekanntschaft anders geworden.

Für mich war immer eine wichtige Frage, ob es einen Gott gibt. Das erste Wesen auf dieser Erde muß von jemand gemacht worden sein. Ich habe viel unternommen, um diese Frage zu klären. Ich habe viele Bücher gekauft und gelesen. Ich kam zu dem Ergebnis, daß alles, was in der Bibel steht, wahr ist. Ich habe keinen einzigen Punkt gefunden, der nicht gestimmt hätte. Ich habe mich überzeugt, daß die katholische und die evangelische Kirche vieles falsch gedeutet haben und bin deshalb zu den Zeugen Jehovas gegangen, die alles richtig ausgelegt haben. Die Zeugen Jehovas sind keine Sekte, sondern die größte Sekte ist die katholische Kirche.

Ich war mit dem Urteil des Komitees bei meiner ersten Vorladung nicht zufrieden. Ich bin kein Verbrecher, nur weil ich die Statuten meiner Kirche nicht beachtet und meiner Frau Schaden zugefügt habe. Ich hatte die Fristsetzung von einem Jahr nicht verdient, weil ich ‚der Böse' gewesen sein soll. Ich bin böse, weil ich nicht anders kann und alles sagen muß, was ich denke, wodurch ich viele vor den Kopf stoße. Meine Frau hat mich immer wieder gewarnt, aber ich kann mich nicht beherrschen.

Ich bin sehr musikalisch und höre besonders gern Musikstücke von *Beethoven,* der mein Lieblingskomponist ist. Mir gefällt aber auch *Tschaikowski, Liszt, Chopin, Schubert, Puccini, Mozart, Verdi, Rossini* u.a. Ich bin glücklich, wenn ich passende Musik höre. Die Passagen gehen durch meinen ganzen Körper, und mir wird bewußt, welche Genialität dahinter steht".

Auswertung

Bei diesem Patienten handelt es sich um Gefühlssteigerungen und zwar besonders um drei, nämlich um Zorn, der sich bis zur Raserei steigert, um gesteigerte Religiosität und schließlich um gesteigerte Satyriasis. Wenn wir das Mittel finden, das diese drei besonderen Symptome in seinem AMB beinhaltet, dürften wir das Simillimum haben. Das Mittel, das diese drei Symptome in auffälliger Eindringlichkeit aufweist, ist Veratrum album.

Da ist zunächst der unbeherrschte Zorn, über den der Mann verfügt (1), der ihn veranlaßt, Gegenstände zu zerstören (2) und Kleider zu zerreißen (3), wenn er betrunken nach Hause kommt und das Ausziehen zu langsam vor sich geht, wobei auch die Unbeherrschtheit nach Alkohol erwähnt ist (4). Auch durch Widerspruch und damit Nichtanerkennung seiner selbst kann dieser Zorn ausgelöst werden (5), woraus ersichtlich ist, wie überheblich und diktatorisch dieser Mann denkt (6).

An zweiter Stelle erwähnte ich die gesteigerte Religiosität, die ihn veranlaßte, über eine lange Zeit hinaus tief in zahlreiche religiöse Bücher einzudringen, sich eine eigene, durch nichts zu erschütternde Meinung darüber zu bilden und schließlich einer religiösen Gemeinschaft beizutreten, deren Mitglieder über eine derartige Gläubigkeit verfügen, daß das alles an Fanatismus denken läßt (7).

Die dritte gesteigerte Eigenschaft ist die sexuelle Maßlosigkeit (8), die sich in übersteigerter Onanie, verbunden mit Frauenverschleiß und schließlich Exhibitionismus äußert, wozu auch der Trieb der Entkleidung gehört (9).

Dazu kommen eine besondere Redseligkeit (10) und schließlich eine gewisse Einsicht in sein schuldhaftes Verhalten seiner Frau gegenüber und gegenüber dem Beschluß seiner Religionsgemeinschaft, ihn auszuschließen (11). Ich sprach von einer nur gewissen Einsicht, denn die Hauptschuld gibt er seiner Offenherzigkeit, nämlich dem Verlangen, so zu reden wie er denkt.

Es gibt noch eine ganze Reihe von Symptomen, die ich aufführen könnte. So seine Schamlosigkeit (SR I 884), die ihn veranlaßt, sich auszuziehen (SR I 885) oder die Abneigung gegen seine Ehefrau (Ehemann) (SR I 99). Die Hauptsymptome aber sind von solcher Auffälligkeit, daß ich mir weitere Beweise ersparen kann.

Hinweise auf das Simillimum Veratrum album

1. Raserei, Wut (SR I 790): Dreiwertig
   Anfallsweise Raserei (SR I 795): Zweiwertig
   Heftige Raserei (SR I 797): Zweiwertig
   Wildheit (SR I 1062): Zweiwertig
   Mutwillig (SR I 722): Zweiwertig
2. Zerstörungssucht (SR I 384): Zweiwertig
   Verlangen, Sachen zu zerbrechen (SR I 110): Einwertig
3. Zerstörungssucht an Kleidern (SR I 384): Zweiwertig

4. Trunksucht (SR I 386): Dreiwertig
   Trunkenheit mit Zerstörungssucht (SR I 404): Nur zwei Mittel, dabei einwertig
5. Zorn durch Widerspruch (SR I 30): Zweiwertig
   Verträgt keinen Widerspruch (SR I 175): Zweiwertig
6. Diktatorisch (SR I 385): Einwertig
   Selbstüberhebung (SR I 425): Zweiwertig
   Hochmütig und arrogant (SR I 556): Dreiwertig
7. Religiöse Exzentrizität (SR I 423): Einwertig
   Religiöse Gemütsbewegungen (SR I 803): Dreiwertig
   Religiöse Wahnideen (SR I 330): Zweiwertig
   Geschwätzigkeit über religiöse Themen (SR I 696): Einziges Mittel und zweiwertig
8. Übermäßiges sexuelles Verlangen (SR III 420): Zweiwertig
   Unbeherrschbares übermäßiges sexuelles Verlangen (SR III 420): Einwertig
   Anfälle von verstärktem sexuellen Verlangen (SR III 424): Zweiwertig
   Sexuelle Ausschweifung (SR I 685): Einwertig
   Lasziv (Geilheit, Liebeslust) (SR I 671): Zweiwertig
   Satyriasis (SR I 868): Zweiwertig
9. Möchte nackt sein (SR I 760): Einwertig
10. Geschwätzigkeit (SR I 692): Zweiwertig
11. Selbstvorwürfe (SR I 808): Einwertig
    Gewissensnot (SR I 807): Zweiwertig
    Wahn, er hat ein Verbrechen verübt (SR I 248): Zweiwertig
    Gewissensangst, als ob eines Verbrechens schuldig (SR I 66): Zweiwertig

Therapie und Verlauf

Nach einer intravenösen Injektion von Veratrum album C 200 erhielt ich nach drei Tagen einen Anruf und erlebte das, was ich so oft erlebe, wenn ich das Simillimum gefunden habe.

Die pathologische Triebhaftigkeit hatte sich noch gesteigert, und der Patient war ganz unglücklich. Er mußte jeden Tag zum Kölner Grüngürtel und sich dort schamlos vor jungen Frauen und Mädchen ausziehen und sich befriedigen. Es war ein Zwang, der ihn dorthin trieb, und es war ein Zwang, der ihn zur Exhibition trieb.

Er sagte weiter, daß seine Gedanken so chaotisch geworden wären, daß er überhaupt keinen klaren Entschluß mehr fassen konnte und nicht wüßte, woran er mit sich wäre. Ich mußte ihn einige Tage krank schreiben. Vor allem beruhigte ich aber den Patienten und sagte ihm, daß das eingetreten wäre, was ich ihm wie jedem anderen Patienten bei der Gabe versicherte, daß nämlich eine Reaktion als bestes Zeichen für das richtige Mittel zu werten sei und sich alles in kurzer Zeit bessern würde.

So war es dann auch, und der Patient kam nach vier Wochen mit viel Dankbarkeit zu mir und sagte folgendes:
„Nach einigen Tagen waren meine Depressionen fort und auch mein Magenbrennen, was mich so gequält hatte. Ich habe endlich wieder gut geschlafen. Ich habe ein ‚Hochgefühl', und ich weiß nicht, warum.

Ich bin aus der Kirche ausgeschlossen worden, an die ich so glaube und habe meine Frau und meine Freundin verloren, die ich sehr liebe. Ich habe nur Pech gehabt und habe trotzdem ein Hochgefühl, und das kann ich nicht begreifen. Vielleicht liegt es daran, daß ich Frieden in mir fühle, ich glaube, zum ersten Mal in meinem Leben."

Die Besserung blieb bestehen, und auch die häuslichen Verhältnisse besserten sich nach einer Rücksprache mit seiner Frau. Er, der für seine Familie nie etwas übrig gehabt hatte, wurde zwar kein perfekter Familienvater, aber er kümmerte sich erheblich mehr als vorher um seine Familie, mit der er wieder zusammengezogen ist.

Nach acht Monaten kam der Patient abermals zu mir und teilte mir mit, daß er wieder den Drang zur Exhibition verspüre. Ich gab ihm Veratrum album M in Form von fünf Globuli, was alles wieder in Ordnung brachte.

Inzwischen sind fast vier Jahre vergangen. Der Patient kam nicht mehr zu mir, aber ich würde ihn sicher wieder gesehen haben, wenn er mich gebraucht hätte.

Die später vorgenommene Farbwahl erbrachte ein Indisch-Gelb (4 A 4), was durch andere Veratrum-album-Fälle bestätigt wurde.

Nachwort

Die geschilderten Krankengeschichten sind keine besonderen Fälle, sondern ein Querschnitt aus dem Alltag eines homöopathischen Praktikers. Es sind Schicksale von Menschen, die uns täglich in unseren Praxen begegnen. Tatsache ist, daß man solche oft erschütternden Lebensgeschichten nur selten in der üblichen Sprechstunde zu hören bekommt, sondern nur dann, wenn man sich die Zeit für langandauernde Gespräche nimmt, wobei die psychische Erlebniswelt des Patienten und der persönliche Kontakt vorrangig sind.

Wir leben in einer Zeit, in der die seelische Belastung des Einzelnen besonders groß ist. Noch nie gab es so viele Psychotherapeuten und Psychologen wie heute, noch nie so viele sich über Jahre erstreckende psychoanalytische Sitzungen, noch nie wurden Psychopharmaka in solchen Unmengen verordnet. Woran liegt das?

Es gibt verschiedene Umstände, die zu einer Zunahme der psychisch Kranken beigetragen haben. Da ist zunächst die in der heutigen Wohlstandsgesellschaft entstandene gehobene Selbstwertschätzung des einzelnen. Es ist bekannt, daß es in Not- oder Kriegszeiten, wenn es um die Selbsterhaltung geht, die wenigsten psychisch Kranken gibt. Nichtstun und Faulheit fördern diese Problematik, während Arbeit die beste Medizin ist. Andererseits verschlimmert rücksichtsloses Profitstreben die psychische Schwäche einzelner Personen, die an ihrem Arbeitsplatz einem derartigen Druck ausgesetzt werden. Von Bedeutung sind die Schäden, die in der Kindheit verursacht werden. Für Kinder ist es oft schlimm, wenn die Mütter durch Berufstätigkeit nicht mehr genug Zeit und Kraft für die Familie haben. Fernseher und Stereoanlage können nicht die Mutterliebe ersetzen. Wenn Jugendliche schon früh den Kontakt zum Elternhaus, den häuslichen Rückhalt verlieren, können sie sogar Zugang zu kriminellen Kreisen finden.

Die Aufgabe von uns homöopathischen Ärzten ist es, Verständnis für die seelische Notlage eines jeden Patienten aufzubringen und die uns zur Verfügung stehenden homöopathischen Mittel entsprechend anzuwenden. Wichtig ist immer wieder die richtige Mittelwahl, weil es für jeden nur ein bestimmtes Mittel gibt, mit dem wir aber oft regelrechte Wunder vollbringen können. Für die Tiefentherapie benötigen wir eben das Simillimum. Diese Fallbeispiele können wohl erstmalig für sich in Anspruch nehmen, daß die Lösung hieb- und stichhaltig das einzig in Frage kommende Simillimum ergibt. Die Richtigkeit wird nicht nur wie üblich durch die Übereinstimmung von Arzneimittelbild und Symptomenbild deutlich gemacht, sondern auch durch die Übereinstimmung in der Farbe unter Beweis gestellt, wozu schließlich die Bestätigung durch den Erfolg hinzukommt. Ich hoffe, daß ich in diesem Buch mit der Farbenvorliebe des Patienten einen neuen erfolgversprechenden Weg aufgezeigt habe.

Bei der Wiedergabe der Fälle mußte ich oft Charakterschwächen und Abweichungen vom gängigen Modus der Verhaltensweise bis zur Kriminalität aufführen, aber nur das uneingeschränkte Offenlegen des Charakters ist die Garantie für den Erfolg bei der Mittelsuche und damit die Heilung einer unter Umständen schweren Krankheit. Die Güte eines zum Helfen bereiten Menschen zeigt sich nicht in Toleranz für alles und jedes, sondern in unserem Falle in der rücksichtslosen Aufdeckung auch negativer Seiten. Charakterschwächen und -fehler sind schließlich jedem eigen, nur spricht man nicht darüber. Meine Patienten haben im großen und ganzen darüber gesprochen. Sie überschritten ihre Hemmschwelle, weil sie Vertrauen zu mir fanden, wofür ich herzlich danke.

Dieses Buch bringt keine auf Gefallen zurechtgemachte sentimentale Geschichten, sondern ist die naturgetreue Wiedergabe der einzelnen Lebensschicksale, aus denen die Ursache der psychischen Probleme zu erkennen ist. Nur so besteht die Möglichkeit, diese Patienten einer unschädlichen und dauerhaften Heilung zuzuführen, wie sie durch die Homöopathie möglich ist.

Literatur*

[1] *Kent, James Tylor:* Kents Arzneimittelbilder. 1. Auflage. Karl F. Haug Verlag, Ulm/Donau 1958 (mittlerweile in der 7. Aufl. 1988 erschienen).

[2] *Kornerup, A.* und *Wanscher, J. H.:* Taschenlexikon der Farben. 3. Auflage. Muster-Schmidt Verlag, Göttingen 1981.

[3] *Barthel, Horst* und *Klunker, Will:* Synthetisches Repertorium. 3 Bände, 1. Auflage. Karl F. Haug Verlag, Heidelberg 1973/74 (mittlerweile in der 3., verb. Aufl. 1987 erschienen).

[4] *Kent, James Tylor:* Kents Repertorium der homöopathischen Arzneimittel. Neu übersetzt und herausgegeben durch von Keller und Künzli von Fimelsberg. 1. Auflage. Karl F. Haug Verlag, Ulm/Donau 1960 (mittlerweile in der 11., verb. Aufl. 1989 erschienen).

[5] *Knerr, Calvin:* Repertory of Herings Guiding Symptoms of our Materia Medica. Indische Neuauflage. B. Jain Publishers, New Delhi 1981.

[6] *Allen, Timothy Field:* Hand Book of Materia Medica and Homoeopathic Therapeutics. 1 Band, indische Neuauflage. B. Jain Publishers, New Delhi 1981.

[7] *Gentry, William D.:* The Concordance Repertory of the Materia Medica. 6 Bände, indische Neuauflage. B. Jain Publishers, New Delhi 1980.

[8] *Voisin, Henri:* Materia Medica des homöopathischen Praktikers. 1. Auflage. Karl F. Haug Verlag, Heidelberg 1969 (mittlerweile in der 2., verb. Aufl. 1985 erschienen).

[9] *zur Lippe, Adolf:* Grundzüge und charakteristische Symptome der homöopathischen Materia Medica. Burgdorf Verlag, Göttingen 1983.

[10] *Clarke, John Henry:* A Dictionary of practical Materia Medica. 3. Auflage. Health Science Press, Essex 1977.

---

* Die im Text genannten Literaturhinweise beziehen sich jeweils auf die erstgenannten Auflagen. Die in Klammer stehenden aktuellen Auflagen dienen der aktuellen Information des Lesers.

Anhang

Ausgewählte Patientenfotos

Fall 1

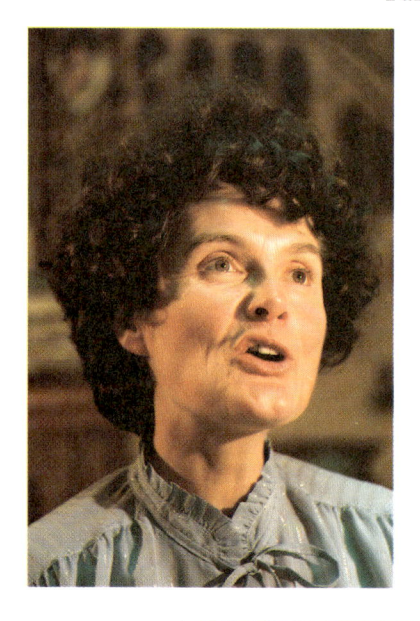

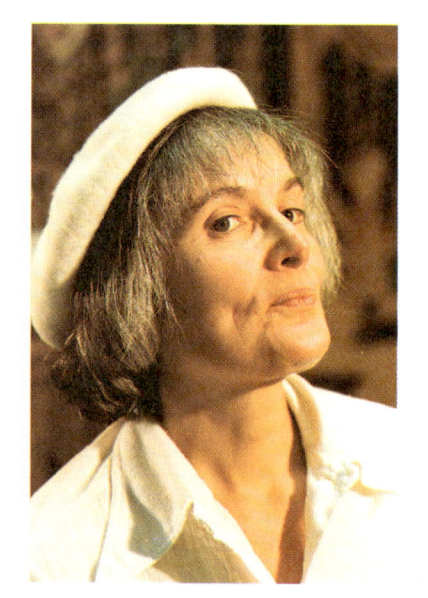

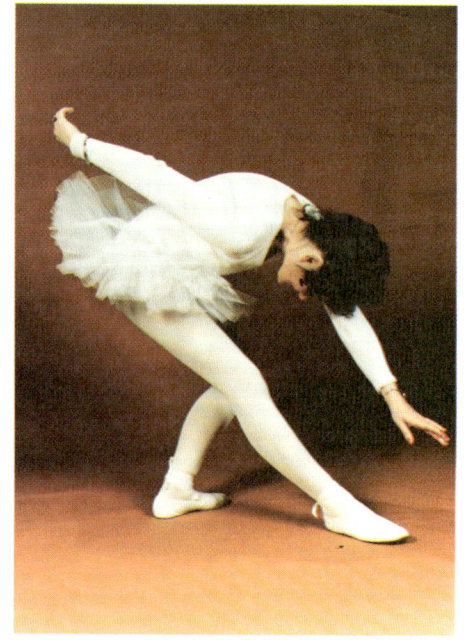

Fall 6

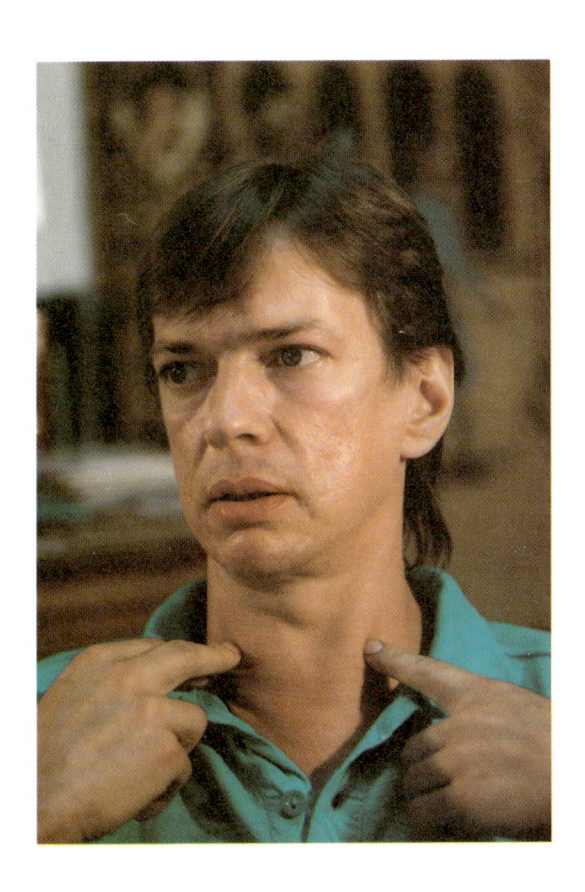

Fall 9

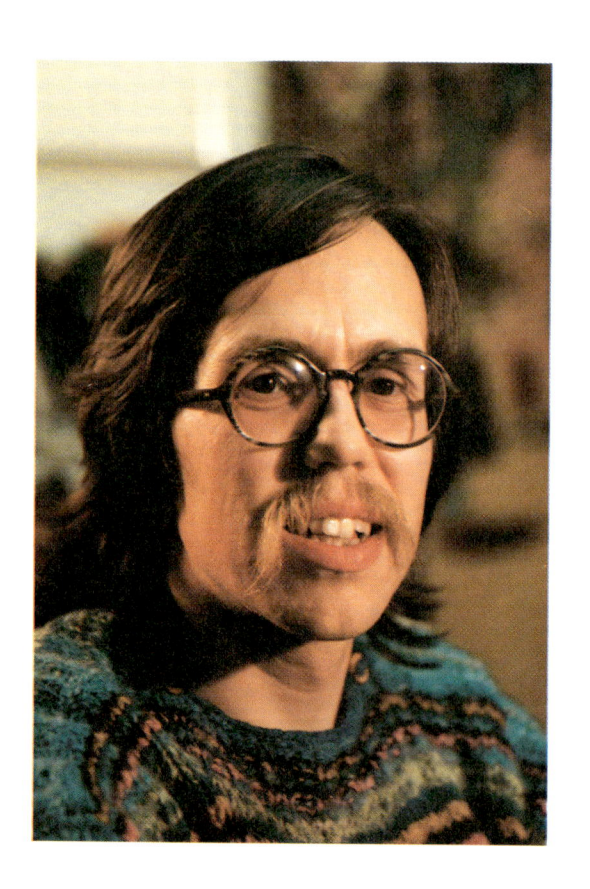

Fall 10

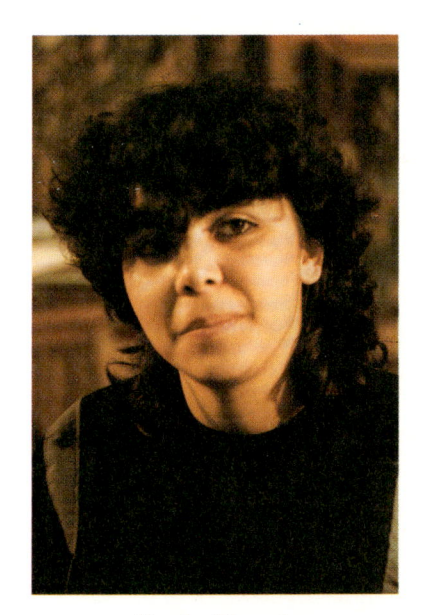

Vor der Therapie   Nach Conium (½ Jahr später)

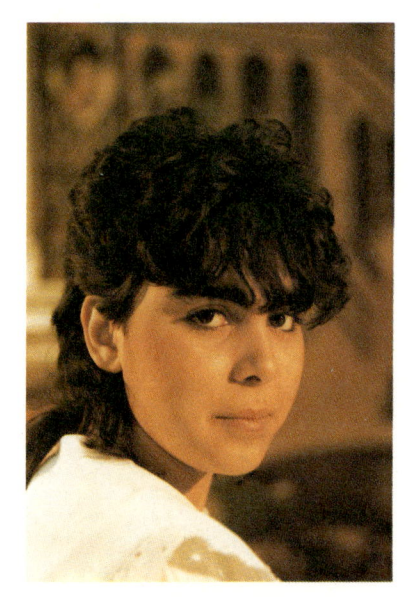

Fall 14

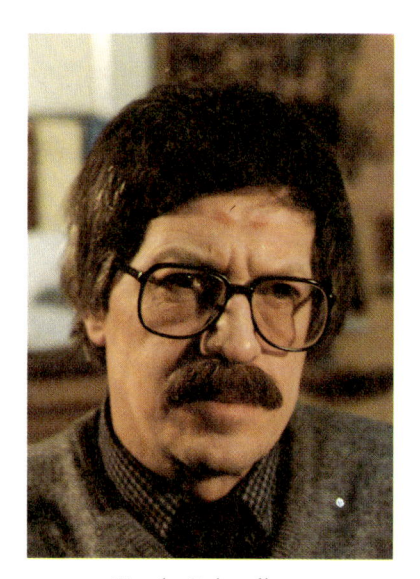

Vor der Behandlung　　　　　　　　　Nach der Behandlung

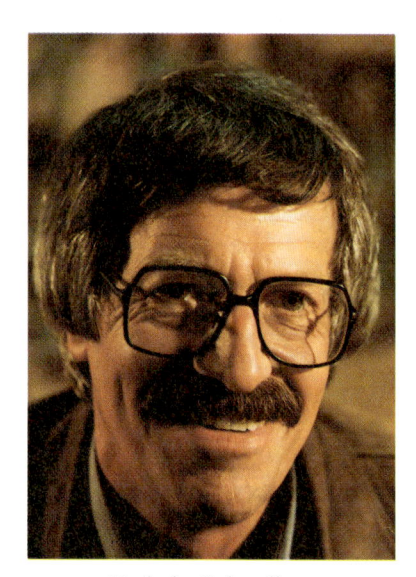

Fall 17

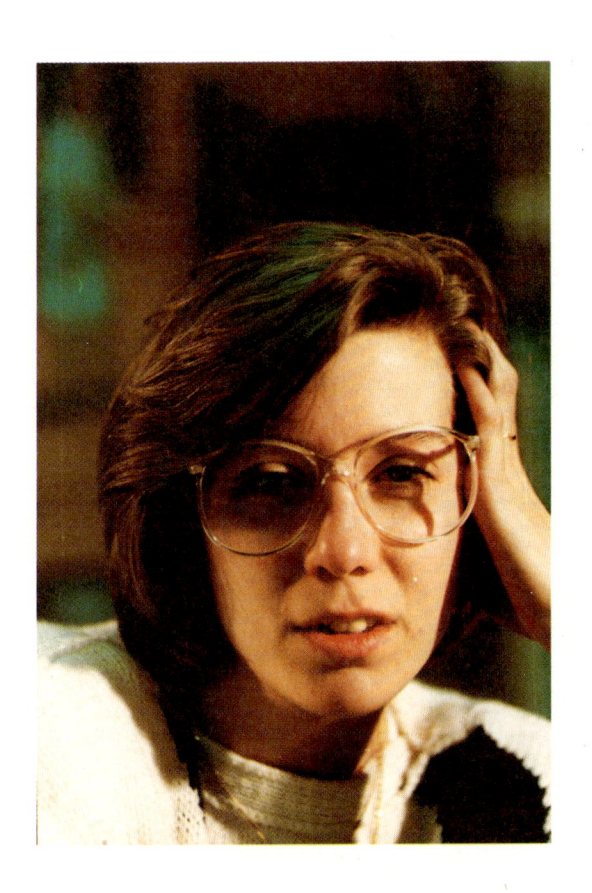

Fall 18

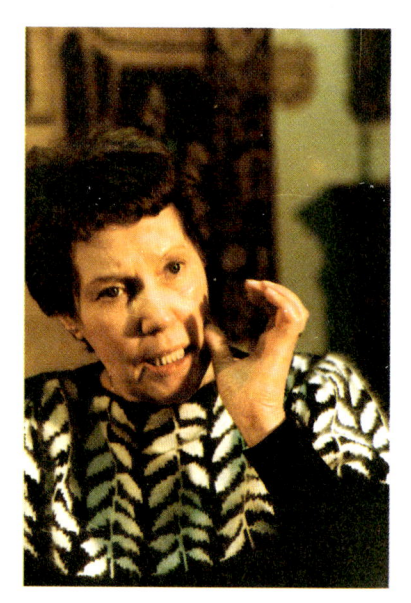

Vor der Therapie   ½ Jahr nach der Behandlung

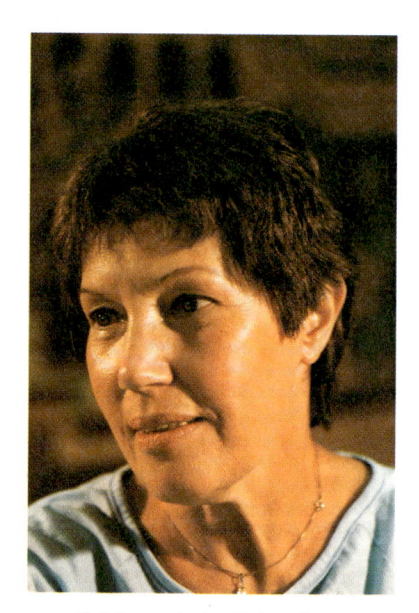

Fall 20

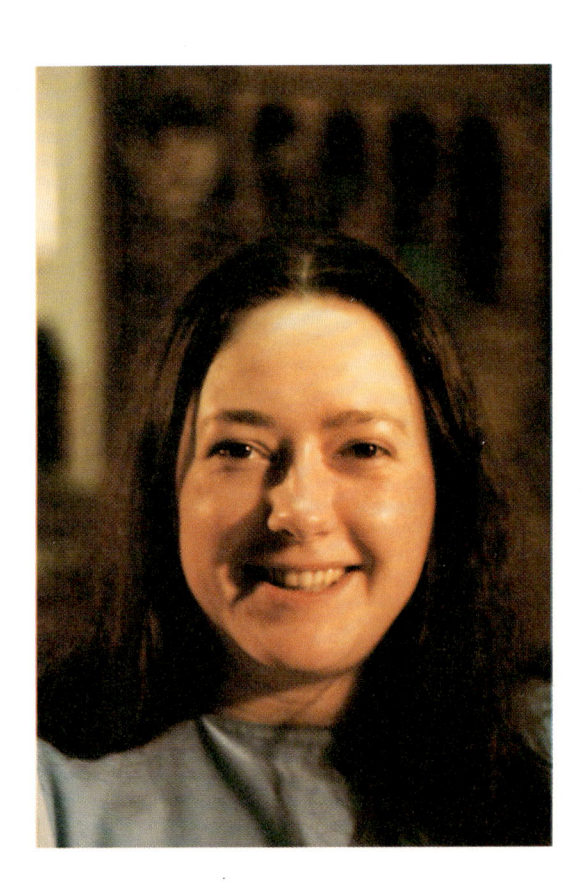

Fall 24

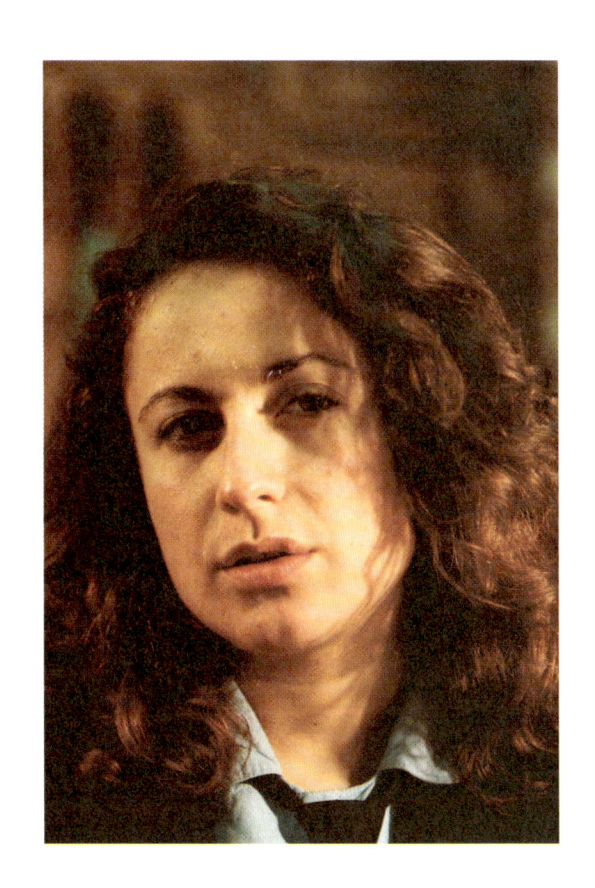

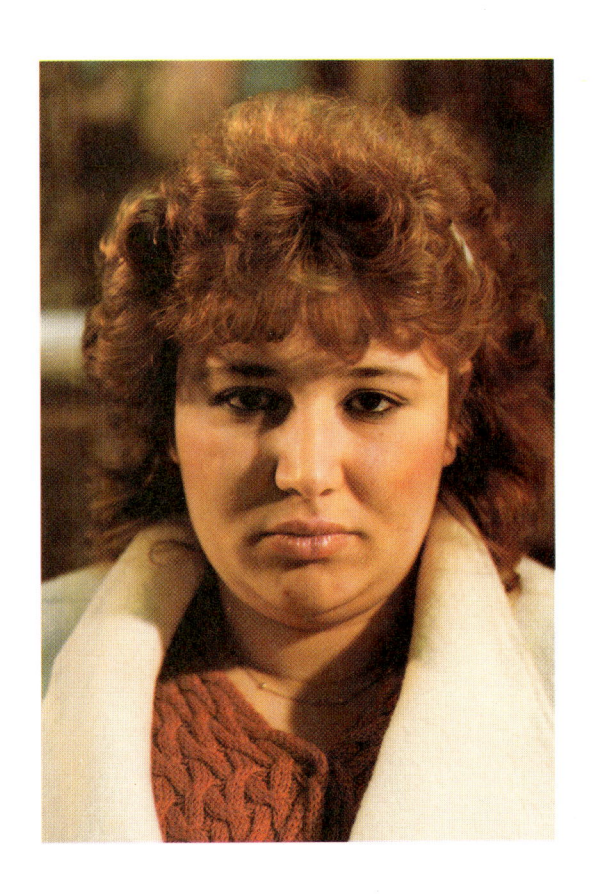

Fall 25